KB001550

Change Your Brain   Change Your Body

뷰티풀 브레인

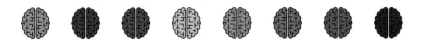

CHANGE YOUR BRAIN CHANGE YOUR BODY
: Use Your Brain to Get and Keep the Body You Have Always Wanted
by Daniel G. Amen, M.D.

Copyright © 2010 by Daniel G. Amen, M.D.

All rights reserved.

Korean Translation Copyright © 2012 by Minumin

Korean translation rights arranged with Daniel G. Amen c/o
Sanford J. Greenburger Associates, Inc. through EYA(Eric Yang Agency).

이 책의 한국어 판 저작권은 EYA를 통해
Sanford J. Greenburger Associates, Inc.와 독점 계약한 ㈜민음인에 있습니다.
저작권법에 의해 한국 내에서 보호를 받는 저작물이므로 무단 전재와 무단 복제를 금합니다.

Change Your Brain   Change Your Body

뷰티풀 브레인

뇌가 달라지면 몸이 달라진다

다니엘 G. 에이멘 박사 | 임종기 옮김

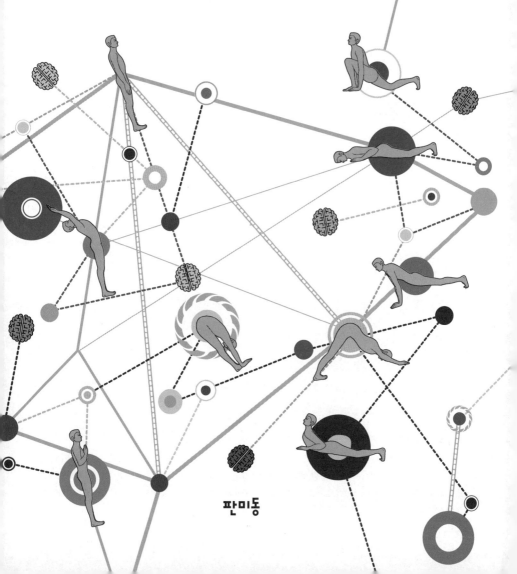

판미동

법률책임제한고지

본 저작에 수록된 정보는 저자가 수년 동안 체험한 실제 경험과 임상 연구의 결과이다. 필요에 의해서 본 저작에 수록된 정보는 일반적인 의학적 특성들에 속한 것이지, 전문의가 기존의 평가나 치료를 대체한 것은 아니다. 누구든 의학적인 치료를 받을 필요가 있다고 느낀다면, 서둘러 전문의를 찾아가 보기 바란다. 본 저작에 실린 이야기들은 모두 사실이다. 하지만 이 책에 등장하는 이름과 상황들은 환자의 사생활 보호를 위해 다르게 바꾸었다.

내 마음을 바르게 이끌어 주신 할아버지, 다니엘 아라와
내게 끊임없이 영감을 주는 손자, 엘리아스를 위해.

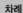

차례

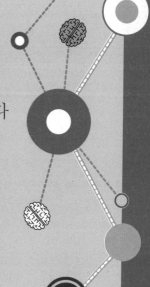

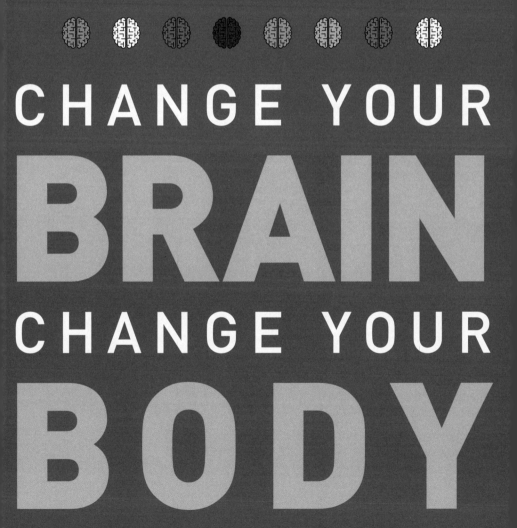

CHANGE YOUR
BRAIN
CHANGE YOUR
BODY

잃어버린 연결 고리
원하는 몸매가 있다면 뇌를 활용하라

뇌의 50퍼센트는 시각에 할애된다.
어떻게 보는지가 어떻게 느끼느냐에 중요한 역할을 한다.
두 가지 모두 일과 대인 관계에서의 성공에 중요한 요소다.
이는 단지 자부심의 문제가 아니라, 건강에 관한 것이다.
최고의 외모에 최고의 기분을 느끼려면 무엇보다도 자신의 뇌에 관해 심사숙고하고
언제나 뇌를 최적의 상태로 만들어야 한다.

나는 캘리포니아 뉴포트비치에 살고 있다. 사람들은 이곳을 '성형 왕국'이라 부른다. 거리와 해변에서 성형 미인들을 세계 그 어디에서보다 많이 볼 수 있기 때문이다. 한 친구는 뉴포트비치의 모든 여자들이 물에 빠지면 둥둥 뜰 것이라면서, 신은 결코 뉴포트비치에 홍수가 나게 하지 않을 거라고 우스갯소리를 한다. 뉴포트비치에 사는 사람들만이 아니다. 사람들이 자신의 뇌보다 얼굴, 가슴, 배, 엉덩이, 복근에 점점 더 관심을 기울이는 것은 세계적인 현상이다. 하지만 정작 당신이 늘 갖고 싶어 하는 얼굴과 가슴, 배, 엉덩이, 복근, 전체적인 건강을 유지하는 열쇠는 당신의 뇌이다. 그리고 우리의 몸을 망치고 노화를 촉진하는 원인 역시 대부분 뇌 기능 장애이다.

더 튼튼하고 날씬한 몸을 만들기 위해 아침에 침대에서 벌떡 일어나 운동을 할지, 아니면 알람 시계의 '잠시 멈춤' 버튼을 누르고 운동을 뒤로

미룰지 결정하는 것은 바로 당신의 뇌이다. 배불리 먹었다고 말하며 식탁에서 물러나게 하거나, 스스로 바보같다고 느끼면서 아이스크림을 두 통이나 먹게 하는 것도 당신의 뇌이다. 살아가면서 생기는 스트레스를 잘다루고 긴장을 풀어 주어 활기찬 사람으로 보이게 하거나, 스트레스를 그냥 방치해 피부에 주름이 잡히게 하는 것도 바로 당신의 뇌이다. 또 담배를 끊고 지나친 카페인 섭취와 음주를 피함으로써 건강한 외모에 건강한기분을 느끼게 하는 것도, 담배를 피우거나 커피나 와인을 마시게 내버려두어 나이에 비해 더 늙어 보이거나 그런 기분이 들게 하는 것도 당신의뇌이다. **뇌는 몸의 명령 및 통제 센터이다. 당신이 더 좋은 몸을 원한다면 맨 먼저 시작할 일은 더 좋은 뇌를 갖는 것이다.**

내가 뇌와 몸의 관계에 관심을 가진 지 30년이 넘었다. 대학생 시절 나는 종양학자 O. 칼 사이먼튼O. Carl Simonton의 연구에 영향을 받았다. 그는암과 싸우기 위한 면역 체계 강화의 한 방법으로 심상요법에 대해 가르쳤다. 나는 또 의대에서 의료용 최면술 이용법을 배우면서, 최면술이 치료에 미치는 강력한 효과를 인식하기 시작했다. 최면(술)이 두통, 과민성대장증후군, 통증, 체중 감량, 불면증, 파킨슨병의 무의식적인 떨림, 부정맥등의 치료에 미치는 실질적인 효과를 직접 목격했다. 이후 '바이오피드백Biofeedback'이라는 치료 기술을 교육받고서, 나는 환자들에게 뇌를 이용해손을 따뜻하게 하는 법이나 복식호흡법을 가르쳤다. 내 가르침에 따라 손을 따뜻하게 하거나 복식호흡을 한 환자들은 온몸이 이완되면서 스트레스가 완화되고 혈압이 낮아졌으며 두통이 점차 가라앉았다.

잃어버린 연결 고리

나는 1991년이 되어서야 뇌와 몸의 관계를 제대로 이해하기 시작했다. 현재 에이멘 클리닉에서 수행하고 있는 뇌 영상 작업을 처음 시작한 해였다. 에이멘 클리닉에서는 뇌의 혈류와 활동 패턴을 조사하는 'SPECT 뇌 영상 기법'을 연구하고 있다. SPECT는 '단일광자 방출 전산화 단층촬영 Single Photon Emission Computed Tomography'의 약자로, 뇌의 해부학적 구조를 보여 주는 MRI 검사나 CAT 검사와 달리 뇌가 어떻게 기능하는지를 조사한다.

뇌를 검사하는 일은 나의 직업적인 삶과 개인적인 삶 모두에 큰 변화를 가져왔다. 처음 SPECT 검사를 지시했던 당시, 나는 거의 10년 경력의 정신과 의사지만 환자들을 최상으로 치료하는 데 필요한 정보를 모두 가지고 있는 건 아니라는 생각이 들었다. 첫 환자를 스캔했을 때, 나는 환자와의 대화만으로는 확인할 수 없었던 뇌 기능에 관한 대단히 중요한 정보를 얻고 몹시 흥분했다. SPECT 검사는 나와 동료들이 의사로서 한 단계 더 발전하는 데 큰 도움을 주었다.

1991년 이후 에이멘 클리닉은 뇌 스캔을 55,000건 이상 시행했다. 세계의 어떤 조직보다 많은 결과였다. 각 환자의 병력 정황 내에서 진행되는 뇌 스캔 분석은 주의력결핍장애Attention Deficit Disorder, ADD, 우울증, 불안장애, 분노, 학습장애, 기억장애, 뇌 장애, 중독 등 아주 다양한 문제를 지닌 환자들을 더 잘 진단하고 치료하도록 도움을 주었다. 임상 경험상, 뇌 스캔을 통한 뇌 기능 개선 후 환자들의 몸은 물론 전반적인 삶의 질도 개선되었다.

몇 년 전 불안장애와 우울증 치료를 위한 가정 학습 과정을 개발했을 때, 나는 뇌 기능이 개선되면 몸과 삶의 질 역시 개선된다는 아주 확연한 증거를 확인했다. 그 과정의 효과를 테스트하기 위해 우리 연구진은 시범 프로그램에 참여한 사람들 90명의 도움을 받았다. 결과는 놀라웠다. 내가 예상했던 대로 사람들 대부분이 불안장애와 우울증에서 두드러진 개선을 경험했다. 그게 다가 아니었다. 많은 사람들이 12주 프로그램을 따른 후 체중이 약 9~13킬로그램 줄었다고 말했다. 이 놀라운 결과는 뇌의 결함을 치유하면 몸도 치유될 수 있다는 사실을 보여 준다. 게다가 환자들은 수년 동안 노력했던 체중 감량에도 성공했다.

우리 연구진의 뇌 영상 작업은 사람들의 특정한 행동의 이유를 밝힐 새로운 창을 열었다. 뇌 영상 작업은 잃어버린 연결 고리를 제공해 주었고, 이로써 사람들은 자신의 뇌에서 일어나고 있는 현상을 볼 수 있게 되었다. 더불어 그 덕분에 자신의 뇌와 몸을 개선하는 일들을 할 수 있게 되었다.

거울에 비친 자신의 모습을 가까이 들여다보라. 만일 피부가 건조한 것 같다면 당신은 보습제로 손을 뻗을 것이다. 여드름 하나를 발견했다면 여드름 치료제를 바를 것이다. 끝이 갈라진 머리카락 몇 올이 눈에 띈다면 당신은 미용사를 찾아 머리카락을 자를 것이다. 만일 뉴포트비치에 살면서 주름살 몇 개를 발견했다면, 당신은 병원에 전화해 보톡스 시술을 예약할 것이다. 근본적으로, 몸에 문제가 생긴 것을 발견할 때마다 당신은 그 문제를 직접 해결하려고 하거나 치료를 위해 전문의의 도움을 구할 것이다. 그러면서도 사람들 대부분은 자신의 뇌 건강에 관해서는 생각조차

하지 않는다. 뇌를 직접 볼 수 없기 때문이다. 우리는 대부분 중대한 치유가 필요한 뇌를 가지고 돌아다니고 있다. 하지만 그런 뇌 상태를 자각하지 못하기 때문에 뇌를 고치려는 어떠한 처치도 하지 않는다. 바로 이것이 문제의 '핵심Heart', 아니 내 방식대로 말하자면 문제의 '뇌Brain'이다. 건강한 뇌와 문제가 많은 뇌는 어떻게 다를까.

건강한 뇌는 정확히 대칭적인 활성을 보인다. 특히 뇌의 뒤쪽에 위치한 '소뇌' 영역에서 가장 강한 대칭적인 활성이 나타난다. 문제가 많은 뇌에서는 과도하게 활성화되는 영역이나 충분히 활성화되지 못한 영역을 볼 수 있다. 이런 부분은 영상에서 구멍이나 함몰 형태로 나타난다. 영상 0-1은 82세 여성 안나의 뇌를 찍은 것이다. 그녀의 뇌는 아주 건강해서 30세 정도의 젊은 뇌처럼 보인다. 안나는 아주 건강했고, 어떠한 약물치료도 받아 본 적이 없으며, 58년 동안 누군가의 사랑스러운 아내이자 어머니였고 할머니였다. 그녀는 예리하고 활동적이며 지적 호기심이 강했고, 지역공동체와 교회의 활동에도 활발히 참여했다.

한편 44세의 베카는 충동과 비만 문제로 나를 찾은 환자였다. 그녀는 150센티미터 정도의 키에 체중이 90킬로그램이었다. 살을 빼려고 수없이 노력했지만 결국에는 늘 실패했다. 그녀의 뇌를 스캔해 보니, 어릴 적에 차 사고라도 났는지 뇌 앞부분에 위치한 전전두엽이 아주 낮

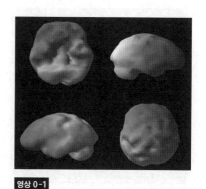

영상 0-1

82세인 안나의 건강한 뇌 스캔 영상은 완벽하게 대칭적 활성 상태를 보인다.

은 활성을 보였다.(영상 0-2) 전전두엽은 계획, 의사 결정, 충동 통제 등의 기능을 맡고 있는 뇌 영역이다. 전전두엽의 활성을 높이는 치료 후 베카의 충동성은 눈에 띄게 줄어들었다.(영상 0-3) 또한 그녀는 뇌와 몸을 치료하기 위한 건강 프로그램을 계속 수행할 수 있었고, 프로그램의 도움으로 2년 사이에 체중을 35킬로그램가량 줄였다.

나는 뇌 영상 연구를 통해, 전체 인구의 95퍼센트가 믿고 있는 바와는 달리, 충동은 그저 의지력 부족이나 나쁜 태도에 불과한 것이 아니라는 사실을 알 수 있었다. 우리는 뇌 손상, 유독한 것에 노출, 혹은 주의력결핍 장애와 같은 유전적인 문제 등으로 뇌의 앞부분이 낮은 활성을 보이는 여러 경우를 실제로 확인했다. 그리고 우리가 그런 문제를 치료한 결과 사람들은 더 좋은 몸을 만들기 위해 필요한 다이어트와 건강 유지 계획을 지속적으로 더 잘 수행할 수 있었다.

게다가 뇌를 자세히 검사해 본 후에는 더 이상 충동을 단순히 지나치게

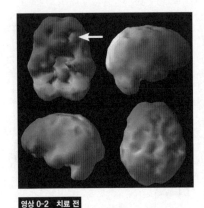

영상 0-2 치료 전

뇌의 앞부분이 낮은 활성을 보인다. (화살표를 보라)

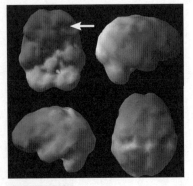

영상 0-3 : 치료 후

향상된 활성 상태를 보인다. (화살표를 보라)

억압적인 성향을 지닌 완고한 사람들의 문제로만 보지 않게 되었다. 충동적인 사람들의 뇌를 스캔한 결과 뇌의 앞부분이 지나치게 활성화되어 있었다. 뇌 앞부분을 보조제나 약물로 진정시키자 문제가 있던 사람들은 전에 비해 과식을 삼가거나 만성적인 스트레스를 덜 받게 되었다.

　뇌를 검사하는 일은 내가 하는 모든 것을 바꾸어 놓았고, 몸이 달라지려면 뇌부터 먼저 달라져야만 한다는 사실을 알게 해 주었다. 자신의 뇌를 이해하고 가장 좋은 상태로 만드는 일이야말로 더 좋은 몸을 만들려는 노력을 성공으로 이끄는 '잃어버린 연결 고리'이다.

뇌가 몸을 변화시킬 수 있다

뇌와 몸의 관계는 정말 놀랍다. 이를 보여 주는 세 가지 사례를 제시한다.

1. 전처인 로빈과 나는 셋째 아이를 가지려고 몇 년 동안 노력했다. 나와 결혼할 당시 로빈에게는 전남편과의 사이에서 낳은 앤서니가 있었다. 나는 그녀와 결혼하면서 앤서니를 내 아들로 받아들였다. 그리고 우리 사이에서 태어난 브리앤도 있었다. 하지만 로빈은 셋째에 대한 미련을 버리지 못했다. 아내의 성화에 나는 작은 플라스틱 컵을 든 채 비뇨기과 의사에게 검사를 받기도 했다. 나로서는 유쾌할 리 없는 일이었다. 그러던 어느 날이었다. 아내가 학교에 나가 있는 사이 나는 브리앤(4세), 앤서니(9세)와 함께 집에 있었다. 오후 6시경, 브리앤이 무슨 울음소리가 들린다고 했다. 우리는 집 주변을 둘러보았지만 아무것도 찾지 못했다. 이윽고 애처로운 울음소리가 고미다락에서 들려온다는 것을 알아차렸다. 나는 사다리를

내리고 손전등을 든 채 고미다락을 올랐다. 그리고 그곳에서 태어난 지 몇 시간밖에 안 된 새끼 고양이를 발견했다. 어미에게 버려진 녀석은 끈 적끈적한 눈을 뜨지도 못하고 가냘프게 울고 있었다.

고양이를 데리고 다락방에서 내려오자, 아이들은 들뜬 마음을 감추지 못했다. 나는 근방의 수의사를 불렀다. 의사는 새끼 고양이가 살지 못할 것 같다며, 억지로 목욕을 시키려 했다가는 고양이를 익사시키고 말 거라고 말했다. 몹시 흥분한 얼굴로 나를 올려다보던 두 아이를 생각하며 나는 수의사에게 다른 방안을 알려달라고, 그렇지 않으면 정말 큰일이 날 거라고 말했다. 그는 꺼림칙한 표정을 짓더니 따뜻하게 적신 면봉으로 녀석을 자극해 욕실에 들어가게 하는 방법(나로선 생소한 방법이었다.)이 있다고 말해 주었다. 그러고는 애완동물 가게에서 흔히 들을 수 있는 새끼 고양이 이름들을 알려 주며, 고양이를 램프 아래에 두고 계속 따뜻하게 해 주라고 말했다. 그렇다고 해도 고양이가 살 수 있을 거라는 희망은 없었다.

집에 돌아온 아내는 열성을 다해 모성 본능을 발휘했다. 그녀는 정성껏 고양이를 돌보았고, 고양이에 관한 꿈을 꾸었으며, 자다가도 일어나 녀석을 살펴보고는 했다. 그렇게 우리 식구가 된 새끼 고양이 아이포는 잘 자랐고, 로빈은 3주 만에 임신 소식을 들었다. 그녀의 모성 본능이 수태 능력을 긍정적으로 변화시킨 것이었다.

2. 내게는 10대 시절 아버지의 잡화 체인점에서 함께 일한 래리라는 친구가 있다. 나는 몇 년 동안 이런저런 일과 가족 행사 때 주기적으로 래리를 다시 보고는 했다. 아버지의 80세 생일 파티가 있었던 날 마지막으로 래리를 만났다. 그는 실제 나이인 44세보다 20년은 더 늙어 보였다. 래리의 머

리는 완전히 백발이었고, 피부는 잿빛에 주름투성이였다. 사실 래리는 10년 전에 암으로 딸을 잃었고 1년 전에는 아내까지 딸과 같은 암으로 사망했다. 그로 인한 엄청난 스트레스가 래리의 몸에 아주 나쁜 해를 끼친 탓이었다.

3. 최근 나는 내가 맡고 있는 공영방송 프로그램 〈뇌가 달라지면 삶이 달라진다Change Your Brain, Change Your Life〉에 출연하기 위해 이전에 여러 번 가 본 애틀랜타 방송국으로 향했다. 예산 책임자인 앨리샤 스틸이 방송 출연을 위해 호텔에서부터 나를 태워 주었다. 그런데 앨리샤가 이전과는 뭔가 달라 보였다. 더 젊고 생기 넘쳐 보였다. 무슨 일이 있었느냐고 물었더니, 앨리샤는 나를 만난 이후로 올바르게 식사를 하고, 어유를 섭취하고, 술을 줄이고, 스트레스를 더 잘 관리하게 되었다고 말했다. 그녀는 우리 웹사이트에서 찾은 뇌 기관 질문지 증보판을 받아 보고서 체크를 해 보았다고 말했다. 이를 통해 자신의 뇌 전전두엽의 활동성이 낮다는 걸 인식하고 체중을 7킬로그램 가까이 줄였으며 남편도 함께 운동을 하도록 만들었다. 그런데 마침 그 주에 방송국의 제작자 가족 중 한 사람이 죽었고, 그 바람에 스케줄이 엉망이 되고 말았다. 그런 돌발상황이 터졌을 때 앨리샤는 보통 울음을 터뜨렸다. 그러나 이제는 변화에 순응하며, 행복을 해치는 어떠한 자동적인 부정적 사고(Automatic Negative Thoughts, ANTs)에도 틈을 주지 않았다. 뇌를 변화시키자 앨리샤의 몸과 생활이 개선되었고, 심지어 가족에게도 좋은 영향을 미쳤다.

우리 가족의 새끼 고양이 이야기가 힘주어 역설하는 사실은 한 여자가 모성애를 발휘하자 뇌 속에서 화학적인 변화가 일어나 몸에 신호를 보냈고, 임신 가능성이 높아졌다는 점이다. 래리의 이야기는 누구든 엄청난 스트레스를 받으면, 실제로 몸에 아주 나쁜 영향이 미칠 수 있다는 점을 보여 준다. 그리고 앨리샤의 이야기에서는 스트레스에 잘 대처하고 자신의 뇌 상태에 맞는 특별한 건강 프로그램을 실천하면 더 젊은 외모를 가꾸고 더 젊은 기분을 만끽할 수 있다는 점을 알 수 있다. 잠시 이 점에 대해 생각해 보기를 바란다. 당신은 뇌를 변화시킬 수 있고, 그러면 자연스럽게 당신의 몸도 변한다. 당신은 뇌의 힘을 이용해서 당신이 원하는 몸을 만들 수 있다.

모든 사람들에게 적용되는 단일 처방은 없다

앨리샤의 이야기는 이 책 전체에 걸쳐 중요한 주제가 될 사실을 강조한다. 그것은 바로 모든 사람들에게 맞는 단일 처방은 없다는 점이다. 바로 이 사실 때문에 체중 감량 프로그램 대부분이 효과가 없다. 우리 모두에게는 각자의 뇌 유형과 요구에 근거한 맞춤형, 혹은 개인별 처방이 필요하다. 앨리샤의 경우 뇌의 앞부분인 전전두엽에서 낮은 활동성을 보였기 때문에 보조제 SAMe를 복용하는 것처럼 뇌 기능 활성을 촉진하는 처방이 필요했다. 이와는 반대로 뇌의 앞부분이 지나치게 활성화된 경우에는, 활성 상태를 안정시키고 신경전달물질인 세로토닌을 증가시키는 치료, 즉 보조제 5-HTP를 처방하는 것으로 더 좋은 효과를 볼 수 있다. 전전두엽의 활성도가 높은 사람들에게 SAMe를 처방하면 일반적으로 불안감을 더 느낀다. 자신만의 특별한 뇌 활동 상태를 알아두어야 자신에게 효과적인 도움을 받을 수 있다. 물론 앞으로 알게 되겠지만, 건강한 식습관과 충분한 수면처럼 우리 모두에게 적용될 수 있는 방법들이 있다. 하지만 이 책을 최대한 활용하고자 한다면 자신에게 적합한 개별적인 유형의 조정에 주의를 기울일 필요가 있다.

기꺼이 뇌와 몸의 관계로

지난 몇 십 년 동안 과학자들과 전문 의료진들은 '정신과 몸의 관계'라고 이름 붙인 것에 대해 연구해 오고 있다. 그간 축적된 많은 과학적 증거들은 정신이 외모, 기분, 스트레스 수준, 그리고 몸 전체적인 건강에 매우 강력한 영향을 미친다는 주장을 뒷받침한다. 정신과 몸의 상호작용에 초점을 맞춘 것에서 완전히 새로운 종류의 대체의학이 출현하기도 했다.

사람들은 내게 정신이 뇌와 분리되어 있는가를 종종 묻는다. 지난 20년에 걸쳐 55,000회 이상 뇌 스캔을 시행해 본 결과, 대답은 '아니오.'다. '정신과 뇌는 완벽히 서로에게 의존한다.' 명백한 뇌질환인 알츠하이머병에 대해 생각해 보라. 알츠하이머병을 앓는 사람들은 정신을 잃는가? 그렇다. 그들은 병이 진행되어 감에 따라 서서히 정신을 잃는다. 뇌 조직을 상실할 때(영상 0-4를 참조) 우리는 기억과 함께 합리적으로 생각하는 능력도 상실한다.

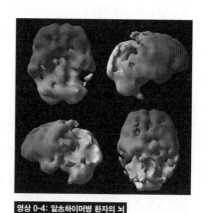

영상 0-4: 알츠하이머병 환자의 뇌
뇌의 뒤쪽 부분 절반은 활성이 크게 감소한 모습을 보인다.

뇌의 외상을 생각해 보자. 앞서 살펴본 베카의 뇌 스캔 영상에서는 전 전두엽에서 손상이 발견된다.(영상 0-2) '뇌가 손상되면, 정신과 몸을 포함한 삶의 거의 모든 것이 손상된다.' 베카의 뇌를 개선시켰더니 그녀의 정신과 몸이 훨씬 더 좋아졌다.(영상 0-3)

뇌와 몸의 관계를 이용하라

당신은 자신의 몸에 변화가 필요하다는 생각에서 이 책을 집어들었을 것이다. 아마 당신은 뱃살을 줄이고 싶어 하거나, 더 젊어 보이는 피부를 가지고 싶어 하거나, 활력 수준을 높이고 싶어 할 것이다. 혹은 감기에 잘 걸리지 않고 싶다거나, 두통이 줄어들었으면 하거나, 약을 먹을 필요 없이 혈압을 낮추고 싶어 할 것이다. 대부분의 사람들처럼, 당신은 자신의 목표를 성취하기 위해 꼭 해야 할 일을 알고 있지만 그 일을 실천하지 않을 뿐이다. 왜 실천하지 않는 것일까? 당신 자신의 뇌에 대해 신경을 쓰지 않기 때문이다. 허리의 군살을 없애고 싶다면 전두엽의 기능을 개선할 필요가 있다. 두통을 완전히 떨쳐내고 싶다면 뇌를 안정시켜야 한다. 피부를 젊은 상태로 되돌리고 싶다면 무엇보다 먼저 뇌를 젊은 상태로 다시 되돌려야만 한다.

이 책에서 나는 원하는 몸을 만들고 유지하는 데 도움이 되도록 뇌를 향상시키는 열다섯 가지 솔루션을 제시할 것이다. 모든 것은 당신의 뇌를 사랑하는 방법을 배우고 그것이 몸에 어떠한 영향을 미치는지 이해하는 것으로부터 시작된다. 따라 하기 쉬운 이 솔루션은 뇌를 이용하여 의지력을 개선하고, 더 좋은 몸을 만들기 위한 노력을 저해하는 욕구들을 근절하는 데 초점을 맞춘다. 체중 관리 문제가 비록 많은 사람들의 문제라고 하더라도 단일하거나 단순한 문제는 분명 아니다. 우리의 연구에 근거해 보면 체중 관리 문제는 적어도 여섯 가지 상이한 문제들이다. 그리고 자신의 문제 유형을 아는 것이 원하는 체중에 이르는 길의 첫 번째 열쇠이다. 당신은 자신의 뇌 기능을 향상시킴으로써 피부와 심장을 개선하는 방법도 발견할 수 있을 것이다. 또한 집중력과 활력을 증진하고 스트레스를 진정시키며 기억력을 향상하여 몸을 최상의 상태로 유지하는 방법을 배울 것이다. 당신은 뇌에 영양분을 공급해 더 젊어 보이고 더 젊은 기분을 느낄 수 있는 방법을 배울 것이고, 충분한 수면이 어떻게 비만 예방에 도움을 주며, 몇 년이나 더 젊어 보이는 외모를 유지할 수 있게 해 주는지 알게 될 것이다. 이 책에 나오는 많은 처방 가운데에는 호르몬의 균형을 맞추어 더 젊은 뇌와 몸을 유지하는 방법에 대한 것도 있다. 우리의 몸을 개선하기 위한 가장 효과적인 솔루션 가운데 하나는 적정한 체중, 건강, 아름다움과 적합한 목표를 성취하는 데 도움이 되는 새로운 사고思考 기술을 이용하는 법을 터득하는 것이다. 섹스가 위대한 뇌 기능 촉진제이자 몸에 좋은 보약이기도 하다는 사실을 깨달으면 당신은 무척 놀라며 기뻐할지도 모른다. 이 책을 통해 정신 건강이 최상의 몸을 가지는 데 어떠한 중요한 역할을 하는지 배우게 될 것이다.

이 책에서 발견할 가장 놀라운 점이라면, 아마도 자신의 뇌와 몸을 변화시키면 다른 사람들의 몸 또한 변화시킬 수 있다는 사실일 것이다.

이 책은 4부로 구성되어 있다. 1부에는 뇌와 몸을 변화시킬 수 있는 열 가지 기본 원칙을 소개한다. 2부에는 지속적인 체중 감량처럼 우리들 대부분이 매일같이 분투하는 목표를 성취하는 데 도움이 될 만한 뇌 사용 방법을 제시한다. 3부는 몸을 아름답게 만들고 전반적인 건강과 행복을 증진하는 데 기여할 수 있는 다양한 방법에 초점을 맞추고 있다. 마지막으로 4부에서는 뇌와 몸의 젊음을 유지하는 데 효과가 있는 노화 방지 비결을 제시한다. 이 책에서 제시한 다양한 방법들을 통해, 당신은 뇌의 능력을 이용하여 늘 원하던 몸을 만들고 유지하는 법을 터득할 수 있을 것이다. 나는 당신이 원하는 뇌와 몸을 소유할 자격이 있다고 생각한다. 그렇지 않은가?

CHAPTER 1

브레인-바디 솔루션

뇌와 몸을 변화시키는 10가지 기본 원칙

뇌에 대해 연구하라.
당신의 뇌를 사랑하는 것이 당신이 원하는 몸을 만드는 첫걸음이다.

나는 나의 뇌 건강을 체크하기 위해 수년에 걸쳐 뇌 SPECT 스캔을 10번이나 받았다. 37세 때 처음 받았던 뇌 스캔 영상은 아주 좋은 상태와는 거리가 먼, 즉 유독한 상태인 울퉁불퉁한 모습이었다. 처음에는 왜 그렇게 나왔는지 이해하지 못했다. 나는 평생 술을 거의 마시지 않았고 담배를 피운 적이 없으며, 불법 약물을 복용한 적도 결코 없는 사람이다. 그런데 내 뇌는 왜 그렇게 나쁜 모습을 보인 것일까? 그런 결과에는 이유가 있었다. 뇌 건강에 관해 이해하기 전 사실 나는 뇌 건강에 나쁜 습관을 많이 가지고 있었다. 패스트푸드와 다이어트 탄산음료를 사실상 주식처럼 먹고 살았고, 미친 듯이 일했다. 하루에 네다섯 시간 이상 잔 적이 거의 없었고, 운동은 별로 하지 않았다. 몸무게는 내가 원하던 수준에서 7킬로그램 가까이 상회했다. 그러다 보니 관절염에 시달려야 했고, 거실에서 몸을 일으키는 것도 힘겨울 정도였다. 당시 나는 그저 나이가 들어 가는 것

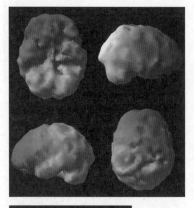

영상 1-1 에이멘 박사 뇌 영상(37세)

독성이 있는 울퉁불퉁한 모습

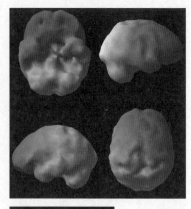

1-2 에이멘 박사의 영상(52세)

전체적으로 매끈한, 더 건강해진 모습

이라고 생각했다.

그런데 52세 때에 받은 가장 최근의 뇌 스캔 영상은 처음 받았던 뇌 스캔보다 건강하고 훨씬 젊어 보인다. 일반적으로 뇌는 나이가 들어 감에 따라 활동성이 감소하는데도 불구하고 말이다. 왜 그런 결과가 나왔을까? 다른 사람들의 스캔을 본 후 나는 '선망의 대상인 뇌'를 강구했고, 내 뇌가 더 좋아지기를 원했다. 뇌 건강에 관해 내가 배우고 연구해 온 방법들을 실행에 옮겼다. 그렇게 실천한 결과 내가 얻은 것은 단지 좋아 보이는 뇌만이 아니었다. 나는 훨씬 더 활력이 넘치고 건강해 보일 뿐만 아니라, 체중을 감량했고 훨씬 더 탄력 있는 몸을 얻었다. 게다가 관절염이 사라졌고 훨씬 더 매끈해 보이는 피부를 갖게 됐다.

이 장에서 나는 몸을 최적의 상태로 만들기 위한 10가지 기본 원칙을 제시할 것이다. 이 기본 원칙은 에이멘 클리닉에서 시행하는 작업의 기반이 되는 동일한 원칙으로, 뇌를 사랑하고 가꾸어야 하는 이유를 설명한다. 우리는 이 원칙을 기반으로 몸을 개선하기 위해 뇌를 사랑하는 법을 가르치며 수많은 사람들을 도와 왔다.

뇌와 몸을 변화시키기 위한 10가지 원칙

1. 뇌는 당신이 하는 모든 일에 관여한다.
2. 뇌가 정상적으로 활동하면 몸은 더 좋아 보이고 더 좋은 느낌이 든다. 뇌에 문제가 있으면 외모와 기분에 문제가 생긴다.
3. 뇌는 우주에서 가장 복잡한 장기다. 뇌를 존중하라.
4. 뇌는 아주 부드러워서 단단한 두개골로 감싸여 있다. 뇌를 보호하라.
5. 뇌는 많은 예비 능력을 가지고 있다. 예비 능력이 높을수록 더 건강하다. 예비 능력이 낮을수록 취약하다.
6. 특정한 뇌 영역은 특정한 행동에 관여한다. 특정한 뇌 영역에 문제가 생기면 특정한 행동에 문제가 일어나기 쉽다. 자신의 뇌를 이해하는 것은 뇌를 최적 상태로 만드는 데 도움이 된다.
7. 뇌에 해를 끼치며 당신이 늘 원하는 몸을 만드는 데 장애가 되는 요인들은 많다. 하지만 뇌에 도움을 주며 당신이 몹시 원하는 몸을 만들고 유지하는 것을 순조롭게 해 주는 요인들도 많다.
8. 뇌 영상은 뇌 치료에 대단한 통찰력을 제공하며, 그 덕분에 당신은 더 좋은 몸을 가질 수 있다.
9. 모든 사람들에게 적용할 수 있는 단일한 처방은 없다. 우리는 저마다 독특한 특성을 지니고 있다. 따라서 자신의 독특한 뇌가 어떻게 기능하는지 반드시 알아야 한다.
10. 그렇다. 당신은 뇌와 몸을 변화시킬 수 있다!

원칙 1 뇌는 당신이 하는 모든 일에 관여한다.

당신의 뇌는 당신이 행동하고 느끼고 생각하는 모든 것을 통제한다. 거울에 비친 당신의 모습에 대해, 당신의 뇌에게 감사할 수 있기를 바란다. 당신의 배가 벨트 버클 위로 불룩하게 나올지, 허리둘레가 군살 없이 잘록할지를 결정하는 것은 결국 당신의 뇌이다. 피부를 생기 있고 촉촉하게 유지할지, 주름투성이로 만들지를 결정하는 데 핵심적인 역할을 하는 것도 당신의 뇌이다. 당신이 활기찬 기분으로 일어나느냐 몽롱한 상태로 잠에서 깨어나느냐는 당신의 뇌에 달려 있다. 당신이 아침 식사를 하러 주방으로 향할 때, 먹다 남은 피자를 선택할지 저지방 요구르트와 과일을 선택할지 결정하는 것도 당신의 뇌이다. 그뿐만 아니라 체육관에 갈지 컴퓨터 앞에 앉아 페이스북 페이지를 체크할지 통제하는 것 역시 당신의 뇌이다. 만일 당신이 담배를 피우거나 자바산 커피를 마셔야겠다고 생각한다면, 그 생각은 모두 당신 뇌에서 기인한 결과이다.

뇌는 순간순간 당신이 생각하고 느끼고 먹고 운동하는 방식, 심지어 당신이 섹스를 하는 방식을 결정한다. 뇌가 몸에 미치는 영향은 사실 이보다 훨씬 더 크다. 뇌는 건강과 행복을 결정하는 핵심적인 역할을 맡고 있다. 건강하게 오래 사느냐, 쇠약증에 시달리느냐, 무서운 질병으로 생명을 단축하느냐의 문제를 결정하는 핵심적인 역할을 맡고 있는 것은 바로 뇌이다. 실제로 영국 케임브리지 대학교 연구진은 뇌가 잘못된 판단을 할 경우, 수명이 14년 단축된다는 사실을 밝혀냈다. 과음하고, 담배를 피우고, 운동을 하지 않고, 나쁜 식습관을 가진 60세 실험군의 사망 위험 수준이 건강한 생활양식을 가진 74세 실험군과 동일했다. 당신의 뇌가 하는 결정들이 수명을 상당한 정도까지 단축하거나 늘릴 수 있는 것이다!

원칙 2 뇌가 정상적으로 활동하면 몸은 더 좋아 보이고 더 좋은 느낌이 든다. 뇌에 문제가 있으면 외모와 기분에 문제가 생긴다.

건강한 뇌는 훨씬 더 쉽게 최상의 몸을 만들어 준다. 뇌가 최적의 수준에서 활동하고 있다면, 당신은 식이요법을 지속적으로 실천하고, 규칙적으로 운동을 하고, 건강한 생활양식을 따를 가능성이 높다. 바로 그 덕분에 군살 없는 호리호리한 몸과 더 젊은 외모를 유지할 수 있고, 면역력을 더 강화할 수 있고, 두통과 요통을 완화할 수 있고, 건강을 증진할 수 있다.

반면에 문제가 있는 뇌는 몸에 종종 문제를 일으킨다. 그렇다. 군살, 주름, 만성적인 통증, 각종 질환은 뇌가 기능하는 방식과 관련 있다. 부실한 음식을 선택하고, 체육관에 발길을 끊고, 건강을 해치는 행동을 하는 것은 뇌가 최적의 상태로 활동하지 않을 때 훨씬 더 흔히 일어난다.

이혼한 엔지니어인 52세의 잭은 키가 178센티미터 정도인데, 체중이 120킬로그램에 가깝다. 다이어트를 하려고 애쓰지만 지속하지는 못한다. 매일 아침 잭은 건강식을 먹을 마음으로 일어나지만 하루의 식단조차 제대로 지키지도, 냉장고에 음식을 비축해 두지도 못한다. 점심시간이 되면 배고픔을 참지 못하고는 치즈버거와 튀김을 주문할 만한 곳을 찾아, 가장 먼저 눈에 띄는 패스트푸드점 앞에서 걸음을 멈춘다. 퇴근해서 집에 오면, 텅 빈 냉장고를 빤히 쳐다보다가 가까운 피자 가게에 전화를 걸어 피자를 주문한다.

과중한 업무에 시달리고 불안정한 결혼 생활을 하고 있으며, 어린아이 셋을 둔 메건은 실제 나이인 43세보다 나이가 더 들어 보인다. 그녀는 젊은 외모를 되찾고 싶어 했다. 하지만 화장품 매장에서 구입한 크림과 로션으론 젊은 외모를 되찾을 수 없었다. 메건은 하루에 서너 시간밖에 못 잔다. 우울하거나, 스트레스를 받거나, 미칠 지경이거나, 슬플 때면 언제든 피난처로 담배와 와인—한두 잔, 서너 잔, 혹은 아예 병째—을 찾는다. 흡연과 음주가 신경을 안정시켜 주어서 일시적으로 기분이 좋아졌다.

28세인 사라는 더 좋은 몸을 간절히 원했다. 그녀는 의학적으로는 비록 과체중이 아니지만, 키 167센티미터에 몸무게가 61킬로그램인 몸을 훨씬 탄력 있고 탄탄하게 만들고 싶어 한다. 운동이 목표를 성취하는 데 도움을 줄 수 있다는 사실을 알지만, 막상 체육관에 갈 만한 활력이나 열의를 보일 수 없을 것 같다. 사라 또한 불안감과 신경과민에 시달리며 인생이 꼬이는 등 뭔가 잘못되어 가고 있다는 생각에 끊임없이 골몰한다.

잭과 메건과 사라는 의지력 부족이나 게으름 때문에 수년 동안 그런 문제들에 봉착해 왔을 수도 있다. 하지만 꼭 그렇지는 않다. 스스로가 원하는 몸을 만들지 못하는 무능력은 그들의 뇌에서 기인한다. 잭의 계획성 부족 및 이행 능력 부족은 전전두엽(PFC)으로 알려진 뇌 영역의 활성도가 낮다는 것을 알려 주는 일반적인 신호이다. 이 영역은 계획, 목표 설정, 준비, 충동 통제, 이행 등의 기능에 관여하는 뇌 부분이다. 적절한 수준에서 기능하지 못하면, 이 영역은 제 기능을 제대로 발휘하기 아주 힘들다.

감정을 진정시키기 위해 담배를 피우거나 술을 마시는 것은 사실 메건이 원하는 젊은 외모를 얻는 데 방해가 되며, 이것은 뇌의 심층 변연계가 과도하게 활성화되어 있다는 것을 알려 주는 신호일 수 있다. 심층 변연계는 정서 상태의 조절에 관여한다. 일반적으로 이 영역의 활동성이 낮으면 긍정적이며 희망에 부푼 심리 상태를 보인다. 반대로 이 영역의 활동이 활발해지거나 과도하게 활성화되면 부정적인 감정이나 우울증, 슬픈 감정에 빠지고 니코틴이나 술, 약물 따위로 위안을 찾으려고 한다.

행동 지침
다이어트나 운동 계획을
실행하는 것이 어렵고
만성 통증에 시달리거나
질환을 앓는다면,
뇌 건강을 개선하는
길을 시작하라.

사라는 불안과 걱정으로 에너지를 소진하고는 하는데, 이는 기저핵基底核이라는 뇌 영역에 문제가 있음을 암시한다. 뇌의 중앙 쪽에 위치한 기저핵은 기분과 사고와 동기부여를 통합하는 일에 관여한다. 기저핵이 과도하게 활성화되면 불안감의 문제를 일으킬 수 있고, 활력과 열의를 고갈시킬 수 있다. 잭, 메건, 사라의 사례는 뇌 건강이 우리의 행동과 몸에 지대한 영향을 미친다는 사실을 보여 준다. 당신의 뇌는 더 좋은 몸을 만드는데 도움을 줄 수도, 반대로 원하는 몸을 가지는 것을 더 어렵게 할 수도있다.

원칙 3 뇌는 우주에서 가장 복잡한 장기다. 뇌를 존중하라.

뇌는 우주에서 가장 복잡하고, 놀랍고, 특별한 장기다. 뇌의 무게는 대략 1.3킬로그램이지만, 가장 복잡한 슈퍼컴퓨터보다 더 강력하다. 비록인간 체중의 약 2퍼센트에 불과하지만 뇌는 우리가 소비하는 칼로리의약 25퍼센트, 우리 몸을 지나는 총 혈류량의 25퍼센트, 그리고 우리가 호흡하는 산소의 20퍼센트를 소비한다. 칼로리, 혈류, 산소는 뇌 속 세포에영양분을 공급한다.

뇌에 있는 신경세포는 은하계 별의 수보다 많은 1천억 개 이상으로 추정된다. 각각의 신경세포는 세포들 사이의 수천 개의 연결에 의해 다른신경세포들과 연결되어 있다. 사실상 우주에 존재하는 별보다 인간의 뇌에 더 많은 연결 고리가 존재한다고 추정할 수 있다. 모래알만 한 크기의뇌 조각이 있다고 하면, 그 속에는 10만 개의 신경세포와 10억 개의 연결고리들이 있으며, 모두는 서로 '소통'한다. 인간의 뇌 안에 든 정보는 인디 500(Indy 500)*의 경주용 자동차보다 빠른 시속 431킬로미터에 이르는 속도로 이동한다. 물론 술을 마시지 않는 한 그러하며, 술을 마실 경우 실제로 그 속도는 느려진다. 전신을 스캔한 영상을 보면 뇌는 작은 히터처럼 불이 켜져 있는 듯 보이는 반면, 나머지 몸은 유령처럼 보인다. 뇌는 사람의 성격, 특성, 지능을 총괄하는 기관이며 인간의 정체성을 세우는 데 깊이 관여하고 있다.

원칙 4 뇌는 아주 부드러워서 단단한 두개골로 감싸여 있다. 뇌를 보호하라.

어쩌면 당신은 자신의 뇌가 단단하고 질기다고 생각할지도 모른다. 하지만 뇌는 실제로 매우 부드럽다. 약 80퍼센트가 물로 이루어진 뇌의 밀도는 부드러운 버터나 커스터드, 혹은 두부에 비유할 수 있다. 날계란 흰자와 젤리의 중간 정도라고 할 수 있다. 이렇듯 부드러운 뇌는 아주 단단한 두개골 안에 액체에 싸여 보호를 받으며 들어 있다. 두개골 안에는 뼈로 된 모서리와 융기가 많다. 이러한 융기들 중 일부는 칼날처럼 날카로워 두뇌 손상이나 외상을 당하면 부드러운 뇌가 상처를 입을 수 있다. 때문에 축구 경기에서 하게 되는 헤딩이나 태클, 복싱이나 UFC 격투기 모두 뇌에 좋지 않다. 뇌 외상은 우리가 일반적으로 생각하는 것보다 훨씬 더 흔히 일어난다. 매년 새로운 뇌 손상 사례가 200만 건가량 보고되는데, 보고되지 않은 뇌 손상 사례는 훨씬 더 많다. 게다가 뇌 손상은 뇌뿐만 아니라 몸까지도 손상시킬 수 있다.

----

* 인디애나폴리스 500마일 자동차 경주.

'뇌 손상'이 자동차 앞 유리창을 뚫고 날아가거나 지붕 위에서 머리부터 떨어지는 사고처럼 심각한 손상을 뜻한다고 생각한다면, 큰 오산이다. 우리의 몸과 건강상에 심각한 결과를 초래하는 것이 꼭 '심각한' 뇌 손상만은 아니다. 뇌 스캔 검사를 55,000건 이상 시행한 결과, 나는 많은 사람들이 가볍게 여기는 손상이 뇌에 대단히 부정적인 영향을 미칠 수 있으며, 인생은 물론 최상의 외모와 기분을 유지하는 능력까지 심각하게 변화시킬 수 있다고 확신하게 되었다. 이러한 손상은 흔히 간과된다. 부분적으로는 정신 건강 전문의들이 뇌 기능을 주의 깊게 살펴보지 않기 때문이다.

다양한 연구 결과에 의하면 경미한 뇌 손상을 입은 사람들도 정서적이거나 인지적인 문제, 또는 행동하는 데 문제를 종종 경험한다. 생각하거나 추론하는 데 어려움을 겪는다면 우리의 몸을 위해서도 최상의 판단을 할 수 없다. 뇌 손상 피해는 알코올중독 및 약물 남용의 더 높은 발생률과도 관련이 있다. 그리고 알코올중독 및 약물 남용은 노화의 빠른 진행, 체중 관련 여러 문제들, 잠재적인 심각한 질환, 노숙 생활 등의 문제로 이어질 수 있다. 이런 사실을 잊지 말고 당신의 뇌를 보호하기 바란다.

> **행동 지침**
>
> 뇌와 몸을 최상의 상태로 유지하기 위해서는 손상으로부터 뇌를 보호해야 한다. 헤딩을 하지 말라. 꼭 맞는 헬멧을 쓰지 않은 채 자전거나 스키나 스노보드를 타지 말라.

원칙 5 뇌는 많은 예비 능력을 가지고 있다. 예비 능력이 높을수록 더 건강하다. 예비 능력이 낮을수록 취약하다.

가족과 친구들과 동료들에 대해 생각해 보라. 위기에 직면했을 때, 그들

가운데 어떤 이들은 완전히 무너져 버리는―사탕을 내내 달고 살고, 자꾸 담뱃갑으로 손을 뻗고, 약물과 술로 위안을 찾으려 하는―반면에 어떤 이들은 어떻게 해서든 삶을 건강하게 영위해 가지 않는가? 왜 그런지 의문을 가져 본 적이 있는가? 나는 의문을 가지고 연구를 진행했다. 그 결과 어떤 사람들은 사랑하는 사람을 잃거나 해고, 이혼 등의 문제로 우울증, 체중의 변화, 운동 의욕 상실, 나쁜 일상 습관 같은 문제를 겪을 수 있는 반면, 또 어떤 사람들은 그렇지 않다는 사실을 인식했다.

거의 20년에 걸쳐 뇌 스캔 영상을 검사한 결과, 사람들 사이에 나타나는 이러한 차이는 내가 '뇌의 예비 능력'이라고 부르는 개념과 관련이 있음을 알게 되었다. 뇌의 예비 능력은 건강한 뇌 기능을 지키는 쿠션 같은 역할을 하며 우리는 그 덕분에 스트레스가 많은 사건이나 손상에 대처할 수 있다. 예비 능력이 높을수록 예상치 않았던 일에 더 잘 대처할 수 있다. 예비 능력이 낮을수록 힘든 시간을 견디거나 손상을 처리하기가 더 힘들고, 대처 방안으로 쿠키를 탐닉하거나 술독에 빠져 지내기가 쉽다.

메리와 케이티는 일란성쌍둥이이다. 두 사람은 유전자와 부모가 같고, 가정교육도 함께 받았다. 하지만 그들의 인생과 외모는 매우 달랐다. 아주 건강한 메리는 훌륭한 아이 셋을 둔 성공한 저널리스트다. 또한 그녀는 오랫동안 행복한 결혼 생활을 영위하고 있다. 반면 지나치게 뚱뚱한 케이티는 고등학교를 겨우 마쳤고 우울증에 시달렸다. 성마른 기질에 이런저런 직업을 전전했고, 대인 관계가 원만하지 못했다. 이처럼 쌍둥이 자매라고 해도 각자의 인생과 외모는 전혀 다르다.

두 사람의 뇌를 스캔해 보니 메리의 뇌는 매우 건강한 반면,(영상

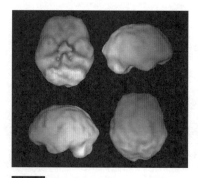

영상 1-3

메리의 건강한 SPECT 스캔

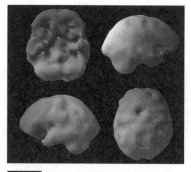

영상 1-4

케이티의 뇌 손상이 있는 SPECT 스캔

1-3) 케이티의 경우 전전두엽과 측두엽에 악영향을 미친 게 분명한 뇌 손상 증거가 발견되었다. 처음 쌍둥이와 대화를 나눴을 때, 케이티는 머리를 다친 일을 기억하지 못했다. 그러자 메리가 큰소리로 말했다. "10살 때 2층 침대 꼭대기에서 머리부터 떨어졌잖아. 기억 안 나? 네가 의식을 잃어서 서둘러 병원으로 데려가야 했어." 그때의 뇌 손상으로 케이티는 뇌의 예비 능력이 떨어졌을 가능성이 높다. 바로 그 점이 케이티가 메리에 비해 스트레스에 더 취약한 이유일 것이다.

개념상으로 보면 우리 대부분의 뇌 예비 능력은 동일한 수준이다. 하지만 많은 가변적인 요인들 때문에 사람에 따라 예비 능력 수준이 증가하거나 줄어들 수 있다. 만일 당신의 어머니가 당신을 임신한 중에 담배를 피우고 술을 실컷 마셨다면, 당신의 뇌 예비 능력 수준은 줄어들었을 가능성이 높다. 만일 당신이 10대 때 지붕에서 떨어졌거나 어린 시절에 가정폭력을 당했거나 고등학교 때 약물과 알코올을 남용했다면, 당신의 뇌 예비 능력은 아마 줄어들었을 것이다. 근본적으로 뇌에 해를 끼치는 모든 행동이 뇌 예비 능력을 감소시킨다.

반면에 당신의 어머니가 건강에 좋은 음식을 먹고, 매일 종합비타민제를 복용하고 명상을 했다면, 당신의 뇌 예비 능력은 향상됐을 것이다. 또한 사랑이 깃든 가정에서 자라고, 어린 시절에 다양한 교육 기회를 얻고, 약물과 알코올을 가까이 하지 않았다면 당신의 뇌 예비 능력은 향상됐을 것이다. 풍부한 뇌 예비 능력은 회복력을 조성하여 당신이 아이스크림이나 알코올, 약물 등에 의존하지 않고도 예기치 않은 삶의 뒤틀림과 변화에 수월하게 대처할 수 있도록 해 준다.

원칙 6 특정한 뇌 영역은 특정한 행동에 관여한다. 특정한 뇌 영역에 문제가 생기면 특정한 행동에 문제가 일어나기 쉽다. 자신의 뇌를 이해하는 것은 뇌를 최적 상태로 만드는 데 도움이 된다.

원하는 몸을 만드는 능력에 있어 중요한 역할을 하는 뇌 기관에 대해 아주 간단히 정리해 보겠다. 이 모든 뇌 기관은 당신의 행동에 영향을 준다. 즉 당신의 몸을 최상으로 만드는 능력에 도움을 주거나 해를 끼칠 수 있다.

> **행동 지침**
> 뇌 건강에 좋은 생활양식을 유지하여 뇌 예비 능력을 높이라.

전전두엽(PFC) 전전두엽은 뇌의 CEO라고 할 수 있다. 뇌의 앞쪽 3분의 1에 해당하는 전전두엽은 뇌와 몸의 나머지 부분을 총괄하는 감독관 역할을 한다. 전전두엽은 주의, 판단, 계획, 충동 통제, 이행, 공감에 관여한

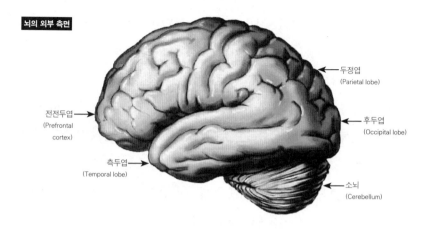

뇌의 외부 측면

두정엽
(Parietal lobe)

전전두엽
(Prefrontal cortex)

후두엽
(Occipital lobe)

측두엽
(Temporal lobe)

소뇌
(Cerebellum)

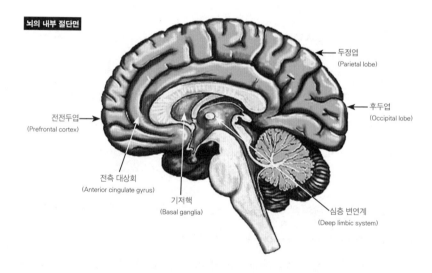

뇌의 내부 절단면

두정엽
(Parietal lobe)

전전두엽
(Prefrontal cortex)

후두엽
(Occipital lobe)

전측 대상회
(Anterior cingulate gyrus)

기저핵
(Basal ganglia)

심층 변연계
(Deep limbic system)

다. 전전두엽의 활성이 저하되면 집중력 약화, 충동성, 명확한 목표의 부족, 미루는 습관 등이 나타난다. 알코올은 전전두엽의 활성을 감소시키는데, 사람들이 술에 취했을 때 그토록 어리석은 짓을 하는 것도 이 때문이다.

전측 대상회(ACG) 나는 전측 대상회를 뇌의 '기어 변속장치'라고 부르고 싶다. 전측 대상회는 전두엽의 심층부를 세로로 가로지르는 곳에 위치한다. 전측 대상회 덕분에 우리는 주의를 전환할 수 있고, 유연하게 행동하고 융통성을 발휘할 수 있으며 변화가 필요할 때 변할 수 있다. 이 영역이 과도하게 활성화된 사람들은 부정적인 생각이나 행동에 집착하는 경향을 보이고, 걱정하고, 원한을 품고, 적대적이거나 논쟁적인 태도를 보이는 경향이 있다. 또한 강박관념에 빠져들어 강박적인 행동에 시달리는가하면, 거식증 같은 섭식장애로 이어질 가능성이 높다.

심층 변연계(DLS) 뇌의 중심부 근처에 위치한 심층 변연계는 정서 조절 기능에 관여한다. 이 영역의 활동성이 떨어지면 훨씬 더 긍정적이며 희망에 부푼 심리 상태로 변하기 쉽다. 이 영역이 과도하게 활성화되면 부정적인 심리가 커지며 의욕과 욕구가 떨어지고 자존감이 저하된다. 죄의식과 무력감 또한 커질 수 있다. 변연계의 이상은 정서장애로 이어질 수 있다.

기저핵 심층 변연계를 둘러싸고 있는 기저핵은 우리의 생각과 기분, 행동을 통합하는 일에 관여한다. 또한 개인의 불안 수준을 결정하는 데도 관여한다. 기저핵이 과도하게 활성화되면 사람들은 불안을 느끼고 두통, 위통, 근육 긴장과 같은 신체적 스트레스 증상에 시달리는 경향을 보인다. 반대로 활동성이 낮으면 의욕이 떨어지는 경향을 보인다. 이 영역은 또한 기쁨과 환희 같은 감정에 관여하기도 한다. 코카인은 바로 이 영역에 작용한다. 미식품의약국 전임 국장인 데이비드 케슬러David Kessler 박사의 『과식의 종말The End of Overeating』에 따르면, 쿠키, 케이크, 그리고 기타 특별한 기쁨을 주는 음식 또한 이 영역을 활성화시킨다고 한다.

측두엽 관자놀이 아래, 안구 뒤쪽에 있는 측두엽은 언어, 단기 기억, 정서 안정, 기분 조절 등의 기능에 관여한다. 측두엽은 뇌의 '무엇 경로' 영역이다. 이 영역이 사물의 정체, 즉 사물이 무엇인지를 인식하고 그것에 이름을 붙이는 데 도움을 주기 때문이다. 측두엽에 문제가 생기면 흔히 기억력장애, 정서 불안, 그리고 기분장애로 이어지고는 한다.

두정엽 뇌의 뒤쪽 상층부에 있는 두정엽은 감각 처리와 방향감각에 관여한다. 두정엽은 뇌의 '어디 경로'라고 불린다. 왜냐하면 두정엽은 깜깜한 밤에 부엌으로 향하는 방향을 찾는 것처럼, 특정한 공간에 사물이 있는 위치를 찾아가도록 도움을 주기 때문이다. 두정엽은 알츠하이머병이 맨 처음 손상시키는 영역 중 하나이다. 그래서 이 병에 걸린 사람들이 쉽게 길을 잃어버리는 것이다. 두정엽은 또한 스스로를 뚱뚱하다고 생각하는 신경성 식욕 부진 환자들에게서 자주 나타나는 '자기 몸 왜곡 증후군' 및 '섭식장애'와 연관이 있다.

후두엽 뇌 뒤쪽에 있는 후두엽은 시각과 시각 처리에 관여한다.
소뇌(CB) 뇌 뒤쪽 아래 부분에 있는 소뇌는 신체의 협응協應, 사고 조정, 정보 처리 속도 등에 관여한다. 전전두엽과 소뇌 사이에는 큰 연관성이 있는데, 바로 그 점 때문에 과학자들은 소뇌도 판단과 충동 통제에 관

여한다고 생각한다. 소뇌에 문제가 생기면 신체의 협응에 어려움을 겪고
정보 처리가 느려지며, 학습장애를 겪는다. 알코올은 소뇌에 직접적으로
해를 끼친다. 협응력 운동을 통해 소뇌의 기능을 향상시키는 것으로써
전전두엽의 기능을 향상시킬 뿐만 아니라 판단 능력과 몸에 도움을 줄
수 있다.

간단한 뇌 기관 요약

- 전전두엽—판단, 미리 예측하는 사고, 계획, 충동 통제
- 전측 대상회—주의 전환
- 심층 변연계—정서 상태 조절, 기분과 유대감 형성에 관여
- 기저핵—사고와 감정과 행동의 통합, 쾌감에 관여
- 측두엽—기억, 정서 안정, 기분 조절, '무엇 경로'
- 두정엽—감각 처리와 방향 감각, '어디 경로'
- 후두엽—시각과 시각 처리
- 소뇌—운동 협응, 사고 조정, 정보 처리 속도, 판단

원칙 7 뇌에 해를 끼치며 당신이 늘 원하는 몸을 만드는 데 장애가 되는 요인들은 많다.
그러나 반대로 뇌에 도움을 주며 당신이 원하는 몸을 만들고 유지하는 것을 순조롭게 해 주는
요인들도 많다.

평범하고 일상적인 활동과 행동이 흔히 뇌 기능을 약화시키는 원인으
로 작용한다는 사실이 놀라울 수도 있다. 그렇다면 원하는 몸을 가지는
일은 더욱더 큰 도전이 될 수밖에 없다. 다음에 소개하는 것은 뇌와 몸에
해를 끼칠 수 있는 일반적인 요인들이다. 이러한 요인들은 이 책 전체에
걸쳐 앞으로 소개할 솔루션들에서 다시 언급될 것이다. 우리의 뇌와 몸의

건강에 아주 치명적이기 때문에 반복해서 언급할 가치가 있다.

신체적 외상　심각한 뇌 손상과 뇌진탕은 물론이고 가벼운 외상 역시 당신의 건강과 행복의 모든 면에 악영향을 미칠 수 있다.

약물　마리화나, 코카인, 엑스터시, 메타암페타민, 흡입제, 그리고 헤로인은 뇌 기능을 심각하게 감퇴시킨다. 불법 약물이 유일한 주범은 아니다. 비코딘, 옥시콘틴, 재낵스와 같은 처방 약품을 남용하는 것도 뇌에 해를 끼칠 수 있다. 단기적으로는 약물로 인해 기분이 좋아질 수 있지만, 장기적으로 남용하다 보면 외모와 건강에 치명적일 수 있어 당신에게 큰 불행을 안길 것이다. 약물로 인해 식욕이 지나치게 증가하거나 감소되어 체중이 증가 또는 감소될 수 있고, 의욕과 활력이 감퇴되기도 한다. 또한 약물은 피부, 치아, 머리카락 등에 문제를 일으킬 수 있다. 메타암페타민 복용 전후 사람들이 어떻게 변하는지 보여 주는 동영상을 인터넷에서 찾아보라. 그 영상에 당신은 소름이 끼칠 것이다.

알코올　술고래만이 뇌에 해를 입는 것은 아니다. 가벼운 정도의 음주라고 해도 뇌 기능에 악영향을 미칠 수 있다. 다양한 연구 결과에 의하면, 매일 음주를 하는 사람들은 술을 마시지 않는 사람들에 비해 뇌가 작았다. 뇌에 관한 한 크기가 중요한 문제다. 과음은 판단, 준비, 계획 등의 기능을 맡고 있는 뇌 영역인 전전두엽의 활동을 감소시킨다. 그래서 과음한 사람들은 그토록 어리석은 결정을 하는 것이다. 이를테면 살을 빼려는 상황에서도 새벽 3시에 햄버거 판매점 앞에서 발길을 멈추거나, 술집에서 방금 만난 낯선 이와 불안전한 섹스를 하고, 과음 후에 운전대를 잡는 것처럼 말이다.

비만 지방은 독성 물질을 축적한다. 몸에 지방이 많을수록 뇌에는 더욱 더 나쁘다. 비만은 알츠하이머병의 위험을 배로 증가시키며, 뇌 조직을 감소시킬 수 있다.

호르몬 이상 갑상선호르몬, 에스트로겐, 프로게스테론, 테스토스테론, DHEA, 코르티솔 등 호르몬에 이상이 생기면 뇌와 몸 모두에 장애가 생긴다.

영양 부족 당신의 몸은 몇 달마다 몸의 모든 세포를 새롭게 바꾼다. 이 새로운 세포들은 당신이 섭취하는 모든 음식에 의존한다. 그러니 사실상 당신이 먹은 것이 당신을 이룬다고 할 수 있다. 만일 정크푸드를 먹는다면 당신은 정크푸드 뇌와 정크푸드 몸을 가지게 될 것이다. 이 책 전체에 걸쳐 언급하겠지만 미네랄, 오메가-3 지방산, 비타민(특히 비타민 D) 등의 수치가 낮으면 뇌 조직과 몸이 해를 입는다.

만성 염증 최근에는 만성 염증이 당뇨병, 심장병, 비만, 알츠하이머병 등을 포함한 많은 질병과 연관이 있는 핵심적인 요인으로 여겨진다.

혈류량 저하 혈류는 산소, 당糖, 비타민, 영양소를 뇌로 옮기고 독소를 제거하기 때문에 아주 중요하다. 니코틴이나 과도한 양의 카페인, 운동 부족처럼 장기로 가는 혈류량을 감소시키는 요인은 장기의 노화를 촉진한다. 뇌 노화 촉진에 대해서만큼 이보다 더 명확한 진실은 없다.

만성 스트레스 힘든 결혼 생활과 업무, 그리고 재정 문제는 모두 만성적인 스트레스의 원인이다. 스트레스를 계속 받으면 뇌는 스트레스 호르몬인 코르티솔을 더 많이 분비한다. 코르티솔의 분비량이 높은 수치에 이르면 식욕과 설탕에 대한 욕구가 증가하고, 피지 분비량 또한 많아져 여드름의 원인이 된다. 또한 근육 긴장과 만성 통증에 시달리고 혈압이 오르는 등 심각한 질환의 위험성이 높아진다.

수면 부족 밤에 6시간 이하의 수면을 취할 경우 전체적인 뇌 기능이 감소하고 사탕이나 케이크, 쿠키처럼 당도가 높은 음식에 대한 욕구와 식욕을 증가시키는 호르몬이 뇌에서 분비된다. 충분히 못 자는 사람들은 더 높은 칼로리를 섭취하고 체중이 불어나는 경향이 있다. 수면 부족은 또한 피부 노화를 촉진하고 눈 밑 다크서클의 원인이 된다.

흡연 흡연은 뇌와, 피부를 포함해 몸의 모든 기관으로 가는 혈류량을 감소시킨다. 흡연자의 피부는 실제 나이의 피부보다 더 늙어 보이기 때문에, 누가 흡연자인지 어렵지 않게 알 수 있다. 확신하건대 흡연자의 뇌도 실제 나이보다 더 늙어 보일 것이다. 흡연은 많은 심각한 뇌 건강 문제를 일으킨다.

과도한 양의 카페인 카페인이 많이 든 커피, 차, 탄산수, 강장 음료 등을 마시면 뇌로 가는 혈류량이 감소하고 뇌와 몸과 피부에 탈수 현상이 일어난다. 게다가 카페인 성분 때문에 뇌가 수면의 필요성을 못 느끼게 되고, 결과적으로 뇌와 몸에 악영향을 끼친다.

지나친 TV 시청 지나친 TV 시청은 뇌와 몸에 해를 끼칠 수 있다. 이는 아이들의 주의력결핍장애와 성인의 알츠하이머병과도 연관 있으며, 하루에 2시간 이상 TV를 시청할 경우 비만의 위험도가 크게 증가한다.

폭력적인 비디오게임 폭력적인 비디오게임은 폭력 및 학습장애 발생률을 증가시킨다. 뇌 영상을 통해 우리는 비디오게임이 코카인과 같은 영역에 작용하며, 아이들과 성인들은 마약에 중독되듯 그런 폭력적인 비디오게임에 중독되는 경향이 있다는 사실을 확인할 수 있었다. 하루에 2시간 이상 비디오게임을 하면 과체중의 위험 또한 증가한다.

탈수증 사람의 몸은 70퍼센트가 물로 이루어져 있고, 뇌의 80퍼센트가 수분이다. 물을 충분히 마시지 않으면 뇌 기능이 떨어진다. 그뿐만 아니라 피부는 여위고 잔주름 및 주름살 또한 늘어날 것이다.

운동 부족 운동을 하지 않으면 뇌와 몸과 생식기로 가는 혈류량이 감소

한다. 관련 증거로 충분히 입증되었듯 신체적인 활동이 부족한 경우 체중
은 물론 전체적인 건강에 부정적인 영향을 미칠 수 있다. 또한 성 기능이
약화될 수 있다.

부정적인 사고　　우리가 시행한 연구 결과에 의하면 좋아하지 않은 일에
집중할 때 뇌 활동이 저하되고, 심장은 더 빠르게 뛰며, 혈압이 상승한다.
또한 체내의 다양한 기관에 부정적인 영향을 미친다. 부정적인 사고는 체
중 감량이나 운동 계획 실행, 혹은 금연에도 방해가 될 수 있다.

지나친 문자메시지 교환 및 인터넷상 소셜네트워크　　신경과학자들은 문자메
시지나 인터넷상의 소셜네트워킹에 너무 많은 시간을 보내다 보면, 주의
력에 문제가 생길 수 있고 직접 대면하여 의사소통하는 데 어려움을 겪을
수 있다고 주장한다. 또한 그러한 활동은 신체적 활동 시간을 빼앗아 비
만을 불러오고 전반적인 건강을 해치기 쉽다.

　나는 스스로의 뇌를 사랑하고 보호할 수 있는 방법을 10대들에게 가르
치기 위해 실질적인 뇌 과학에 관한 과목을 개발했다. 미국 내 40개 주와
7개국에서 그 과목을 가르치고 있다. 뇌를 해치는 요인들에 관해 설명할
때면 빈정거리기 좋아하는 학생이 꼭 큰 소리로 끼어들기 마련이다. "그
모든 것을 피해야만 한다면 무슨 재미로 살아요?"라고 묻는 것이다. 우리
의 대답은 간단한다. 좋은 뇌를 가진 사람과 나쁜 뇌를 가진 사람 둘 중에
누가 더 재미있게 살겠는가? 나이에 관계없이 건강한 뇌를 가진 사람이

더 재미있게 산다.

건강한 뇌를 유지하는 남성은 식이요법과 운동 계획을 꾸준하게 잘 실천한다. 그 덕분에 튼튼하고 건강한 몸을 유지할 수 있고, 잠재적인 고객과 골프를 치거나 아내와 춤추러 가는 데 소비되는 에너지를 충분히 얻을 수 있다. 반면 뇌가 건강하지 않은 남성은 충동적으로 과식을 할 수 있다. 그 때문에 그는 허리둘레가 늘어날 테고, 제2형당뇨병(인슐린 비의존형 당뇨병)에 걸리고, 결국에는 인생의 기쁨을 누리지 못하는 지경에 이를 수 있다. 누가 더 재미있게 살겠는가? 건강한 뇌를 가진 여성은 잠을 잘 자고 상쾌한 모습과 기분으로 일어날 가능성이 더 높다. 그 덕분에 그녀는 대인 관계에서 신뢰를 얻을 테고 일을 할 때 항상 빈틈이 없을 것이다. 뇌 기능이 낮은 수준에 머무르는 여성은 수면 부족에 시달리고 항상 피로감을 느낄 수 있다. 그것은 그녀의 직무 수행에 영향을 미치고, 승진하는 데 방해 요소가 될 수도 있다. 또한 그런 여성은 항상 지쳐 보일 텐데, 그 때문에 자존감이 떨어지고 배우자와의 로맨틱한 관계에 금이 갈 수도 있다. 과연 누가 더 재미있게 살겠는가?

희소식 하나를 알려 주겠다. 몇 년 동안 뇌 스캔 영상을 분석하고 환자들을 치료한 후에 나는 뇌 기능을 향상하기 위해 일상적으로 할 수 있는 간단한 일들이 많다는 사실을 알게 되었다. 이러한 일상적인 처방은 더 좋은 몸을 완성하는 열쇠일 수 있다. 이 책에서 나는 뇌 기능 향상에 도움이 되는 다양한 방안들을 담을 것이다. 뇌 기능 향상을 위해 우선적으로 시작할 만한 몇 가지 방안을 소개하자면 다음과 같다.

뇌를 보호하라. 당신의 뇌가 당신과 당신이 사랑하는 사람들에게 얼마나 귀중한지 자각하라.

좋은 음식을 먹으라. 좋은 영양분을 섭취하는 일은 뇌 기능을 향상하고 좋은 몸을 만드는 데 꼭 필요하다. 건강에 좋은 음식으로는 저지방 단백질, 과일, 채소, 견과류, 그리고 올리브유처럼 건강에 좋은 지방 등이 있다. 여러 연구 결과에 의하면 매일 여러 과일과 채소를 아홉 번 먹으면 뇌활동이 좋아진다.

비타민, 미네랄, 어유(魚油)를 매일 섭취하라. 우리들 대부분은 음식만으로는 우리에게 꼭 필요한 영양분을 전부 얻지 못한다. 그래서 나는 사람들에게 종합비타민과 미네랄 보조제를 매일 섭취하라고 권한다. 어유 보조제 또한 매일 섭취해야 한다. 어유 보조제를 섭취하면 염증이 감소하고 뇌로 가는 혈류량이 증가한다. 비만 등 다양한 질환과 연관이 있는 우울증 방지에도 도움이 된다.

운동을 하라. 뇌에 관한 한 운동은 젊음의 샘과 같다. 운동은 혈류량을 증가시키고, 뇌의 산소 이용을 높이며, 스트레스에 대한 뇌의 반응을 개선한다. 운동은 뇌 건강을 유지하기 위해서 할 수 있는 가장 중요한 일이며, 외모를 변화시키고 기분과 에너지 수준, 성 기능, 그리고 전반적인 건강을 증진하는 최고의 방법들 중 하나이다.

충분한 수면을 취하라. 밤에 최소한 일곱 시간을 자야 뇌 기능을 최적의 수준으로 유지하는 데 도움이 된다. 그 정도의 수면은 식욕을 억제해 주고 젊은 피부를 유지하는 데 도움을 준다.

명상을 하라. 명상은 생각에 관여하는 뇌 영역을 활성화해 더 올바르고 더 현명한 결정을 내릴 수 있게 해 준다.

긴장을 풀라. 스트레스를 해소하고 몸을 안정시키는 방법을 학습하면 뇌가 더 잘 활동하도록 도울 수 있고 기분이 좋아지며 고혈압의 위험에서 벗어날 수 있다. 질병으로부터 스스로를 보호할 수도 있다.

매사에 감사하라. 사랑하는 데 집중할 때 뇌는 더 잘 활동는데, 그러면 당신은 더 조화로운 삶을 살 수 있고 기분 또한 좋아진다. 매일 감사할 일을 다섯 가지 정도 기록하라. 채 3주도 안 되어 당신은 행복지수가 현저하게 높아진 것을 느낄 것이다.

섹스를 자주 하라. 안전한 섹스, 특히 애정이 깃든 헌신적인 관계에서 하는 섹스는 뇌와 몸에 좋은 보약과 같다. 이는 스트레스를 해소하고 면역성을 강화해 주며, 수명을 연장시켜 준다. 아니, 그 이상의 혜택을 준다.

호르몬의 균형을 맞추라. 에스트로겐, 테스토스테론 같은 호르몬은 뇌와 몸의 건강 및 활력을 유지하는 데 핵심적인 역할을 한다.

정신장애를 치료하라. 정신장애와 신체적 질병 및 질환 사이에 밀접한 관계가 있다는 것은 확증된 사실이다. 정신질환을 치료하면 뇌 기능과 전반적인 건강이 개선되고 행복이 증진된다.

알고 있을 테지만, 당신이 하루하루를 어떻게 살아가느냐에 따라 당신의 뇌와 몸이 더 좋아질 수도, 더 나빠질 수도 있다. 당신은 자신이 대체 어떤 뇌와 몸을 원하는지 매일 자문해 볼 필요가 있다. 체중 문제와 불쾌한 기분, 질환에 시달리게 하는 건강하지 못한 뇌를 원하는가? 아니면 쉽게 원하는 외모를 만들어 주고 최상의 기분을 느끼게 해 주는 건강한 뇌를 원하는가? 선택권은 당신에게 있다.

원칙 8 뇌 영상은 뇌 치료에 대단한 통찰력을 제공하며, 그 덕분에 당신은 더 좋은 몸을 가질 수 있다.

나는 병원에서 부부를 상대하는 경우가 많다. 로브와 그의 아내는 사이가 원만하지 못해 나를 찾아왔다. 많은 남자들처럼 로브는 스스로가 좋은 사람이며 아내가 마음을 풀고 좀 더 포용력을 보이면 문제가 없을 것이라고 생각했다. 하지만 56세인 로브의 뇌(영상 1-5)를 자세히 살펴보니, 마치 80세는 된 것처럼 보였다. 나는 깜짝 놀라 그에게 지금까지 어떤 짓을 해 왔기에 뇌가 그토록 상한 것인지 물었다.

"뇌에 해가 될 일은 하지 않았어요."

로브가 말했다.

"정말인가요? 술은 얼마나 마시죠?"

"그리 많이 마시지 않아요."

나는 정신과 의사로서 경험상, "그리 많지 않다."라는 대답을 들으면 항상 후속 질문을 해야 한다는 사실을 터득한 터였다.

"많이 마시지 않는다는 게 어느 정도를 말하는 거죠?"

"음…… 하루에 서너 잔정도요."

"매일요?"

"네, 매일요. 하지만 그 정도야 문제 될 게 없잖아요. 난 술에 취하지도 않아요."

그러나 로브의 뇌는 내게 큰 문제가 있다고 알려 주었다. 자신의 뇌 스캔 영상을 보고 깜짝 놀란 뒤에야, 로브는 술을 멀리하라는 내 지시를 따랐다. 더불어 로브는 선망의 대상인 뇌를 강구하고 더 좋은 뇌를 갖기를 원해서, 우리의 뇌 건강 프로그램을 실천하기 시작했다. 4개월 후에 로브의 뇌 스캔 검사를 다시 했더니, 한결 좋아 보였다. 그때쯤에는 아내와의 관계가 어느 때보다도 돈독했고, 로브는 30년은 더 젊어진 것 같아 보였다.

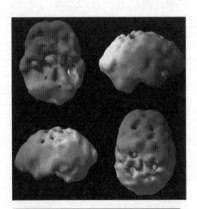

영상 1-5 SPECT 스캔에서 보이는 로브의 알코올로 손상된 뇌

뇌 영상은 로브를 괴롭히는 것이 무엇인지 이해하는 데 도움을 주었다. 또한 뇌가 늙어 보이면 몸도 늙어 보이는 경우가 흔하다는 사실을 가르쳐 주었다. 뇌로 가는 혈류량이 감소하면 피부로 가는 혈류량도 감소해, 피부가 탄력이 없는 주름투성이로 변할 가능성이 농후하다. 또한

장기로 가는 혈류량 역시 감소하면서 장기들이 제 기능을 발휘하지 못하고, 생식기로 가는 혈류량이 줄어들어 성기능장애가 생긴다. 그러면 성적 만족감을 제대로 느끼지 못할 가능성이 높다.

행동 지침

아름다운 뇌를 가지면 아름다운 돈을 가질 수 있다는 점을 잊지 말라. 그러니 더 좋은 돈을 갖길 원한다면 '아름다운 뇌를 가지기 위해 어떻게 해야 할까' 자문해 보라.

뇌 스캔은 특별한 뇌 기관에서 발생하는 문제를 탐지하는 데도 도움을 준다. 예컨대, 전전두엽의 활동이 미미하다면 당신은 충동적인 성향을 보일 가능성이 높다. 전측 대상회의 활성도가 높다는 것은 강박적인 행동을 보일 가능성이 더 높다는 것을 의미한다. 기저핵이 과도하게 활성화되어 있다면 당신은 불안감을 느끼며 그런 불안감을 진정시키기 위해 음식을 먹을지도 모른다. 심층 변연계가 지나치게 활성화되어 있으면 슬프고 우울한 기분에 사로잡혀서 슬픈 감정을 지우기 위해 음식을 찾을지도 모른다. 만일 소뇌의 활동성이 약하다면 정보 처리 속도가 느려지고 당신은 건강 유지 계획을 체계화하고 실천에 옮기는 데 어려움을 겪을 것이다.

뇌 영상의 도움으로 우리는 비만, 우울증, 불안장애, 중독 등과 같은 질환이 단일한 장애나 단순한 장애가 아니라는 것과 모든 사람들에게 맞는 단 하나의 치료 계획은 없다는 것을 알게 되었다. 또한 환자들 개개인을 이해할 수 있었기에 각각의 개인에 맞는 맞춤형 치료 계획을 개발할 수 있었다. 당신 역시 개인적인 상황에 맞춰 당신의 뇌를 활성화시키거나 진정시킬 필요가 있다. 뇌 스캔을 살펴보지 않았다면, 우리가 어떻게 개인을 치료할 수 있는 최상의 방법을 알 수 있었겠는가?

그렇다면 뇌를 변화시켜 몸도 변화시키려면 뇌 스캔을 꼭 받아야 할까? 그렇지 않다. 내 책들은 30개국 이상에서 각국의 언어로 번역되었는데, 현실적으로 모든 사람들이 뇌 스캔을 받을 수는 없다. 뇌의 강점과 약점의 영역을 예견하는 데 도움이 되는 점검표를 개발한 것도 그 때문이다. 에이멘 클리닉의 '축소형 뇌 기관 질문지(The Amen Clinic Abbreviated Brain Systems Questionnaire)'는 부록 B에 수록되어 있다. 이 질문지들은 뇌 스캔을 할 수 없는 경우에 대비한 차선책으로, 수많은 사람들이 자신에 맞는 치료법을 제대로 강구하는 데 도움이 되었다. 물론 치료 프로그램을 시작하기 전에는 꼭 주치의와 상담을 해야 한다.

원칙 9 모든 사람들에게 적용할 수 있는 단일한 처방은 없다. 우리는 저마다 독특한 특성을 지니고 있다. 따라서 자신의 독특한 뇌가 어떻게 기능하는지 반드시 알아야 한다.

왜 '흉통'이라는 병명은 없을까? 그 이유는 흉통이 증상 중 하나이기 때문이다. 흉통이라는 증상은 광범위하게 나타나고 원인도 너무 많아서 단하나의 질병으로 진단할 수 없거나 단일한 질병으로 보기 어렵다. 그러면 흉통의 원인은 무엇일까? 슬픔, 공황발작, 갑상선기능항진증, 폐렴, 폐암, 유독가스에 노출, 심장마비, 부정맥, 심장 감염, 늑골 부상, 소화불량, 역류성 식도염, 담낭 결석, 간 질환, 신장 질환, 췌장암 등 머리끝에서 골반에 이르기까지 그 원인은 아주 다양하다. 이처럼 흉통의 원인이 가지각색인만큼 치료법도 다양하다.

그렇다면 비만의 원인은 무엇일까? 흉통과 마찬가지로 비만 역시 나쁜 식습관, 운동 부족, 갑상선기능저하증, 뇌하수체 종양, 특정한 종류의 우울증, 약물 남용에 이르기까지 원인이 가지각색이다. 뇌 활성도가 낮아 충동적으로 음식을 먹거나 뇌의 활성도가 전반적으로 높아 과식을 일삼게 되는 것도 비만의 원인일 수 있다. 전측 대상회의 과잉활동 때문에(강박적인 유형의 비만), 혹은 심층 변연계의 과잉활동 때문에(정서적 유형의 비만) 비만이 될 수 있고, 아니면 이 두 요인이 결합된 원인은 물론 그 외 다른 여러 문제들 때문에도 비만에 이를 수 있다. 비만의 유형은 가지각색이다.

흉통이 비만이나 피부 문제, 활력 저하나 우울증과 어떤 관련이 있을까? 이 모든 문제들은 단순한 증상일 뿐 원인이 아니다. 많은 의사들과 환자들은 이런 일반적인 문제들을 단일한 장애나 단순한 장애로 여긴다. 이 같은 장애들을 아주 단순하게 바라보기 때문에 흔히 한 가지 치료법이 특정한 장애를 가진 모든 사람들에게 똑같이 적용될 수 있다고 생각한다. 뇌 영상의 관점에서 보면 비만이나 스트레스 반응, 불안장애나 우울증에는 한 가지 유형만 있는 것이 아니기 때문에, 단일한 치료법을 적용해도 된다고 여기는 것은 옳지 않다. 이런 사실을 감안할 때, 개인적인 가변성을 이해하는 것이 적절한 도움을 구하는 데 아주 중요하다. 그것이 자신의 기분에 도움을 주는 것이든, 집중력에 도움을 주는 것이든, 체중 문제에 도움을 주는 것이든, 아니면 전반적인 건강에 도움을 주는 것이든 간에 상관없이 말이다.

원칙 10 그렇다. 당신은 뇌와 몸을 변화시킬 수 있다!

이것은 의학계에 있어 가장 눈부신 획기적인 발견들 중 하나이다. 특별

한 치료 및 생활양식의 변화를 목표로 삼
음으로써 자신의 뇌와 몸을 개선할 수 있
다. 만일 당신이 평생 다이어트와 싸워
왔거나 규칙적인 운동을 지속할 수 없었

행동 지침
원하는 몸을 만들기 위해서는
뇌를 변화시킬 수 있는 자신의
능력을 믿어야 한다.

거나 몇 년 동안 담배를 끊으려 애써 왔거나 전반적인 건강을 증진시키
고 싶다면, 당신의 뇌 기능을 강화시키는 게 답이 될 수 있다.

'머리말'에서 언급했던 충동적인 성향에다 비만인 베카에 대해 생각해
보기 바란다. 전전두엽의 활성도가 낮은 그녀는 충동적인 섭식을 통제할
수 없었다. 치료법의 도움을 받아 뇌를 치료하고서야 그녀는 비로소 뇌
건강 식이요법을 지속적으로 실천했고, 마침내 체중을 36킬로그램가량
이나 줄일 수 있었다.

현장에서 나는 동일한 패턴을 여러 차례 목격했다. 어떤 사람의 전전두
엽의 기능을 향상하는 치료를 하고 나면, 그는 더 생각이 깊고 신뢰감 있
고 일관적인 태도를 보이고 건강한 생활 습관을 잘 실천하는 사람으로 바
뀌었다. 다른 뇌 영역을 최적 상태로 향상시킬 때 역시 동일한 결과가 나
타난다. 우리가 어떤 사람의 전측 대상회를 안정시켜 주면, 그는 불안성
과 부정적인 사고를 줄이고 더 행복하다고 느끼며 숙면을 취한다. 그리고
그 덕분에 그는 늘 원하던 몸을 가질 수 있게 된다. 측두엽이 안정되면,
스트레스에 억눌린 기억력이 개선되고 그것은 결과적으로 사람들이 자신
의 목표를 이루기 위해 반드시 필요한 것을 상기하는 데 도움을 준다. 기
저핵을 안정시키면, 사람들은 긴장을 풀고 행복감을 더 느끼며 결과적으
로 두통과 소화불량이 완화된다. 소뇌의 기능이 향상되면, 사람들은 더

잘 배우고 뇌 건강 프로그램을 더 수월하게 실천할 수 있다. 게다가 그들의 운동 수행 능력 또한 향상된다. 그렇다. 소뇌의 기능 향상은 심지어 타율이나 자유투 성공률까지도 높일 수 있다.

브레인-바디 솔루션

뇌 기능 저해 요인	뇌 기능 강화 요인
뇌 건강 무시	선망의 대상인 뇌
뇌 손상	뇌 보호
알코올이나 약물 남용	종합비타민
과도한 카페인	어유
흡연	심호흡
과도한 스트레스	이완 연습
부정적인 사고	감사하는 태도
나쁜 식습관	건강한 식습관
수면 부족	충분하고 편안한 수면
운동 부족	운동
환경 독소	깨끗한 환경
과도한 TV 시청	새로운 학습
과도한 비디오게임 및	명상
휴대폰 문자메시지 교환	
오랜 시간동안 컴퓨터사용	
탈수증	수화(水和)
호르몬 불균형	호르몬 균형
치료하지 않은 정신장애	건강한 정신

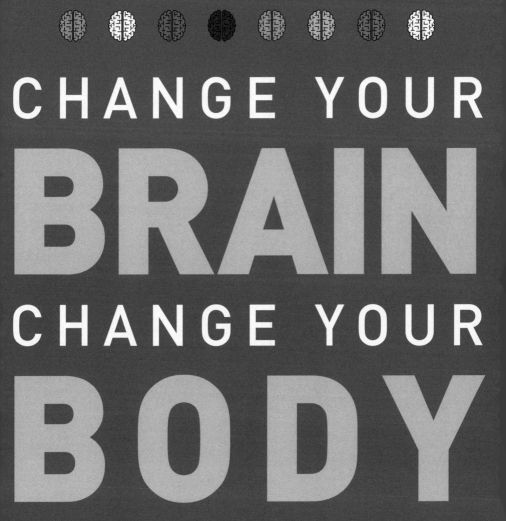

CHANGE YOUR
BRAIN
CHANGE YOUR
BODY

CHAPTER 2

욕구 관리 솔루션

의지력을 강화하고 충동을 달래라

갈망은 슬픔을 낳고 갈망은 두려움을 낳는다.
갈망으로부터 해탈한 사람은 슬픔도 없는데, 어찌 두려움이 있으랴?
— 붓다Buddha

나는 온종일 기분이 가뿐했다. 아침으로 단백질 과일 쉐이크를, 점심에는 칠면조 고기를 곁들인 시금치 샐러드와 블루베리, 호두를, 그리고 오후에는 아몬드 버터를 바른 붉은색 파프리카와 사과 몇 조각을 먹었다. LA레이커스 팀의 경기를 보러 가기 전까지는 내가 먹은 음식에 아쉬움이 없어 보였다. 특히 객지에서는 어떻게 먹어야 하는지 나는 잘 알고 있다. 하지만 형이 땅콩을 곁들인 커다란 캐러멜 애플*을 가져온 것을 보는 순간 나는 농구 경기가 아닌 쫀득쫀득하고 부드럽고 쫄깃한 캐러멜 애플에 온 정신을 빼앗겼다.

우리 할아버지는 사탕을 직접 만들어 파셨다. 내가 기억하는 가장 행복한 추억은 어린 시절 난로 앞 발판에 올라서서 할아버지와 함께 사탕을

---

* 사과를 캐러멜 시럽에 담갔다가 식혀 굳힌 것.

만들고, 물론 그것을 먹는 일이었다. 내게 사탕은 항상 정감 어린 음식이 었다. 할아버지의 이름을 따서 내 이름을 지은 데다가 할아버지가 내 어릴 적 단짝 친구였기 때문이기도 하다. 하지만 나는 설탕이 20~30분 후에 우리를 얼마나 노곤하고 멍하게 만드는지 잘 안다.

그럼에도 불구하고 나는 여전히 형의 캐러멜 애플에 온 정신이 팔려 있었다. 시선을 빼앗기지 않으려고 애쓰지만, 아주 예쁜 여자가 곁에 있을 때처럼 보고 싶은 충동에 이끌려 그쪽으로 눈길이 갔다. 달콤한 맛에 대한 기억이 내 뇌를 강탈하려 했다. 기쁨과 의욕에 관여하는 화학물질인 도파민이 기저핵의 대뇌 측좌핵Uncleus Accumbens 영역에 작용해서, 형에게 한 조각만 달라고 요구하거나 자리에서 벌떡 일어나 직접 사 오도록 부추기기까지 했다. 뇌의 브레이크인 전전두엽이 이에 저항한다. 농구장에 오기 전 이미 식사를 잘 했기 때문에 내 혈당치는 좋은 수준이었고 그 덕분에 나는 충동에 맞설 수 있었다. "금방 돌아올게." 나는 형에게 이렇게 말하고 뇌를 리셋하기 위해 조금 걷는다. 그러면 그 사이에 형이 캐러멜 애플을 다 먹을 것이다. 결과적으로 나는 다시 농구 게임에 정신을 집중할 수 있다.

나는 사탕 제조업자 집안 출신일 뿐만 아니라 요리 솜씨가 아주 훌륭한 사람들과 지나치게 뚱뚱한 사람들이 많은 집안 출신이기도 하다. 내가 존경하는 형은 정상 체중보다 적어도 45킬로그램은 더 나가는 비만인이다. 할아버지도 비만이셨는데, 60대에 심장마비를 겪으셨다. 만일 내가 뇌 건강과 식이요법에 신경 쓰며 운동에 집중하지 않았다면 분명히 나 또한 비만이 되고 말았을 것이다.

이 장에서 나는 내가 터득한 의지력을 가질 수 있는 방법을 공유하려고 한다. 의지력만 있으면 다양한 욕구에 대한 통제가 가능해져서, 건강한 뇌와 활력 넘치는 몸을 만들고자 하는 목표를 향해 계속 달릴 수 있을 것이다.

통제 회로

의지력 및 자제력의 뇌 회로를 이해하는 일은 뇌와 몸에 대한 통제력을 확보하는 데 중요한 단계이다. 뇌에는 집중, 판단, 충동 통제 등의 기능을 담당하는 중추(뇌의 앞쪽 3분의 1에 해당되는 영역인 전전두엽)가 있다. 또한 뇌 심층에 있는 큰 구조인 기저핵 영역에는 대뇌 측좌핵이라고 하는 기쁨과 의욕을 담당하는 중추가 있다. 대뇌 측좌핵은 행동의 주요한 동인들 중 하나인 열정과 의욕을 제공한다. 더불어 뇌에는 행동을 유발하는 정서적인 기억 중추가 있다.

중독 분야 전문가 마크 레이저 박사에 따르면, 정서적인 기억 중추에 있는 '각성 주형'은 통제력을 벗어난 많은 행동들의 기초를 이룬다. 4세 때 내가 할아버지와 사탕을 만드는 난로 앞에 서 있었던 것처럼, 희열이나 정신이 번쩍 드는 각성을 처음 경험했을 때 당신이 있었던 장소와 나이는 중요하다. 설사 2, 3세처럼 아주 어릴 때라고 하더라도, 이처럼 정서적으로 강렬한 희열을 체험한 경험은 종종 이후에 생긴 중독에 대한 신경계를 형성한다. 최초의 경험은 뇌에 고착된다. 그리고 나이가 들어 가면서 그 경험을 자꾸 반복하려고 한다. 그 경험은 처음 사탕을 맛보거나 섹스를 하거나 사랑에 빠지거나 코카인을 복용했던 때처럼, 각성이나 희열을 체험한 최초의 방식이기 때문이다. 이런 맥락에서, 감정을 자극하는 음식을 섭취하거나 흡연이나 음주를 유발하는 계기를 이해하는 것은 중독을 막는 데 큰 도움이 된다.

이쯤에서 중요한 네 가지 신경전달물질을 언급해야겠다.

1. 도파민은 흔히 기쁨과 의욕과 충동을 조정하는 뇌 신경전달물질이다. 리탈린Ritalin 같은 각성제와 코카인은 뇌 안의 도파민 분비를 증가시킨다. 도파민은 흔히 '현저성Saliency* 혹은 상대적 중요성과 연관이 있다. 캐러멜 애플을 보는 순간, 그것은 나에게 훨씬 더 두드러지거나 중요해진다.

2. 세로토닌은 행복감을 느끼게 해 주며 걱정을 없애 주는 유연성의 화학물질이다. 현재 유통되는 항우울제 대부분은 이 신경전달물질에 작용한다. 세로토닌 수치가 낮으면 사람들은 불안장애, 우울증, 강박 사고에 시달리는 경향이 있다.

3. 가바Gumma-AminoButyric Acid, GABA는 뇌를 안정시키거나 뇌의 긴장을 풀어주는 데 도움을 주는 '억제성' 신경전달물질이다.

4. 엔도르핀은 뇌의 천연 쾌감 및 진통鎭痛 화학물질이다.

이러한 뇌의 각 영역 및 각 신경전달물질의 상대적인 강점과 약점은, 내가 LA 레이커스 경기를 보러 갔을 때 갈등을 일으킨 캐러멜 애플을 놓고 보더라도, 우리가 스스로를 얼마나 잘 통제하고 우리의 계획에 얼마나

----

* 어떤 자극대상이나 속성이 다른 것과 비교해서 두드러지게 보이는 것.

충실할 수 있는지를 결정하는 핵심적인 역할을 한다. 각각의 뇌 영역과 신경전달물질은 마치 교향곡처럼 모두 함께 작용하여 우리의 삶에 대한 아름다운 통제력을 부여해 준다. 그 균형이 깨지면 교향곡은 신경을 몹시 거슬리는 소음으로 들릴 것이다.

욕구 및 의지력에 관여하는 뇌 영역
- 전전두엽―집중, 판단, 충동 통제
- 기저핵(대뇌 측좌핵) ― 쾌감과 의욕 중추
- 심층 변연계(정서적인 기억 중추) ― 행동 유발

욕구 및 의지력에 관여하는 뇌 화학물질
- 도파민―의욕, 현저성, 충동, 자극
- 세로토닌―행복, 걱정을 없앰, 안정화
- GABA―억제 기능, 안정화, 긴장 완화
- 엔도르핀―쾌감 및 진통

건강한 뇌라면, 유능한 전전두엽을 통해 올바른 판단을 내리고 정서적인 통제를 잘 한다. 그뿐만 아니라 심층 변연계에서 비롯되는 풍부한 정서와 추진력으로 정해진 길을 꾸준히 달려, 일을 성취한다. 그림 2-1은 건강한 자제력 회로를 보여 준다. 도파민 수치가 건강한 상태면, 특히 통제력을 잃지 않도록 브레이크 역할을 하는 전전두엽의 활동성이 좋은 상황에서 격정을 조절할 수 있다. 도파민의 수치가 낮으면 파킨슨병, 여러 종류의 우울증, 주의력결핍장애(ADD) 등처럼 의욕을 빼앗는 장애에 시달릴 수 있다. 중독은 충동 회로가 뇌를 강탈하여 통제력을 장악할 때 일어난다.

이 화학물질들과 각 뇌 영역이 조화를 이룰 때에야, 우리는 집중력을 발휘하고 목표 지향적인 태도를 고수할 수 있다. 욕구를 잘 통제하고 캐러멜 애플, 초콜릿 케이크, 감자칩, 감자 튀김을 비롯한 건강에 해로운 무수히 많은 음식들을 외면할 수도 있다. 이 화학물질들과 각 뇌 영역에 문제가 생기면 우리는 쉽게 탈선에 빠져들고 자신에게 심각한 해를 끼칠 수 있다.

예를 들어 머리 부상, 수면 부족, 지속적인 약물 및 알코올 남용, 혹은 유전적인 ADD 때문에 전전두엽의 활성이 낮으면 충동을 통제하고 자제력을 발휘하는 데 문제를 겪을 가능성이 높다. 이럴 경우, 금주나 금연이나 건강한 체중 유지를 목표로 삼았다고 하더라도 당신에게는 정기적으

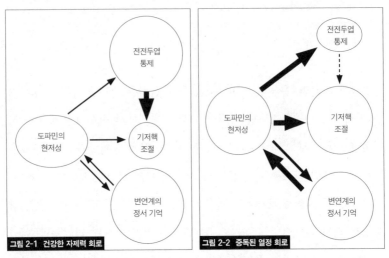

건강한 뇌의 자제력 회로에서 전전두엽은 강력한 힘을 발휘하며, 화학물질인 도파민과 기저핵(BG)과 변연계 혹은 뇌의 정서 회로는 조화로운 균형을 유지한다. 중독된 회로에서는 전전두엽의 힘이 약하기 때문에 행동을 추동하는 고삐 풀린 열정을 거의 통제하지 못한다. 중독은 사실상 뇌를 부정적인 방향으로 변화시켜, 뇌의 '브레이크' 기능을 어렵게 만든다. 중독되지 않은 뇌에서는 전전두엽이 '입력되는 정보의 가치' 및 '계획된 반응의 타당성'을 끊임없이 평가하며, 필요할 때마다 브레이크를 걸거나 억제력을 행사한다. 중독된 뇌에서는 이러한 통제 회로가 약물 남용, ADD, 수면 부족, 혹은 뇌 손상에 의해 손상되기 때문에 두드러지는 자극에 대한 반응을 조절하는 회로를 제대로 억제하지 못한다.

로 생기는 욕구를 이겨낼 의지력(혹은 전전두엽 능력)이 없을 것이다.

　나는 언젠가 여섯 가지나 되는 알코올 치료 프로그램을 받고도 결국 실패하고 말았던 42세 여성을 치료한 적이 있다. 그녀의 충동 통제력은 사실상 제로나 다름없었다. 그녀는 약물을 한꺼번에 복용하는 버릇 때문에 약물치료 처방을 받지 못했다. 그녀에게 뇌 손상을 당한 적이 있느냐고 처음 물었을 때, 그녀는 그런 적이 없다고 대답했다. 하지만 내가 잘 생각해 보라고 몰아붙이자, 그녀는 10세 때 말에게 머리를 채였던 사고를 기억해 냈다. 그녀의 뇌 SPECT 스캔 결과 전전두엽이 심하게 손상된 것을 볼 수 있었다.(영상 2-1) 그녀의 머릿속에는 통제력을 발휘하는 영역이 사실상 없는 것이나 다름없었다. 코미디언 더들리 무어는 "최고의 차량 안정장치는 경찰을 비추고 있는 백미러이다."라고 말한 적이 있다. 전전두엽은 머릿속에서 경찰 역할을 한다. 전전두엽이 영상 2-1 수준의 손상을 입으면 대부분의 사람들은 심각한 장애를 겪는다. 만일 내가 그녀의 손상 입은 전전두엽을 치료하지 않았다면 증상은 결코 호전되지 않았을 것이다. 전전두엽의 기능을 향상시키는 약물치료 후 그녀의 증상은 매우 호전되었다.

　정서적인 외상을 겪거나 스트레스를 많이 받으면 세로토닌이나 GABA처럼 쾌감을 느끼게 하는 화학물질이 고갈되고, 감정의 영역 혹은 변연계가 과도하게 활성화되어 슬픈 감정에 빠질 수 있다. 이 때문에 변연계를 진정시키려고 과식을 하거나 과음을 할 것이다.

　MIT 연구자들은 쿠키나 사탕에 함유된 것과 같은 단순탄수화물이 세로토닌 수치를 증가시킨다는 사실을 입증했다. 많은 사람들이 이에 대해 모

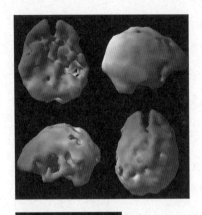

영상 2-1 말에게 채여 손상된 뇌
현저하게 줄어든 전전두엽

른 채 내면의 부정적인 감정을 치료하는 수단으로 이러한 물질을 사용한다. 하지만 코카인이 그러하듯, 시간이 흐르면서 이 같은 행동의 효과는 상실되며, 기분을 고양시키거나 좋게 하려는 목적보다는 금당증상을 막아보려고 이러한 행동에 빠져든다.

만일 과도한 쾌감을 추구하거나 코카인, 혹은 쾌감을 주는 음식을 지나치게 많이 섭취한다면, 당신의 뇌는 마찬가지로 과도한 수치의 도파민에 노출될 것이다. 시간이 지나면서 뇌는 결국 도파민에 무감각해지고, 동일한 수준의 쾌감을 얻기 위해서 점점 더 높은 수치의 도파민을 원할 것이다. 이러한 뇌 화학물질 및 뇌 기관의 균형을 유지하는 것은 지속적으로 욕구에 집중하고 욕구를 통제하는 데 아주 중요하다.

뇌, 특히 전전두엽의 활성화를 감소시키면 판단력과 자제력을 잃고 만다. 머리 손상이 이 같은 뇌 기능 이상을 유발하는 것은 명백한 사실이다. 그러니 뇌를 보호하라. 수면 시간이 부족하면 전반적으로 뇌 활동이 감소한다. 그러니 적어도 7시간은 자려고 노력하라.(10장 '수면 솔루션'을 참조하기 바란다.)

통제력 회복하기 — 뇌 기관을 조화시키라

1. 전전두엽의 기능을 향상시키라

의지력과 욕구에 대한 통제력을 확보하기 위해 전전두엽의 기능을 강화하는 것이 무척 중요하다. 전전두엽의 기능을 강화해 주는 다음 사항을 실천하기 바란다.

- ADD, 유독성 물질에 노출, 뇌 외상을 비롯한 어떤 것이든, 전전두엽에 일어날 수 있는 문제를 치료하라.(15장 '뇌 건강 솔루션'을 참조하기 바란다.)
- 전전두엽의 충분한 혈류량을 유지하려면 충분한 수면을 취하라. 최소 7시간 잠을 자야 하고, 그 이상 자면 더 좋다.
- 소량의 음식을 자주 섭취하는 방식으로 건강한 혈당치를 유지하라. 매튜 게일리오트와 로이 바우마이스터가 2007년에 쓴 논문은 혈당치와 자제력의 중요한 특성을 간략히 설명하고 있다. 그들이 발표한 바에 의하면 혈당치가 낮을 때 자제력을 잃을 가능성이 높다. 배고픔을 느끼고 불쾌한 기분이 들고 불안감에 사로잡힐 수도 있다. 게다가 이 모든 심리 상태 때문에 당신은 훨씬 더 잘못된 선택을 할 가능성이 높다. 음주, 식사 거르기, 그리고 설탕이 첨가된 간식이나 음료—처음에는 혈당치를 급격히 상승시키지만 약 30분이 지나면 뚝 떨어뜨리는—를 먹고 마시는 것을 비롯해 일상적으로 하는 많은 행동들이 혈당치를 급격하게 떨어뜨릴 수 있다.

하루 종일 포도당 수치를 일정하게 유지하는 것은 자제력을 향상시킨다. 여러 연구자들이 포도당과 금연의 관계를 검사했는데, 이런 연구들 대부분이 건강한 포도당 수치가 금연 가능성을 높인다고 밝혔다. 스트레스에 대처하는 것은 자제력을 요하는 일이다. 왜냐하면 스트레스에 대처하기 위해서는 주의와 사고와 감정을 통제하려는 비상한 노력이 반드시 필요하기 때문이다. 따라서 건강한 수준의 혈당치를 가진 사람들은 그렇지 못한 사람들에 비해 스트레스를 효과적으로 관리할 수 있다. 복합탄수화물, 저지방 단백질 그리고 건강에 좋은 지방으로 건강한 혈당치를 유지하면 욕구를 크게 줄일 수 있다.

- 뇌로 가는 혈류량을 늘리려면 운동을 하라. 탁구는 특히 좋은 운동이다. 일본의 한 연구 결과에 의하면 10분간만 탁구를 해도 전전두엽의 활동이 향상된다.

- 명상을 실천하라. 많은 연구에서 명상이 전전두엽의 기능을 활성화시키고 전전두엽으로 가는 혈류량을 증가시킨다고 밝히고 있다.

- 목표를 세워 기록하고 그것에 집중하라. 전전두엽은 계획 및 준비 기능에 관여한다. 전전두엽은 분명한 지향 방향이 필요하다. 나는 환자들에게 '한 페이지의 기적One Page Miracle, OPM'이라는 훈련을 시킨다. 사람들의 인생을 극적으로 변화시켜 주는 '한 페이지의 기적'은 다음의 단계에 따라 실천한다. 우선 종이를 준비하여 건강, (대인)관계, 일, 돈 등을 비롯해 당신이 생각하는 인생의 특별한 목표들을 상세히 적는다. 단순한 신체적인 목표 이상의 것들을 포함하는 데는 이유가 있다. 이 책을 통해서 배울 테지만, 당신의 (대인)관계와 경력과 재정 상황, 그리고 생길 수 있는 스트레스는 모두 당신의 몸과 의지력에 영향을 미친다.

이제 이 훈련을 천천히 해 보자. 종이를 준비했다면 당신이 생각하는 이상과 목표들을 기록하라. 완성한 초안을 냉장고나 욕실 거울이나 책상처럼,

매일매일 꼭 볼 수 있는 곳에 붙여 둔다. 이 방법으로 당신은 당신 자신에게 중요한 일에 매일 집중할 수 있다. 원하는 목표에 집중할 때 당신은 목표를 이루기 위해 실천해야 하는 행동을 조성할 수 있다. 매일 이렇게 자문해 보라. "오늘의 내 행동이 내가 원하는 목표를 이룰 수 있게 해 줄까?" 정신력이 강한 사람이라면 그 정신이 보는 것을 이룰 수 있다. 당신이 원하는 목표에 집중하고 그것에 대해 명상을 해 보라. 그러면 자신의 의지력이 극적으로 상승한다는 걸 깨닫게 될 것이다. 다음 예를 살펴보자.

타마라의 한 페이지의 기적
나는 삶에서 무엇을 원하는가?

관계 — 사랑하는 사람들과 관계 맺기

남편/중요한 다른 한 사람: 남편과 친근하고 친절하고 배려하고 사랑하는 동반자 관계를 유지하자. 내가 그에게 얼마나 마음을 쓰는지 남편이 알아 줬으면 좋겠다.

가족: 아이들의 삶에서, 자상하고 긍정적이며 앞날을 내다볼 수 있는 확고한 존재가 되어 주자. 나는 아이들이 행복하고 책임감 있는 사람으로 자랄 수 있게 도와주고 싶다. 부모님과 친근한 관계를 계속 유지하며 도움과 사랑을 드리자.

친구들: 형제자매와 함께 시간을 좀 더 많이 보내며 계속 변함없이 잘 지내고 우애를 돈독히 하자.

일 — 조화로운 삶을 유지하면서 일에 최선을 다하자. 구체적으로 지금 전담한 프로젝트에 초점을 맞춘 내 업무를 위해서는, 새로운 고객을 확보하는 데 목표를 둔 활동을 벌여야 한다. 그리고 매달 자원 봉사를 통해 사회에 환원하자. 나는 내 업무 목표를 이루는 데 전념할 것이며, 목표와 직접적으로 관련 없는 일에는 정신을 팔지 않을 것이다.

돈 — 책임감을 갖고 신중할 것. 그리고 우리의 재원을 늘리는 데 기여하자.

단기간: 돈을 쓸 때 신중하자. 우리 가족과 내가 소비하는 돈이 실제로 필요한 데, 목적에 맞게 쓰이는지 분명히 해 두자.

장기간: 내가 번 총액의 10퍼센트를 저축하자. 다른 무엇보다도 우선 나와 내 가족을 위해 돈을 쓰자. 나는 퇴직 연금 계획에 따라 매달 그만한 돈을 적립할 것이다.

건강 — 가능한 한 가장 건강한 사람이 될 것

체중: 체질량 지수(body mass index, BMI)가 정상 범위 내에 들도록 체중을 13킬로그램 감량하자.

신체 단련: 일주일에 3일은 최소한 30분간 운동하고, 무예를 배우자. 무예를 배우면서 머리를 다치지 않도록 주의할 것을 약속한다.

영양: 점심시간 전까지는 허기를 느끼지 않게끔 아침 식사를 매일 하자. 회사 맞은편에 있는 패스트푸드점의 유혹에 넘어가지 않기 위해 일주일에 3일 이상은 점심 도시락을 준비해 오자. 다이어트 음료를 끊고 설탕 섭취량을 줄이자. 종합비타민과 어유를 매일 섭취하자.

신체 건강: 혈압 및 콜레스테롤 수치를 낮추자.

정서적 건강: 스트레스 해소를 위해 매일 10분간 명상을 하자.

_____의 한 페이지의 기적
나는 삶에서 무엇을 원하는가?

관계
배우자/연인 _____
가족 _____
친구들 _____

일   _____

돈
단기간 _____
장기간 _____

건강
체중 _____
신체단련 _____
영양 _____
신체 건강 _____
정서적 건강 _____

같은 방식으로 일련의 규칙을 명확히 기록하는 것도 전전두엽의 기능을 향상시키는 데 도움을 준다. 예를 들어 내가 세운 규칙들 중 하나는 마요네즈를 피하는 것이다. 나는 마요네즈를 좋아하지만 칼로리를 생각할 때 가치가 없다. 다음은 도움이 될 만한 몇 가지 규칙들의 예이다.

- 나는 내 몸을 정중히 대한다.
- 나는 매일 나의 '한 페이지의 기적'을 읽는다.
- 나는 나의 영양 상태를 최적화하는 방법을 찾는다.
- 나는 매일 아침 식사를 한다.
- 나는 허기를 느끼지 않기 위해, 혹은 저혈당 상태를 피하기 위해 틈 날 때마다 자주 먹는다.
- 나는 가능하면 항상 7시간 내지 8시간 수면을 취한다.
- 나는 일주일에 서너 번 운동을 한다.
- 나는 니코틴 같은 독성으로 내 몸을 망가뜨리지 않는다. 부정적인 생각으로 내 정신을 망가뜨리지도 않는다.
- 한 가지 규칙을 지키지 못해도 그것에 연연하지 않고 나머지 규칙들을 지키는 데 신경 쓸 것이다. 나는 친절하며 관대할 것이다.

규칙은 고작 12가지뿐이다. 언젠가 만났던 강박장애 환자는 규칙을 108가지나 정해 놓기도 했다.

의지력은 근육과 같다. 당신이 그것을 사용할수록 더욱더 강해진다. 바로 그런 이유로 아이들의 자제력 개발을 돕는 데 가정교육이 반드시 필요한 것이다. 만일 6세 아이가 뭔가를 원할 때마다 들어준다면, 요구하는 게 많은 버릇없는 아이를 키워야 할 것이다. '안 돼.'라고 거부함으로써 나는 아이가 자신에게 '안 돼'라고 거부할 수 있도록 가르쳐 준다. 의지력을 개발하려면 당신 자신도 이와 동일하게 행동할 필요가 있다. 자신에게 나쁜 일들을 허용하지 않는 연습을 반복하라. 그렇게 연습하다 보면 시간이 지나면서 어느 순간 그런 일이 어렵지 않다는 걸 알게 될 것이다.

장기 상승 작용Long Term Potentiation, LTP은 매우 중요한 개념이다. 신경세포 간의 연결이 강화될 때, 그것이 '상승된다.'고 한다. 새로운 것을 배울 때, 우리 뇌는 새

> **행동 지침**
> 의지력을 향상시키려면
> 의지력을 향상시키는
> 훈련을 해야 한다.

로운 연결을 만들어 낸다. 처음에는 그 연결이 약한데, 우리가 새로운 것들을 반복해서 훈련하지 않는 한 그것들을 기억하지 못하기 때문이다. 캐러멜 애플을 거부하는 행동을 반복해서 훈련하면, 실제로 뇌 속 의지력 회로가 강화된다. 신경세포 회로가 강화될 때 장기 상승 작용이 일어나고, 반복해서 훈련하면 행동들은 거의 자동화된다. 반면에 캐러멜 애플에 굴복할 때마다 당신의 의지력은 약화되고, 급기야 당신은 의지력을 완전히 잃을 가능성이 높다. 당신은 의지력을 훈련시켜야 한다. 그러면 당신의 뇌가 당신이 의지력을 더 쉽게 발휘하도록 도울 것이다.

2. 쾌감 중추의 균형을 잡고 불안을 진정시키라

이미 언급했듯이 기저핵은 뇌의 심층에 있는 큰 구조체로, 쾌감과 의욕에 관여한다. 기저핵이 건강하면 행복감을 느끼고 의욕이 생긴다. 그러나

지나치게 활성화될 경우에는 불안감에 사로잡히거나 과욕을 부릴 수 있다. 기저핵의 활동성이 낮으면 우리는 무기력해지고 의욕을 잃고 말 것이다. 다음은 쾌감 중추의 균형을 잡을 수 있는 몇 가지 방법이다.

- 지나치게 만연한 과학기술을 조심하라. 아치발트 하트 박사가 『치명적 흥분Thrilled to Death』에서 제시하는 바에 의하면, 우리 사회의 과학기술의 진보가 우리의 쾌감 중추를 약화시키고 있다. 나는 과학기술이 우리의 대인관계와 몸에 아주 부정적인 영향을 미치고 있다고 믿는다. 온라인 데이트, 포르노물, 도박뿐만 아니라 비디오게임, 문자 메시지 교환, 휴대폰, 페이스북, 그리고 트위터의 습격으로 인해 우리의 쾌감 중추가 둔감해지고 있다. 우리는 곧 아무것도 느끼지 못하게 될 것이다. 앞서 언급했듯이 뇌 심층에 있는 쾌감 중추는 도파민이라고 하는 화학물질에 작용한다. 도파민은 코카인에 자극되는 것과 동일한 효과를 불러오는 화학물질이며 새로운 사랑의 주요한 화학물질들 중 하나이다. 소량의 도파민이 방출되면 우리는 기쁨을 느낀다. 만일 도파민이 너무 자주 방출되거나 너무 강하게 방출된다면 우리는 그것에 둔감해질 것이고, 동일한 반응을 얻기 위해서 한층 더 강한 흥분을 추구할 것이다. 실제로 우리 클리닉을 찾는 사람들 중 새로운 과학기술에 중독된 배우자나 자식들에 대해 불평을 늘어놓는 사람들이 점점 더 많아진다.

크리스티나와 해럴드 사이에는 커다란

> **행동 지침**
> 쾌감 중추를 건강하게 유지하기 바란다. 지나치게 흥분을 추구하는 활동은 삼가고, 비디오게임을 제한하라. 컴퓨터에 빠져 지내서도 안 된다.

문제가 있었다. 크리스티나는 해럴드와 더 많은 시간을 가지길 원하지만 해럴드는 비디오게임에 빠져 시간을 보낸다. 크리스티나가 해럴드에게 비디오게임을 너무 오래도록 하지 말라고 다그치면 해럴드는 몹시 화를 낸다. 그리고 해럴드가 크리스티나에게 성가신 잔소리를 그만하라고 말하면 크리스티나는 밖으로 나가 버린다. 그 뒤로 우울증에 걸린 해럴드가 우리를 찾아왔다. 이 커플은 많은 다른 유형의 중독에서 보았던 것과 동일한 패턴을 보였다. 즉, 크리스티나는 해럴드를 떠나고 싶지 않았지만 그밖에 달리 할 수 있는 일이 없었다.

우리 사회는 사실상 과학기술이 뇌 개발이나 우리 가족에게 어떤 도움이 되는지에 대한 연구도 없이, 엄청난 양의 과학기술을 양산했다. 우리는 좀 더 주의를 기울일 필요가 있다. 이쯤하면 됐다. 휴렛팩커드 사가 후원한 한 연구 결과에 의하면, 휴대폰이나 컴퓨터에 중독된 사람들은 1년에 IQ 10포인트를 잃었다. 자연, 멋진 대화, 오랫동안 사랑스런 눈 마주침 등과 같은 쾌감의 자연적인 원천을 찾기 바란다.

• 이 쾌감 중추의 균형을 맞추고 그 영역을 진정시키는 데 도움을 주는 이완 기술을 활용해 보기 바란다.

• 혹사당하는 일 없이 의욕을 높이는 의미 있는 활동을 하라.

3. 뇌의 정서 중추를 진정시키고 발생 요인들을 없애라

정서적인 스트레스와 우울증은 의지력을 약화시킨다. 만일 당신에게 해소하지 못한 정서적인 문제들이 있다면 반드시 그 문제들을 이해하고 극복해야만 한다. 그렇지 않으면 그 문제들이 당신의 뇌를 장악할 것이다. 다음은 정서를 통제하는 데 도움이 되는 여섯 가지 솔루션이다.

- 고민거리를 가까운 사람이나 치료 전문가에게 털어놓으라. 문제들을 털어 놓는 것은 머릿속에서 그것들을 떨쳐내는 데 도움을 줄 수 있다. 만일 과거의 트라우마에 시달린다면 '안구운동 민감성 소실 및 재처리 요법Eye Movement Desensitization Reprocessing, EMDR'이라고 하는 치료법을 권하고 싶다. EMDR은 효과가 매우 빠르고 큰 요법으로, 관련 홈페이지를(www.emdria.org) 찾아가면 더 많은 정보를 얻을 수 있다.

- 화가 날 경우 음식을 먹거나 술을 마시거나 담배를 피우기보다는 일기를 쓰라. 연구 결과에 의하면 성가신 생각과 기분들을 기록하는 것만으로도 치유 효과를 볼 수 있다.

- 매일 감사할 일 다섯 가지를 기록하라. 우리는 연구를 통해 감사한 마음에 집중하면 심층 변연계나 뇌의 정서 영역이 안정될 수 있으며, 판단 중추의 기능이 향상될 수 있다는 사실을 밝혔다.

- 운동을 하라. 운동은 전전두엽 활동을 향상시킬 뿐만 아니라 기분을 좋게 해 주는 화학물질, 세로토닌의 양을 증가시켜 변연계를 안정시킨다.

- 자동적인 부정적 사고(13장 'ANT 통제 솔루션' 참조)를 바로잡으라. 머릿속에 떠오르는 생각을 모두 그대로 믿어서는 안 된다. 슬프거나 미칠 것만 같거나 신경질이 날 때는 자신을 괴롭히고 있는 생각들을 종이에 적고 그 생각들에 반박하라.

통제력 회복하기 — 뇌 화학물질의 균형을 맞추라

뇌 기관의 균형뿐만 아니라 행동을 추동하는 화학물질의 균형을 맞추는 것도 중요하다.

1. 도파민

도파민은 의욕, 현저성, 충동, 자극을 관장하는 화학물질이다. 도파민은 뇌에서 코카인과 리탈린이 모두 자극하는 화학물질이다. 도파민 수치가 낮으면 의욕 저하, 활력 저하, 집중력 저하, 충동통제장애, 여러 종류의 우울증, 파킨슨병, ADD 등과 같은 문제들이 일어날 수 있다. 도파민 수치가 낮다면 다음과 같은 방법으로 그 수치를 높일 수 있다.

- 격렬한 신체적 운동
- 고단백질 음식 섭취
- 활기차거나 아주 의미 있는 직장이나 조직에서 일하기
- 쾌감 중추의 기능을 약화시키고 도파민을 고갈시키고 감각을 잃게 하거나 쾌감 감각을 무디게 만드는, 흥분 추구적인 행동들에 대한 경계

2. 세로토닌

세로토닌은 평온함, 행복감, 그리고 유연성을 관장하는 화학물질이다. 세로토닌 수치가 낮으면 사람들은 불안감과 함께 여러 종류의 우울증이나 강박적인 사고(이를테면 캐러멜 애플에 대한)나 강박적인 행동에 시달린다. 다음과 같은 방법으로 세로토닌 수치를 높일 수 있다.

- 운동. 운동은 상대적으로 작은 분자인 '세로토닌 전구체 L 트립토판'이 뇌에 더 많이 접근할 수 있게 해 준다.
- 의지력 훈련. 강박적인 행동에 굴복하면 그런 행동을 뇌에 응결시키고 자동화시키는 신경 통로를 만든다. 의지력 훈련은 실질적으로 정반대의 일을 하며, 프로작Prozac과 같은 세로토닌 약물과 아주 흡사하게 뇌를 변화시키는 것으로 밝혀졌다.

3. GABA

감마 아미노부티릭산(가바)은 뇌의 흥분 상태를 조절하는 데 도움을 주고 뇌의 과도한 활성을 안정시키는 아미노산이다. GABA와 항경련제인 가바펜틴Gabapentin, 녹차에서 발견되는 L-테아닌L-Theanine과 같은 GABA 강화제는 뉴런의 과도한 활성을 억제하는 기능을 한다. 그 덕분에 결과적으로 침착해지고 자제력을 얻게 된다. 불안장애와 여러 종류의 우울증을 비롯한 많은 정신질환을 겪는 환자의 경우 GABA의 수치가 낮은 것으로 밝혀졌다. 불안감을 해소하기 위해서는 과식이나 음주, 약물 남용에 의존하기보다는 자연요법으로 GABA 수치를 높이는 것이 이롭다.

- 글리신Glycine 또한 뇌 활동을 안정시키는 기능을 하는 억제 신경전달물질이다. 글리신은 뇌 속의 중요한 단백질이다. 최근에 이루어진 여러 연구에서 글리신이 강박 신경증 치료와 고통 경감에 효과가 있는 것으로 밝혀졌다.
- 녹차의 구성 성분들 중 하나인 L-테아닌은 집중력과 주의력 향상에 효과

가 있으며 GABA의 수치도 높여 주는 것으로 밝혀졌다.

4. 엔도르핀

엔도르핀은 쾌감을 느끼게 하고 고통을 없애 주는 화학물질이다. 내인성內因性 모르핀이나 헤로인 같은 물질로, 중독 및 통제력의 상실과 밀접한 연관성이 있다. 다음은 엔도르핀을 높이는 자연요법이다.

- 운동. 어떤 사람들은 격렬한 운동을 한 후에 황홀한 도취감을 느낀다.
- 침술. 침술은 많은 통증 증후군에 효과가 있는 것으로 밝혀졌다. 침술의 확실한 진통 효과는 날트렉손Naltrexone 같은 엔도르핀 억제 약물을 이용하면 억제할 수 있다.
- 최면. 최면은 통증 증후군에 도움을 주는 것으로 밝혀졌다.

욕구 관리 솔루션을 수행하려면 뇌 영역들과 '쾌감 및 통제의 화학물질'의 균형을 맞추어야 한다. 또한 이 솔루션은 전전두엽을 주 제어기로 사용한다. 당신이 원하는 방향으로 쾌감 및 정서 중추가 작용하도록, 그 중추에 일종의 제어 장치가 있다는 것을 명확히 할 필요가 있다.

욕구 관리 솔루션

의지력 저해 요인	의지력 강화 요인
뇌 장애	뇌 건강
뇌 외상	뇌 보호에 집중
수면 부족	충분한 수면(최소 7시간)
저혈당	건강한 혈당을 유지하기 위해 최소한의 단백 질이 함유된 소량의 음식을 자주 섭취
나쁜 식습관	영양소가 풍부한 음식 섭취
알코올	알코올로부터 해방
ADHD	목표를 세워 기록하고 그것에 명확히 집중 ('한 페이지의 기적' 참고)
특정한 종류의 우울증	슬프고 불안할 때 일기 쓰기
불안감	긴장을 풀고 전전두엽 기능 향상을 위한 명상 하기
부정적 사고	ANTs(자동적인 부정적 사고) 근절하기
문제들과 두려움에 집착	감사하기 훈련
유혹에 굴복하는 나쁜 습관	의지력 훈련
지나친 쾌감 추구	지나친 쾌감이나 과도한 과학기술에 대한 경계
인위적인 형태의 쾌감 추구	자연스러운 쾌감의 원천을 찾기
부정적이거나 무의미한 행동	긍정적이고 의미 있는 활동에 참여
사회적인 고립	사회적인 지원
문제(장애)에 대한 부정	어떤 뇌 장애라도 효과적으로 치료하기
운동 부족	운동
감정의 부정	정서적 유발 요인에 대한 이해
	욕구 감소(B6, 마그네슘, NAC 복용)
	도파민 수치 향상(L-타이로신, DL-페 닐알라 닌, SAMe 복용)
	세로토닌 수치 향상(5-HTP, L-트립토판, 이 노시톨, 세인트존스 워트 복용)
	GABA 수치 향상(GABA, 글리신, L-테아닌 복용)
	엔도르핀 수치 향상(운동, 침술, 최면)

CHAPTER 3

체중 관리 솔루션

뇌를 이용해 적정 체중을 유지하라

내가 먹은 것이 바로 나다. 그렇기에 두렵다.
— 빌 코스비|Bill Cosby

45세인 레베카는 식욕을 참지 못했다. 밤에 특히 그랬고, 하루 종일 음식을 끊임없이 생각했다. 아무리 하지 않으려 해도 음식 생각을 떨쳐 버릴 수 없었다. 지난 8년 동안 레베카는 다양한 다이어트를 시도했고 체중 감량 클리닉도 여러 군데 다녀 봤지만 매년 살이 거의 4.5킬로그램씩 쪘다. 지금은 정상 체중보다 36킬로그램이나 더 나간다. 레베카는 남에게 보일 자신의 외모가 몹시 싫었고, 그런 스스로에게 넌더리가 났다. 애트킨스 다이어트(고단백질 저탄수화물 다이어트)는 그녀를 매우 성마르고 감정적인 사람으로 만들었다. 살 빼는 약을 복용한 이후로 레베카는 불안감이 생겼다. 걱정거리를 잠재우기 위해 잠들기 전에는 반드시 술을 두세 잔 마셔야 할 것만 같았다. 하지만 남아도는 칼로리는 그녀의 체중에 도움이 될 리가 없었다. 레베카는 자신 때문에 결혼 생활에 문제가 생기기 시작하자 우리 클리닉을 찾아왔다. 한편으로는 남편이 그녀의 체중이 불어난 것에 속상해했고, 또 다른 한편으로는 그녀가 고통에서 벗어나는 데 어려움을 겪으며 억울해하고 끊임없이 불안감에 사로잡혔기 때문이었다.

37세의 릭은 해마다 체중이 불어났다. 그는 키가 178센티미터인데, 체중이 113킬로그램에 달했다. 웨스트 코스트 주류 회사의 성공한 세일즈맨이었던 릭은 항상 분주히 일하면서 화려한 만찬과 스포츠 이벤트에 자주 참석했다. 릭의 아내는 그의 체중에 불만을 토로하기 시작했고, 그런 아내의 태도에 릭은 몹시 화를 냈다. "왜 그냥 이대로의 내 모습을 사랑하지 않는 거야?" 릭은 그렇게 생각했다. 아내는 10년 전에 지금보다 거의 34킬로그램이나 가벼웠던 릭과 결혼했었는데 말이다. 체중이 불어나면서 릭은 집중력과 충동 관련 문제를 안게 되었다. 마음에 들었던 주류 회사에 취직했을 때, 그는 대학 1년을 제대로 마치지 못한 상태였다. 릭은 자신이 학교에서 겪었던 문제와 비슷한 문제에 빠진 아들을 우리 클리닉에 데려왔다. 아들이 치료를 받고 얼마나 좋아졌는지 알게 된 릭은 자신도 진단을 받기로 결심했다.

52세 체리는 10대 시절에 대식증 환자였다. 그리고 그녀에 대한 숨겨진 진실에 따르면 그녀는 여전히 폭식을 하고 음식을 토해내고는 했다. 스트레스를 받으면 특히 그랬다. 체리는 만성적으로 정상 체중보다 15킬로그램이 더 나간다. 체리는 뚱뚱한 외모가 몹시 싫었다. 그녀는 남편 앞에서 옷을 벗지 않으려 했고, 섹스를 하지 않거나 벗은 모습을 보이지 않으려는 수단으로 자신이 종종 남편을 헐뜯는다는 걸 알게 되었다. 체리는 몹시 부정적이었고 일에 대한 강박적인 집착과 정신없고 엉망인 살림 사이에서 갈팡질팡했다. 사실 알코올중독 가정에서 자라난 그녀는 자신의 감정을 표현하고 다른 사람들을 신뢰하는 데 어려움을 겪었다.

체리는 1990년대에 펜펜Fen-Phen*이 유행하기 전까지 많은 다이어트 프로그램을 시도했지만 성공하지 못했다. 그러나 펜플루라민(신경전달물질인 세로토닌 수치를 상승시키는 약물)과 펜터민(도파민 수치를 상승시키는 약물)의 화합물인 펜펜을 복용하면서 불필요한 살을 뺄 수 있었고, 놀라울 정도로 좋아졌다. 지금까지 살아 온 그 어느 때보다도 훨씬 더 정서적인 안정을 느꼈다. 하지만 폐고혈압이라는 치명적인 질병과 관련이 있는 펜플루라민 때문에 펜펜이 시장에서 밀려나게 되면서, 체리는 과거의 모습으로 되돌아갔다. 그녀는 다시 감정의 기복이 심해졌고, 체중을 줄이고 계속 유지하는 데 실패했다. 체리는 우리에게서 우울증 진찰을 받은 여동생의 조언을 듣고 우리를 찾아왔다.

62세 제리는 체중 문제로 혼란을 겪었다. 어릴 적 그는 탄탄한 체격에 원기왕성하고 활동적이었으며 태양이 내리쬐는 밖으로 나가기를 좋아했다. 제리는 남캘리포니아에서 자랐고, 해변에서 시간을 보낼 때면 대부분 서핑과 비치발리볼을 즐겨 했다. 여전히 몸매가 좋았던 30대 시절에는 북서지방에서 보잉사社의 관리자로 새로운 직업을 구했다. 그는 새로운 직업과 새로운 책임과 그에 따른 수입에 대단히 만족했다. 하지만 시간이 흐르면서 제리는 특히 겨울에 기분과 활력이 처지는 걸 느꼈다. 운동을 했음에도 불구하고 체중이 불기 시작했다. 여름에 감량하는 체중보다 겨울에 불어나는 체중이 더 많았고 시간이 지나면서 그런 상태가 계속 유지

---

* 식욕 억제와 열량 소비 촉진을 통해 살을 빼는 약

되었다. 제리의 체중 감소와 증가는 힘을 잃어 가는 요요 같았다. 제리는 또한 몸 여기저기 늘어나는 아픔과 통증에 시달렸다. 그는 기분과 체중을 다스리기 위해 노스웨스트의 우리 클리닉을 찾아왔다.

28세 코니는 쉴 새 없이 먹어대는 것 같았다. 그녀는 일터로 가는 중에도, 일터에서 집으로 올 때도, 그리고 밤늦게까지 우적우적 음식을 먹어댔다. 몇 시간 동안만이라도 음식을 먹지 않고 견뎌 보려고 노력했지만, 불안하고 신경질만 날 뿐이었다. 그녀는 자주 두려움을 느꼈고 종종 나쁜 일이 일어날 것만 같은 예감이 들었다. 또한 과민성 장염과 근육통과 두통에 자주 시달렸다. 대학에서는 마리화나가 그녀를 진정시키는 데 도움을 주었지만, 공복감까지 함께 느껴야 했다. 그래서 코니는 마리화나를 이따금씩만 피웠다. 코니의 체중은 계속해서 조금씩 늘어났다. 157센티미터의 키에 체중이 74킬로그램에 달하게 됐을 때, 뭔가 조치를 취해야 한다고 깨달았다. 코니는 그녀의 불안감과 예민함을 가족들이 더 이상 견디지 못하자 우리 클리닉을 찾아왔다.

64세 카밀레는 체중을 전혀 유지하지 못했다. 우리를 만나기 2년 전에 그녀는 힘든 이혼을 겪었고, 그 전 해에는 어머니가 사망했다. 그 당시 살이 11킬로그램이나 빠졌고, 더 이상 맞는 옷도 없다. 그녀는 마치 전신이 초대형 옷에 빨려드는 기분을 느끼고는 했다. 카밀레는 수면장애에 시달렸고, 머릿속에서는 온갖 생각들이 서로 다투는 것만 같았다. 설사를 하기도 했고, 심장 박동수와 혈압은 상승했다. 몸과 마음의 안정을 되찾고 다시 예전 체중을 회복하는 데 도움을 받기 위해 카밀레는 우리 클리닉에 찾아왔다.

모든 사람들에게 적용될 수 있는 단일한 치료 요법은 없다

레베카, 릭, 체리, 제리, 코니, 그리고 카밀레는 모두 체중 문제에 시달렸다. 하지만 그들 모두는 아주 상이한 임상적 양상과 뇌 패턴을 보였다.

레베카는 강박적 과식증 환자였다. 레베카는 음식에 대한 생각을 멈출 수 없었다. 뇌 SPECT 연구 결과, 신경전달물질인 세로토닌의 낮은 수치 때문에 그녀의 뇌의 앞부분(전측 대상회라고 하는 영역)이 과도하게 활성화된 것을 알 수 있었다. 뇌 속의 세로토닌 수치를 높여 주는 5-HTP 요법과 함께 합리적인 체중 감량 프로그램을 시행한 결과, 그녀는 체중을 감량할 수 있었다. 또한 훨씬 더 행복감을 느꼈고 더 편안해졌고 남편과의 사이가 더 좋아졌다.

릭은 충동적인 과식증 환자였다. 릭 또한 자신의 행동을 통제하는 데 어려움을 겪었다. 뇌 SPECT 스캔이 보여 준 결과에 의하면 릭은 전전두엽의 활동이 너무 약했다. 아마 도파민 수치가 낮았기 때문일 텐데, 자신의 행동을 감독하는 데 어려움을 겪은 이유도 그 때문이었다. 자신의 아들처럼 릭도 ADD 진단을 받았다. 도파민 수치를 증가시키는 치료를 받고 나서 릭의 집중력과 충동 통제 능력은 크게 향상되었다. 첫해에만 체중을 15킬로그램 감량했고 아내나 아이와의 관계도 더 좋아졌다.

체리는 충동적이며 강박적인 과식증 환자였다. 체리는 충동성(식욕 이상 항진증)과 강박증(반복적인 부정적 사고와 엄격한 행동으로 표명됨)의 특징을 모두 보였다. 뇌 SPECT 검사 결과, 전전두엽 영역이 낮은 세로토닌 수치와 도파민 수치 때문에 어떤 때는 활동이 지나치게 활발한가 하면 어떤 때는 활동성이 지나치게 부족했다. 나는 연구를 통해 이러한 패턴은 알코올중독자의 자녀와 손주들에게서 공통적으로 나타나는 현상이라는 사실을 발견했다. 세로토닌 및 도파민 수치를 높이는 치료를 받자 그녀는 정서적으로 훨씬 더 균형감을 느꼈고, 지속적으로 체중을 감량할 수 있었다.

제리는 계절성정서장애, 혹은 정서적 과식증 환자였다. 제리는 햇빛을 거의 받지 못하는 곳으로 이사한 후부터 우울한 기분과 과체중에 시달렸다. 낮은 비타민 D 수치와 관련이 있는 계절성정서장애Seasonal Affective Disorder, SAD를 앓았던 것이다. 뇌 SPECT 검사 결과를 보면, 정서적 뇌 혹은 변연계 뇌의 활동성이 너무 높았고, 전전두엽의 활동성은 지나치게 낮았다. 비타민 D, 밝은빛요법; SAMe 등을 함께 활용한 치료를 받은 뒤 제리는 훨씬 더 좋아졌다. 통증 증상이 크게 완화되었고 2년 사이에 이사 전의 체중을 회복했다.

코니는 불안성 과식증 환자였다. 코니는 음식으로 잠재적인 불안감을 치유하려 했다. 뇌 SPECT 검사 결과, 흔히 불안감과 연관 있는 영역인 기저핵의 활동성이 높게 나타났다. 이완 기술과 함께 포스파티딜세린Phosphatidylserine, B6마그네슘, GABA를 복합 처방하여 불안감을 진정시키자 음식에 대한 과도한 집착을 멈추었고 훨씬 더 편안함을 느꼈으며 자신의 감정과 행동을 잘 통제할 수 있게 되었다. 그녀는 향후 1년 사이에 체중을 9킬로그램가량 감량했고, 활력이 증진되는 것을 직접 체험했다.

카밀레는 아드레날린 과분비성 식욕 부진증 환자였다. 바로 그 이유로 카멜레는 점차 쇠약해졌다. 이혼과 최근에 겪은 어머니의 죽음에서 오는 만성적인 극심한 스트레스가 그녀의 뇌와 몸을 과다 활동 상태로 재조정해 놓았다. 뇌 SPECT 검사 결과, 뇌 심층 중추의 활동성이 전반적으로 높았다. 과다한 활동을 보이는 상이한 여러 조직들의 모습 때문에 '다이아몬드 패턴'이라고 부르는 SPECT 패턴을 보였다. 그녀에게 B6, 마그네슘, GABA 등을 처방했고, 정서적인 외상을 겪은 사람들에게 적용되는 심리요법(EMDR)을 비롯해 뇌를 안정시키는 다양한 치료를 시행했다. 이러한 치료 덕분에 그녀는 잠을 잘 수 있었고 마음의 안정을 되찾았다. 정상 체중 역시 회복했다.

왜 체중 관리 방법은 대부분 효과가 없을까

체중 감량 약물, 클리닉, 다이어트 관련 서적, 다이어트 프로그램, 그리고 요리책은 우리 주변 어디에나 널려 있다. 왜 그토록 다양한 종류의 수많은 체중 감량 및 체중 관리 방법들이 만연할까? 왜 그런 접근법들은 일반적으로 성과가 별로 좋지 않을까? 왜 사람들은 끊임없이 또 다른 아이디어와 해결책을 찾을까? 체중 관리의 전반적인 개념이 지닌 가장 큰 문제는 마치 모든 사람들에게 효과가 있는 단일한 치료, 단일한 프로그램, 혹은 단일한 방법이 있는 것처럼 광고하는 점이다. 수만 명의 환자를 대상으로 시행한 우리의 뇌 영상 작업에 근거해서 보면, 단일한 방향이나 처방을 장려하는 대부분의 체중 관리 프로그램은 엉터리인 셈이다. 우선 당신은 자신만의 특별한 뇌에 관해 알아야만 한다. 그 다음에는 당신만의 특별한 요구에 맞춘 방식에 따라 치료할 것을 목표로 삼아야 한다.

에이멘 클리닉에서 온라인 증보판 질문지를 확인해 보는 것과 함께, 아래 설명을 살펴보고 부록 B에 있는 간단한 질문지를 작성해 보면 자신의 뇌가 어떻게 활동하고 있는지, 자신의 특별한 요구 조건이 무엇인지 파악할 수 있을 것이다. 그러면 답변에 근거하여 치료에 더 효과적으로 집중할 수 있을 것이다. 물론 전문 의료인과 먼저 상담한 후 이러한 조치를 취해야만 한다.

에이멘 클리닉의 관점: 6가지 유형의 체중 관리 문제

유형 1: 강박적인 과식증 환자

이 유형의 사람들은 주의를 전환하는 데 어려움을 겪고 음식에 대한 생각이나 섭식에 강박적으로 집착하는 경향을 보인다. 또한 불안한 생각이나 우울한 생각에도 집착한다. 이 유형의 근본적인 메커니즘은 한 가지 행동 방식에 집착하거나 사로잡히는 경향을 보인다는 점이다. 이 유형의 사람들은 여러 가지 선택 방안을 보는 데 어려움을 겪고 자기 방식대로만 일하기를 고집하는 경향이 있다. 이들은 인지의 경직성에 사로잡혀 있다. 이 유형은 또한 흔히 걱정과 원한에 사로잡히기도 하고, 적대적이거나 논쟁적인 행동성을 보이기도 한다. 밤에 포식하고 아침에는 식욕을 느끼지 않는 '야간 섭식 증후군'이 일반적으로 이 패턴에 속한다.

이 유형에 속하는 뇌 SPECT 결과를 보면, 공통적으로 전측 대상회가 과도하게 활성화되어 있다. 그 이유는 일반적으로 뇌 속 세로토닌 수치가 낮기 때문이다. 고단백질 다이어트, 다이어트 약, 리탈린 같은 각성제는 일반적으로 이 유형의 증상을 악화시킨다. 뇌 속 세로토닌 수치를 증가시키는 치료가 가장 효과가 좋다. 보조제로는 5-HTP, L-트립토판, 세인트 존스 워트, 비타민 B 이노시톨B Vitamin Inositol이 효과가 있다. 프로작, 졸로프트Zoloft, 렉사프로Lexapro와 같은 세로토닌 강화제도 효과가 있다.

강박적인 과식증 환자에게 효과적인 세로토닌을 증가시키는 행동 치료
- 운동. 운동은 세로토닌 전구체인 L-트립토판을 뇌로 더 많이 보낸다.
- 만일 세 번 이상 머릿속에 부정적인 사고나 음식 지향적인 사고가 떠오르면 자리에서 일어나 주의를 전환할 만한 일을 하라.
- 먹는 것 대신에 할 수 있는 열 가지 일을 리스트로 작성하라. 이를 통해 주의를 전환할 수 있다.
- 이 유형의 사람들은 지시를 받는 것보다는 스스로 선택하는 행동을 하는 게 훨씬 더 효과가 좋다. 이 사람들에게는 어떤 음식점에 가자거나 어떤 음식을 먹자고 하지 말라. 그들에게 선택권을 주라.
- 다른 사람들이 견해를 표현할 때마다 자동적으로 반대하는 습관을 버리라. 또한 자신의 생각조차 부정하는 일도 삼가라.
- 만일 수면장애를 겪고 있다면, 바닐라 한 티스푼과 스테비아 추출액 몇 방울을 탄 따뜻한 우유 한 잔을 마시라.

유형 2: 충동적인 과식증 환자

이 유형의 사람들은 설사 거의 매일 잘 먹는다고 해도 충동성과 행동 통제의 어려움에 시달린다. "내일부터 다이어트를 시작할 거야."라는 말이 이 사람들이 공통적으로 중얼거리는 주문이다. 이 문제는 전전두엽 뇌영역의 활동성이 지나치게 낮은 것에서 기인한다. 전전두엽은 뇌의 감독관 역할을 한다. 이 영역은 주의의 범위, 준비, 충동 통제, 조직화, 의욕, 계획 등과 같은 집행 기능을 돕는다. 전전두엽의 활동성이 낮으면 사람들은 부주의하고 산만하고 싫증을 잘 느끼고 일을 제대로 못 하고 충동적인 행동을 보인다. 이 유형은 짧은 주의 범위, 주의 산만성, 혼란, 좌불안석, 충동성 등의 문제에 지속적으로 시달리는 주의력결핍장애와 연관이 있는 듯하다.

《소아과학Pediatrics》 2008년 7월호에 발표된 한 연구에 의하면 현재 약물치료를 받고 있지 않는 ADD 아동과 청소년은 ADD가 없는 아동보다 과체중 위험성이 1.5배 높다. 이들은 충동적인 과식증 환자가 될 가능성이 훨씬 더 높다. 반면 ADD 치료제를 복용하고 있는 아동은 ADD가 없는 아동에 비해 저체중의 위험성이 1.6배 높다. ADD 치료제에 식욕을 감퇴시키는 부작용이 있을 수 있기 때문이다.

어떤 종류든 유독성 물질에 노출되거나 거의 익사할 사건을 겪거나 뇌의 앞부분에 손상을 입거나 만성피로증후군 같은 뇌 감염증을 앓을 경우에도, 충동적인 과식증 환자가 될 수 있다. 이 유형의 경우 뇌 SPECT 검사에서 가장 공통적으로 나타나는 특징은 일반적으로 낮은 뇌 도파민 수치와 연관이 있는, 전전두엽이 낮은 활성화를 보인다는 점이다. 고탄수화물 음식과 프로작, 졸로프트, 렉사프로 같은 세로토닌 강화제나 5-HTP 같은 보조제는 일반적으로 이 유형의 증상을 악화시킨다. 뇌 속의 도파민 수치를 높이는 치료가 일반적으로 가장 효과가 좋다.

충동적인 과식증 환자에게 효과적인 도파민을 증가시키는 행동 치료

- 운동―운동은 뇌의 혈류량과 도파민을 증가시키는 데 효과적이다. 특히 좋아하는 운동을 하라.
- 확실한 집중―체중 및 건강 목표 목록을 작성해 매일 볼 수 있는 곳에 붙여 두라.
- 외부 감시―당신이 신뢰할 만한 사람이 정기적으로 당신을 체크하게 하라. 이 방법은 당신이 계속 집중력을 잃지 않게끔 도와줄 수 있다.
- 더 많이 먹고 더 많이 마시라고 권하는 말에 충동적으로 "네."라고 대답하지 마라. 대신 "아뇨, 괜찮습니다. 많이 먹었어요." 라고 대답하는 방법을 훈련하라.

유형 3: 충동적이며 강박적인 과식증 환자

이 유형의 사람들에게서는 충동적인 과식증 환자의 특징과 강박적인 과식증 환자의 특징이 모두 나타난다. 뇌 SPECT 검사를 해 보면 이들의 뇌는 전전두엽의 활동성이 낮고(도파민 수치가 낮은 데서 기인하는 충동적인 과식증 환자의 특징) 전측 대상회의 활동성이 높은(세로토닌 수치가 낮은 데서 기인하는 강박적인 과식증 환자의 특징) 경향을 보인다. 이 패턴은 알코올중독자의 자녀나 손주들에게 공통적으로 나타난다. 뇌 속 도파민과 세로토닌의 수치를 증가시키는 펜펜 복합제를 처방하면 정서적으로나 행동적으로나 아주 좋아진다.

충동적이며 강박적인 과식증 환자에게 효과적인 세로토닌과 도파민을 모두 증가시키는 행동 치료

- 운동
- 목표 설정
- 다른 사람들이 견해를 표현할 때마다 자동적으로 반대하는 습관을 버리라. 또한 자신의 생각조차 부정하는 일도 삼가라.
- 충동적으로 '네.'라고 대답하는 것을 삼가라.

- 선택권을 가지라.
- 자꾸 한 가지 생각이 머릿속에 떠오르면 주의를 전환하라.

세로토닌이나 도파민 약물만을 이용하는 것은 보통 문제를 더 악화시킨다. 예컨대 세로토닌 약물이나 보조제를 사용하면 강박적 행동을 진정시키는 데는 도움이 되지만, 충동적인 행동은 악화시킨다. 반면 도파민 약물이나 보조제는 충동적인 행동을 줄이는 데는 도움이 되지만 강박적인 행동은 악화시킨다.

유형 4: SAD 또는 정서적 과식증 환자

이 유형의 사람들은 흔히 권태나 외로움이나 우울한 기분처럼 깊은 감정을 치유하려고 음식을 먹어 댄다. 겨울 우울증부터 가벼운 만성적인 슬픔(기분부전장애), 그리고 훨씬 더 심각한 우울증에 이르기까지 증상은 다양하다. 다른 증상으로는 일반적으로 즐거운 활동에 대한 관심 부족, 성욕 감퇴, 일정 시기의 울분, 죄책감이나 무력감이나 절망감이나 쓸모없다는 느낌, 수면 및 식욕의 변화, 활력의 저하, 자살하고 싶은 생각, 자존감 부족 등이 있다. 이 유형의 뇌 SPECT 검사 결과를 보면, 뇌의 심층 변연계 영역의 활동성은 눈에 띄게 증가한 반면에 전전두엽의 활동성은 현저히 떨어진 특징을 확인할 수 있다.

겨울에 발생할 경우, 햇빛과 비타민 D 수치가 부족한 미국의 북부 기후에서 더 흔히 생긴다. 우울증, 기억장애, 비만, 심장병, 면역 억제는 낮은 비타민 D 수치와 연관이 있다. 최근 몇 년 동안 여름에 미국의 남부 지역과 서부 지역에서도 비타민 D 결핍 사태가 증가하고 있다. 이는 두 가지 이유 때문이다. 외출할 때도 햇빛에 노출되지 않으려고 자외선 차단제를 바르는 사람들이 점점 더 늘어나고 있다. 그들은 실내에서 컴퓨터를 하거나 TV를 보는 데 더 오랜 시간을 보낸다. 일부 연구자들은 미국인의 거의 절반이 비타민 D 결핍 증세를 보인다고 생각한다. 나는 내 모든 환자들의 비타민 D 수치를 검사한다. SAD나 정서적 과식증 환자를 치료하기 위해 비타민 D 수치가 낮을 경우 바로잡는다. 밝은빛요법은 비타민 D 문제를 바로잡는 데 효과가 있으며, 심리 상태를 안정시키고 체중을 감량하는 데 도움이 된다.

SAD 또는 정서적 과식증 환자에게 효과적인 기분을 돋우는 행동 치료
- 운동. 운동은 뇌의 혈류량과 다양한 신경전달물질을 증가시켜 준다.
- 행복을 빼앗는 ANTs(자동적인 부정적 사고)를 근절하라.
- 매일 감사할 다섯 가지 일을 적으라.(이 덕분에 단 3주 내에 당신의 행복 지수가 높아지는 것을 느낄 수 있을 것이다.)
- 자진해서 다른 사람들을 도우라. 이는 스스로에게서 벗어나고 자신의 내적인 문제에 덜 집중하도록 돕는다.
- 라벤더 같은 아주 좋은 향기를 가까이에서 자주 맡으라.
- 수면을 돕는 멜라토닌을 복용하라.
- 대인 관계 개선을 위해 노력하라.

밝은빛요법이 체중 감량에 도움이 되는 신체 활동의 효율성을 높일 수 있다는 게 밝혀졌다. 밝은빛요법은 식욕 이상 항진증을 앓고 있는 사람들에게서 보이는 폭식을 크게 줄이고 SAD 치료에 효과적이다. 또한 여러 연구 결과에 의하면, 밝은빛요법은 이 유형의 환자 치료에 프로작보다 더 효과적이다. 직장에서 밝은빛요법을 이용하면 기분, 활력, 민첩성, 그리고 생산성의 향상에 효과를 볼 수 있다.

또한 혈중 DHEA 수치를 반드시 체크하라. DHEA는 가장 중요한 호르몬인데, 우울증을 앓고 있는 비만인 사람들은 낮은 수치를 보이는 경우가 많다. 분명한 과학적인 증거에 의하면, DHEA 보조제의 섭취는 특정한 환자들의 체중 감량에 도움이 된다.

유형 5: 불안성 과식증 환자

이 유형의 사람들은 걱정, 긴장감, 신경과민, 공포 등의 감정을 치유하기 위해 음식에 매달리는 경향이 있다. 그들은 자기 자신에 대한 불만에 차 있다. 또한 공황, 공포, 자기 회의 등의 감정에 시달리고 근육의 긴장, 손톱을 깨무는 행위, 두통, 복통, 심장 떨림, 호흡 곤란, 근육통 등과 같은 신체적 불안 증상을 겪기도 한다. 때문에 이 증상을 겪는 환자들은 지나치게 긴장하고 흥분한 상태처럼 보이고는 한다. 이 유형의 사람들은 최악의 상황을 예상하고 앞날을 두려워하는 경향을 보이는 한편 지나칠 정도로 소심하고 쉽게 놀라고 정서적으로 바뀐 상황에서는 꼼짝 못하고는 한다. 이 유형의 뇌 SPECT 검사 결과를 보면, 기저핵의 활동성이 과도하게 높게 나타난다. 이는 보통 안정제 역할을 하는 신경전달물질인 GABA의 수치가 낮기 때문이다.

불안성 과식증 환자에게 효과적인 GABA 수치를 높이고 뇌를 안정시키는 행동 치료
- 운동
- 다음과 같은 이완훈련을 하라.
  - 명상
  - 기도
  - 최면

- 횡격막 심호흡 훈련
- 손 따뜻하게 유지하기
- 불안한 ANTs를 근절하라.
- 수면을 위해 자기 최면을 시도하거나 카바 카바(Kava Kava)나 길초근을 섭취하라.

B₆, 마그네슘, GABA를 이용해 GABA 수치를 높이는 치료가 일반적으로 가장 효과적이다. 이완 치료 요법도 기저핵의 과도한 활성을 진정시키는 데 효과가 있다.

유형 6: 아드레날린 과분비성 식욕 부진증 환자

스트레스를 과도하게 받으면, 대부분의 사람들은 체중이 늘어난다. 하지만 어떤 사람들은 건강한 체중을 유지하지 못하고 살이 빠지는 경향이 있다. 이들은 스트레스 때문에 정서적인 압박감을 과중하게 받아 쇠약해지기 시작한다. 일반적으로 이 사람들은 생각이 자주 급변하며, 수면 장애에 시달리고 설사를 자주 하고 종종 기억력장애를 앓기도 한다. 뇌 SPECT 검사 결과에 따르면, 이들의 뇌는 전반적으로 과도하게 활성화되어 있는데, 특히 외상후스트레스장애 환자에게서 보이는 증상과 유사하게, 뇌의 심층 영역이 심하게 활성화되어 있다.

심리요법(EMDR), 최면, 인지 치료 등을 비롯해 뇌를 안정시키는 치료가 일반적으로 가장 효과적이다.

나는 사람들의 체중을 늘리는 데 통용되는 어떠한 약물도 사용하지 않는다. 다만, 스트레스를 일으키는 특별한 요인들이 무엇인지를 고려해서 그에 따라 약물을 처방한다.

아드레날린 과분비성 식욕 부진증 환자에게 효과적인 GABA 수치를 높이고 뇌를 안정시키는
행동 치료(불안성 과식증 환자에게 추천한 치료와 같다.)

- 운동
- 다음과 같은 이완훈련을 하라.
  - 명상
  - 기도
  - 최면
  - 횡격막 심호흡
  - 손 따뜻하게 유지하기
- 불안한 ANTs를 근절하라.
- 수면을 위해 자기 최면을 시도하거나 카바 카바나 길초근을 섭취하라.

'체중 관리 솔루션'을 실행하고 자신에게 맞는 적합한 치료를 하기 위해서는 스스로의 뇌 유형을 꼭 알아야 한다. 어떤 체중 관리 솔루션을 사용하든지 효과를 보려면 자신의 특별한 뇌, 자신의 특별한 문제들, 자신의 특별한 개선 조건에 집중해서 사용해야 한다. 모든 사람들에게 한 가지 방식만을 적용하는 프로그램이라면, 그 방법이 무엇이든 반드시 실패할 수밖에 없다.

당신은 한 가지 유형 이상에 속하는가?

한 가지 유형 이상에 속하는 경우도 흔하다. 이럴 때에 복합적인 치료가 필요하다. 유형 3 '충동적이고 강박적인 과식증 환자'는 사실 유형 1 '강박적 과식증 환자'와 유형 2 '충동적 과식증 환자'의 복합형이다. 유형 1이 유형 4 'SAD 또는 정서적 과식증 환자'나 유형 5 '불안성 과식증 환자'와 혼합되는 경우도 흔하다. 이런 경우에 우리는 유형 1의 치료제인 5-HTP

와 유형 4의 치료제인 SAMe나 유형 5의 치료제인 GABA를 복합 처방하기도 한다. 다시 한 번 강조하는데, 이러한 여러 치료 요법에 대해서는 항상 전문 의료인과 상담하는 것이 현명하다. 만일 자연요법에 관해 잘 모른다면, 통합 의료나 자연요법을 훈련받은 자연요법 전문의나 의사와 상담해 보기 바란다.

체중 문제가 날로 심각해지고 있다

미국인들의 나쁜 식습관이 미국을 지구상에서 가장 비만인 나라들 중하나로 만들고 있다. 미국 남자들 절반의 배 둘레가 40인치를 넘는가 하면, 미국 여자들 절반 이상의 허리치수가 35인치를 훨씬 넘는다. 비만은 우리의 건강과 뇌에 파괴적인 영향을 미치는 유행병이 되고 있다. 2005년과 2006년에 시행한 한 연구 결과에 의하면, 미국 성인 남자의 3분의 1과 미국 성인 여자의 35퍼센트 이상이 비만이다. 약 600만에 이르는 사람들이 정상 체중 보다 최소 45킬로그램이 넘는 체중으로 정의되는 '병적 비만증'을 앓고 있다고 한다. 비만은 체중과 키의 비율인 체질량지수Body Mass Index, BMI에 의해 결정된다.

체질량지수(BMI) 범주

- 저체중: 〈 18.5
- 정상체중: 18.5~24.9
- 과체중: 25~29.9
- 비만: 30 이상

• 병적 비만: 40 이상

출처: 미국 국립 보건원 및 미국 신진대사 & 비만 수술 협회(National Institutes of Health and American Society for Metabolic & Bariatric Surgery)

다음은 BMI 계산 방법이다.

체중(킬로그램) / 키(미터)^2

1. 키(센티미터)를 미터 단위로 바꾼다.

2. 키(미터)와 키(미터)를 곱한다.

3. 본인의 체중을 2번 결과로 나눈다. 그러면 당신의 BMI가 나온다.

체중이 67킬로그램, 키가 167센티미터인 경우 계산법은 다음과 같다.

1. 167센티미터=1.67미터

2. 1.67 x 1.67 = 2.89

3. 67/2.89 = 23.1 BMI (정상)

체중이 117킬로그램, 키가 167센티미터인 경우라면 다음과 같다.

1. 167센티미터=1.67

2. 1.67 x 1.67 = 2.89

3. 117/2.89 = 40.4 BMI (병적 비만)

병적 비만은 뇌졸중, 만성 두통, 수면 무호흡증, 알츠하이머병 등과 같은 뇌 관련 질환뿐만 아니라 제2형당뇨병, 심장병, 고혈압을 비롯해 서른 가지가 넘는 질환 및 질병과 관련이 있다. 이러한 질병은 한 개인의 삶을 완전히 파괴할 수 있다. 당뇨병은 몸 안의 혈당 수치에 이상이 있을 때 발생한다. 고혈당 수치는 몸의 소혈관을 약하게 하고 파괴해 무서운 결과를 초래할 수 있다. 내게는 당뇨병을 앓고 있는 친구가 하나 있다. 그 친구는 당뇨병 때문에 시력을 잃고 두 다리를 모두 절단해야만 했다. 만일 당신이 당뇨병이나 심장병 같은 병을 앓고 있다면, 병의 진행을 막거나 지연하기 위해서 올바른 식사가 무엇보다도 중요하다. 같은 질환일 경우, 비만인 사람이 정상 체중인 사람보다 병원에 입원하는 기간이 훨씬 더 긴 것으로 밝혀졌다. 비만은 궁극적으로 사망 위험률을 높인다. 비만과 수명에 관련한 여러 장기간의 연구들을 검토해 보면, 체중이 정상 체중보다 높을수록 사망 위험률이 증가한다는 사실을 알 수 있다.

또한 《인간 뇌지도Human Brain Mapping》에 발표된 새로운 연구에 따르면, 비만이나 과체중인 사람들은 마른 사람들에 비해 뇌가 작다. 과학자들은 뇌 스캔을 이용해 70세 이상의 사람들 94명의 뇌 조직 양을 측정했다. 과학자들이 밝힌 결과에 의하면, 비만인 사람들은 정상 체중인 사람들에 비해 뇌 조직이 8퍼센트나 적었고, 그들의 뇌는 정상 체중인 사람들의 뇌에 비해 16세나 더 늙어 보였다. 과체중인 사람들의 경우 정상 체중인 사람들에 비해 뇌 조직이 4퍼센트 적었고, 뇌는 8세 더 늙어 보였다.

뇌의 여러 중요한 영역에서 조직 상실이 일어난다. 비만인 사람들의 경우 뇌 조직 상실은 전두엽, 전측 대상회, 해마, 측두엽, 기저핵에 악영향을 미친다. 과체중인 경우 기저핵, 방사관(뇌의 상이한 영역들 사이의 정보 교환 속도를 빠르게 해 주는 백색질), 두정엽에서 뇌 조직 상실이 자주 발생한다. 일반적으로 뇌 조직 상실로 인해 과체중인 사람들과 비만인 사람들은 알츠하이머병이나 치매를 비롯한 뇌 장애를 앓을 위험성이 높다.

체중 증가가 건강에 해롭다는 사실을 뒷받침하는 증거가 더 많이 필요했던지, 피츠버그 대학교의 연구진은 뇌 영상을 이용해 다른 모든 부분에서는 건강한 폐경후의 여성들 48명을 대상으로 BMI의 증가가 그들에게 미치는 영향을 검사했다. 연구진이 밝힌 결과에 의하면 폐경 이후에 BMI가 높아진 여성들은 뇌의 회백질이 감소할 가능성이 훨씬 높은 것으로 나타났다.

훨씬 더 나쁜 것은 우리의 아이들이 급속도로 과체중이나 비만이 되어 가고 있다는 사실이다. 여러 연구 결과에 의하면 어린이와 10대들 중 34퍼센트라는 엄청난 비율의 아이들이 현재 과체중이거나 과체중이 될 위험 상태에 있다. 그리고 2세에서 19세까지의 아이들 가운데 16퍼센트 이상이 비만이다. 어린아이들 사이에서 비만이 정말 급격하게 늘어나고 있다. 바로 이런 현실 때문에 우리 아이들이 뇌 기능에 부정적인 영향을 미치는 다양한 질병 및 질환에 걸릴 위험성이 현저히 높아지는 것이다.

만일 당신이 과체중이거나 당신이 사랑하는 사람이 과체중이라면 바로 그 점이 인생을 위협하는 문제임을 인식해야 한다. 이 문제에 있어, 사고 방식이 무엇보다도 중요하다. 작은 불안감이나 뇌에서 보내는 경보는 사람들이 건강을 위해 꼭 필요한 행동을 취하는 데 반드시 필요하다. 나는 비만도 만성질병이기 때문에 만성질병처럼 치료하는 것 역시 중요하다고 생각한다. 그리고 우리는 단지 웨딩드레스를 입거나 특별한 경우를 위해 알맞은 몸을 가꾸려고 몇 달 동안만 건강한 식습관을 가질 게 아니라, 평생에 걸쳐 건강한 식습관을 갖기 위해 노력해야 한다.

뇌에 관한 한 크기가 중요하다. 뇌가 작아졌다는 것은 당신의 삶의 모든 양상, 이를테면 대인 관계, 경력, 기분에 영향을 미칠 수 있는 뇌 기능이 감소했다는 것을 의미한다.

지방脂肪은 지방에 그치지 않는다

나는 의과 대학의 해부학 실험실에 들어간 첫날을 어제 일처럼 생생히 기억하고 있다. 일부 학우들은 비위가 약해서 결국에는 대걸레를 가져와야만 했다. 구토하기 전에도 실험실 안에서는 우리 대부분이 난생처음 맡아 보는 이상한 냄새가 났다. 몇몇 학생들은 신경을 곤두세우고는 안절부절못했다. 나 역시 몹시 흥분하여 얼이 나갔다. 해부학 및 신경 해부학은 내가 가장 좋아하는 과목이 되고 말았다. 학우들과 내가 훌륭한 의사가 될 수 있도록, 자신의 시신을 기증한 사람 중에 어머라는 여자가 있었다. 어머와 나는 정말 많은 시간을 함께 보냈다. 나는 그녀의 피부를 갈랐던 때를 기억한다. 그때 나는 피부 아래, 기름이 많은 샛노란 지방층을 보고는 정말 깜짝 놀랐다. 그 당시에 나는 지방은 지방에 그치지 않는다는 것을 몰랐다. 1978년 가을, 바로 그날 이후로 지방은 내게 있어 완전히 새로운 의미를 띠게 되었다. 당신의 몸에 붙은 지방은 그저 에너지 저장고만이 아니다. 그것은 살아 있으며, 생물학적으로 활동하고, 독소를 저장하고 호르몬을 생산하는 공장이다. 그리고 지방이 많을수록 더욱더 나쁜 것은 분명한 사실이다.

지방은 일반적으로 식욕을 억제하는 렙틴Leptin 호르몬을 생산한다. 불운하게도 사람들이 과체중일 때, 뇌는 렙틴에 민감해진다. 그럴 때 렙틴은 식욕 억제에 긍정적인 영향을 더 이상 미치지 못한다. 지방세포들은 또한 식욕을 억제하고 지방 연소를 높이는 데 도움이 되는 호르몬인 아디포넥틴Adiponectin을 생산한다. 저장 지방이 증가함에 따라 아디포넥틴 수치는 떨어지며, 지방이 연료처럼 연소하는 과정의 효율성은 사실상 떨어진다. 게다가 지방세포들은 심혈관계 질환, 인슐린 저항성*, 고혈당, 당뇨병, 가벼운 증상의 만성 염증 등의 위험을 증가시키는 시토킨Cytokines이라는 면역 체계 화학물질을 생성한다.

염증은 많은 만성질환들 가운데 가장 대표적인 병이다. 체내 지방 수치, 특히 복부 지방 수치는 또한 LDL(나쁜 콜레스테롤)의 상승 및 HDL(좋은 콜레스테롤)의 저하와 직접적으로 연관이 있다. 뿐만 아니라 인슐린 저항성, 고혈당, 과도한 복부 지방, 높은 나쁜 콜레스테롤 및 트리글리세리드 수치, 고혈압 등은 신진대사장애를 일으킬 수 있고, 심장병, 뇌졸중, 우울증, 알츠하이머병을 일으키는 주요 위험 요인이다.

최근 몇 년 사이에, 지방은 유독 물질을 저장하기 때문에 지방이 많을수록 몸에 유독 물질이 더 많이 쌓이는 것으로 밝혀졌다. 동물성 지방을 많이 먹을수록 유독 물질도 늘어난다. 또한 지방은 특히 남자의 경우 체내 에스트로겐 양을 증가시키는 경향이 있다. 지방세포들이 에스트로겐

---

* 혈당을 낮추는 인슐린의 기능이 떨어져 세포가 포도당을 효과적으로 연소하지 못하는 것

을 저장하기 때문인데, 지방세포들에는 여러 가지 상이한 스테로이드 호르몬을 에스트로겐으로 전환하는 효소가 있다. 에스트로겐이 증가하면 지방을 줄이기가 어려워진다. 에스트로겐은 특히 엉덩이와 넓적다리에 있는 지방세포의 성장과 분열을 촉진하는 지방세포 표면의 수용체와 결합한다.

건강한 체중 유지를 위한 12가지 원칙

1. 자신이 어떤 유형에 속하는지 알아보라.
2. 완벽한 건강검진을 받고 건강한 비타민 D, DHEA, 갑상선 수치를 유지하는 데 주의를 기울이라.
3. 자신의 BMI와 필요한 칼로리 양을 알아보라.
4. 음식 일지와 칼로리 일지를 기록하여 하루에 먹는 거의 정확한 칼로리 양을 알아 두라. 그리고 항상 '고급 칼로리를 섭취하고 고급 에너지를 소비' 하라.
5. 빠른 걸음으로 걷기와 가벼운 근력 훈련으로 시작하는 운동을 일주일에 네다섯 번 하라.
6. 호르몬 수치를 최적 상태로 유지하라.
7. 충분한 수면을 취하라.
8. 간단한 스트레스 관리 기술들을 이용하라.
9. 머릿속에 떠오르는 모든 부정적 사고를 무시하라.
10. 날씬한 몸매 유지에 도움이 되는 최면을 이용하라.

11. 체중을 감량하려면 이 책에서 권하는 조언을 따라 젊고 활동적인 뇌를 유지하라.

12. 자신의 체중을 잘 통제하라. 그리고 비만을 부추기는 다른 사람들을 방치하지 말라.

1. 자신이 어떤 유형(들)에 속하는지 알아보라. 에이멘 클리닉에서 시행한 55,000건이 넘는 스캔 결과가 분명히 보여 주듯, 비만이나 우울증 같은 동일한 문제를 가진 모든 사람들은 결코 동일한 뇌 패턴을 지니고 있지 않다. 앞서의 설명과 부록 B에 있는 질문지를 통해 자신이 어떤 유형(들)에 속하는지 알아보라.

2. 완벽한 건강검진을 받으라. 5분이면 끝나는 건강검진 말고, 시간을 들여 자신의 건강에 대해 의사와 상담하는 실질적인 건강검진을 받으라. 특정한 약물 복용, 낮은 갑상선 기능 혹은 과잉 갑상선 기능, 비타민 D나 DHEA나 테스토스테론 수치, 우울증이나 불안 증세 등과 같은 의료 문제들은 체중을 줄이거나 유지하거나 이상적인 체중을 만드는 데 심각하게 방해가 될 수 있다.

3. 자신의 BMI와 일일 필요 칼로리의 양을 알아보라. 이 점은 아주 중요하다. 체중 감량이나 체중 증가의 기본적인 원칙은 에너지 균형에 관한 것이다. BMI 공식은 앞서 설명했다. 여기서 알려 줄 것은 해리스 베네딕트 공식 Harris Benedict Formula인데, 일반적으로 현재 체중을 유지하기 위해 필요한

대략적인 일일 칼로리 양을 이해하는 데 이용된다. 일일 칼로리 양은 당신이 알고 있어야 하는 기본 수치이다. 왜냐하면 그것은 체중을 감량하거나 늘리는 데 도움을 주는 지침 역할을 하기 때문이다.

어떠한 운동도 하지 않은 상태에서 필요한 기본적인 칼로리, 즉 기초대사량Basal Metabolic Rate, BMR을 알기 위해 다음 방정식을 적용해 보라.

여자: 655 + (9.6 × 체중〈킬로그램〉) + (1.8 × 키〈센티미터〉) - (4.7 × 나이)

남자: 66 + (13.7 × 체중〈킬로그램〉) + (5 × 키〈센티미터〉) - (6.8 × 나이)

이 공식으로 구한 수를 아래의 적합한 수와 곱하라.

- 1.2: 몸을 별로 움직이지 않은 사람일 경우(운동을 거의 하지 않거나 아예 하지 않을 경우)

- 1.375: 가볍게 활동하는 사람일 경우(가벼운 운동/일주일에 1~3일 정도 운동을 할 경우)

- 1.55: 중간 정도 활동하는 사람일 경우(중간 정도의 운동/일주일에 3~5일 정도 운동을 할 경우)

- 1.75: 매우 활동적인 사람일 경우(격한 운동/일주일에 6~7일 정도 운동을 할 경우)

- 1.9: 유난히 활동적인 사람일 경우(매우 격한 운동/스포츠 선수나 육체노동자이거나 하루에 두 번 정도 근력 운동을 할 경우)

이렇게 도출된 합계가 당신이 현재 체중을 유지하는 데 필요한 하루 칼로리 양이다. 이 칼로리 양을 매일 볼 수 있는 곳에 붙여 놓아라. 당신의 건강을 관리하는 데 도움이 될 것이다.

4. 음식 일지와 칼로리 일지를 기록하여 하루에 먹는 거의 정확한 칼로리 양을 알아 두라. 그리고 항상 '고급 칼로리를 섭취하고 고급 에너지를 소비'하라.

사람들은 본인의 음식 섭취량에 대해 스스로에게 자꾸 거짓말을 한다. 자신이 섭취한 칼로리 양을 과소평가하고, 나중에는 무지나 부인을 통해 스스로의 뇌와 몸을 망친다. 여생 내내 모든 칼로리를 계산하라고 말하는 게 아니다. 뇌를 이용해 자신이 섭취하는 칼로리와 영양물에 관해 배우고 그것들을 통제하라고 제안하는 것이다.

뉴욕 주는 최근, 식당 메뉴판에 음식의 칼로리를 의무적으로 표시하도록 하는 법안을 통과시켰다. 나는 그 법안에 대찬성이다. 그로 인해 사람들이 정보에 밝은 소비자가 되기 때문이다. 자제심이 부족한 사람들은 혈당이 낮아지면 먹음직스러운 음식을 보고 그저 충동적으로 주문하고는 하는데, 칼로리를 표시한 메뉴판이 도입된다면 '사려 깊은 뇌'를 활용하게 되어 충동을 자제할 수 있을 것이다. 예를 들어 당신은 시저 샐러드의 칼로리와 지방을 확인하고 나면 그 음식을 주문하는 게 건강을 위해서 좋지 않다는 것을 깨닫게 될 것이다. 혹은 계피 빵 하나를 고를 경우, 그것이 730칼로리라는 것을 곧바로 알 수 있다. 현재 내 체중을 유지하는 데 필요한 일일 칼로리 섭취량은 약 2,100칼로리이다. 만일 내가 하루에 계피 빵 하나를 먹는다면, 사실상

행동 지침

뚱뚱한 몸매나 날씬한 몸매
너를 결정하는 것은 바로
당신이 매일 음식에 대해서
내리는 작은 결정들이라는
점을 명심하라.

영양물 없이 필요한 칼로리 양의 33퍼센트를 채우는 셈이다. 단순히 이 사실을 아는 것만으로도 나는 계피 빵 대신 바나나를 선택할 것이다.

마찬가지로 당신이 먹는 음식의 칼로리만 알아도 작은 조절로 확연히 다른 효과를 볼 수 있다. 스타벅스에서 벤티 페퍼민트 화이트 초콜릿 모카를 주문해 보기 바란다. 만일 당신이 그 음료에 전유全乳와 거품 크림을 넣어 달라고 주문한다면 그 음료는 무려 700칼로리짜리가 된다. 만일 전유 대신 탈지 우유를 주문하고 거품 크림은 뺀 큰 사이즈로 주문한다면 절반에도 못 미치는 320칼로리가 된다.

자신의 칼로리 섭취량을 정말로 속속들이 알고 싶다면 당신의 입안에 넣은 모든 음식을 빠짐없이 모두 기록하는 음식 일지를 작성하라. 작은 저울을 구입해 섭취하는 음식량을 측정해 보라. 분명히 말하는데, 한 끼 식사로 먹는 음식이 식품 제조사가 라벨에 붙여 놓은 내용과는 상당히 다르다는 사실을 틀림없이 깨닫게 될 것이다. 너무 무리한 일이라고 생각할 지도 모르겠다. 하지만 단언하건대, 노력할 가치가 충분히 있는 일이다.

고등학교 과목 「좋은 뇌를 훌륭한 뇌로 만드는 방법Making A Good Brain Great」에는 영양물에 대한 수업이 포함되어 있다. 우리는 학생들에게 연소하는 것보다 더 많은 칼로리를 섭취할 때 체중이 불어난다고 가르친다.

칼로리 섭취 VS. 칼로리 소비
칼로리 섭취 = 당신이 섭취한 음식
칼로리 소비 = 운동 수준

10대 남성들은 평균적으로 하루에 2,500칼로리를 연소하는 반면, 10대 여성들은 평균적으로 하루에 약 2,000칼로리를 연소한다. 만일 연소하는 것보다 많은 칼로리를 섭취한다면 당신의 체중은 늘어날 것이다. 연소하는 것보다 적은 양의 칼로리를 섭취할 경우라면 체중은 줄 것이다. 칼로리가 바로 체중 조절의 열쇠다.

1킬로그램(kg) = 1,590칼로리(cals)

1킬로그램 증가 = 연소하는 것보다 1,590이 더 많은 칼로리 섭취.

1킬로그램 감소 = 연소하는 것보다 1,590이 적은 칼로리 섭취.

예를 들어 하루에 여분으로 500칼로리(대략 치즈버거 1개)를 더 섭취한다면 당신은 사흘 만에 체중이 1킬로그램 늘 것이다.

자신이 정기적으로 섭취하는 칼로리가 대략 얼마나 되는지 꼭 알아야 한다. 그렇지 않으면 그 섭취 칼로리가 당신을 심각한 수준으로 망가뜨릴 수도 있다. **당신은 자신이 측정하지 않은 것은 변화시킬 수 없다.**

고등학교에서 시행된 실험실 실습을 통해 우리는 학생들에게 좋아하는 패스트푸드점에서 일반적으로 주문하는 음식들을 적으라고 한 다음, 그 패스트푸드점의 온라인 사이트에 접속하여 음식들의 영양가를 찾아보라고 했다. 학생들 대부분은 자신들의 몸속에 들어가는 음식의 영양가를 확인하고 충격을 받는다. 내 사위인 제시는 이 실습을 시행해 보고는(그는 내가 이 과정을 개발하는 데 도움을 주었고 이 과정이 10대들이 친사회적인 태도를 형성하는 데 대단히 효과적임을 보여 주는 석사 논문을 썼다.), 자신이 점심 한 끼에만 일일 권장 칼로리에 해당하는 칼로리를 먹고 있다는 사실을 깨달았다. 이러한 정보에 자극을 받은 제시는 일일 권장 칼로리를 지키고, 더 건강한 체중을 유지하기 위해 간단한 조정을 할 수 있었다.

의사들은 일반적으로 '칼로리 섭취' 대 '칼로리 소비'에 관한 말한다. 뇌를 건강하게 하기 위해서 우리는 이러한 개념을 크게 개선해서, '고급 칼로리 섭취' 대 '고급 에너지 소비' 개념을 생각해야만 한다. 예를 들어 감초 성분이 든 젤리 과자 300칼로리나 계피 빵 730칼로리를 섭취하는 것은, 알래스카 코퍼 강의 자연산 연어 한 조각과 구운 야채와 고구마 모두를 합한 것에 해당하는 500칼로리를 섭취하는 것과 같지 않다. 나는 젤리 과자와 계피 빵을 반反영양물로 여기는 반면에 자연산 연어나 야채, 고구마는 영양 공급원으로 여긴다. 마찬가지로, 신진대사를 활성화하고 스트레스 호르몬을 증가시키며 불안증과 불면증을 유발하는 카페인이나 마황馬黃* 같은 보조제 섭취를 통해 '칼로리 소비'를 할 수 있는가 하면, 칼로리를 연소시키고 뇌 기능을 신장시키는 협응운동을 통해서도 칼로리를 소비할 수 있다. '고급 칼로리 섭취' 대 '고급 에너지 소비'를 목표로 삼으라.

5. 일주일에 네다섯 번 운동을 하라. 가장 좋은 운동 가운데 하나는 빠르게 걷기이다. 걷는 속도가 느리다면 주기적으로 1분간 강도를 높여 걷거나 뛰는 게 좋다. 어떤 연구 결과에 의하면, 운동은 항우울제 처방만큼이나 효과가 있는 것으로 밝혀졌다. 운동에 따르는 부작용이란 더 많은 에너지를 소비하는 대신 더 건강한 몸을 만들어 준다는 것이다. 더 많은 정보를

---

* 말의 배 속에 생기는 우황 같은 응결물. 간질의 약재로 쓴다.

원하면 5장 '운동 솔루션'을 참조하기 바란다. 춤이나 탁구 같은 협응운동도 뇌와 몸에 아주 좋은 운동이다.

6. 호르몬 수치를 최적 상태로 유지하라. 호르몬에 관한 훨씬 더 많은 정보는 7장 '호르몬 솔루션'에서 확인할 수 있다. 여기서는 우선 세 가지 근본적인 체중 관리 호르몬인 인슐린, 렙틴, 그렐린Ghrelin을 살펴보자.

인슐린은 췌장에서 생산되는 저장 호르몬이다. 주로 혈당의 상승과 함께 활성화되며, 혈류에서 영양물을 얻어 몸속 세포들에 저장한다.

또한 간과 근육으로 흡수되는 포도당을 증가시켜 그것을 글리코겐이라는 물질로 저장하며, 여분의 포도당을 지방세포에 저장하는 데도 기여한다. 인슐린은 동원 호르몬이 아니라 저장 호르몬이기 때문에 몸이 연료원으로써 지방을 동원하여 이용하는 것을 막기도 한다. 때문에 인슐린이 지나치게 많으면 지방 연소가 억제된다. 건강한 체중을 유지하고 지방을 적절히 연소하기 위해서는 인슐린의 적절한 균형을 유지하는 게 중요하다.

렙틴은 지방세포가 생산하는 호르몬으로, 지방세포가 가득 차면 몸에게 알려 준다. 몸에 지방세포가 많을수록 렙틴도 많아지는 경향이 있다. 저장 지방량이 많아지면 렙틴이 뇌의 시상하부에 작용하여 식욕을 줄인다. 다이어트 이후처럼 저장 지방이 낮아지면, 렙틴의 수치가 줄어든다. 줄어든 렙틴의 수치는 식욕을 상승시키고 체중 감량을 막는다. 렙틴의 수치가 낮으면 공복감이 증가하기 때문에 렙틴을 '반기아 호르몬'이라고 부르기도 한다. 과거에는 '반비만 호르몬'으로 표현하고는 했지만, 이후 연구자들이 렙틴을 많이 생성하는 비만인 사람들은 특정한 사람들이 인슐린에 내성이 있는 것처럼, 종종 렙틴의 효과에 내성이 있다는 사실을 발견했다. 렙틴의 저항성은 과식 때문에 생길 수도 있다. 과식으로 인해 시상하부가 렙틴의 효과에 둔감해져서 포만감을 느낄 때를 알 수 없는 것이다. 수면 부족 또한 렙틴 수치를 감소시킨다. 많은 과체중인 사람들이 수면 중에 크게 코를 골다가 자주 숨을 멈추고는 하며 낮에는 만성적인 피로에 시달리는 '수면성무호흡증'을 앓는다는 점에서, 그 사실은 흥미롭다.

렙틴 저항성을 유발하지 않고 렙틴 수치를 향상시키는 방법
- 수면 습관을 개선하라.
- 지나치게 많은 설탕 섭취와 나쁜 지방 섭취를 금하라.
- 정기적으로 운동하라.
- 멜라토닌과 오메가-3 지방산 같은 보조제를 복용하라.

수면성무호흡증으로 인한 산소 결핍은 렙틴 수치의 저하와 관련 있을 수 있다. 수면 부족 또한 멜라토닌 생산을 저해하여 렙틴 수치를 낮춘다.

그렐린은 위胃에서 분비되는 호르몬으로 뇌에 배고픔의 신호를 보낸다. 나는 그렐린을 억지로 음식을 먹게 하는 그렘린처럼 생각한다. 한 연구에서 사람들에게 그렐린을 투여하고 뷔페 음식을 제공하자, 그들은 음식을 평소에 비해 30퍼센트나 더 먹었다. 다이어트 이후 다시 살이 찌는 경향이 있는데, 그 주된 이유들 중 하나는 다이어트 중에 그렐린 수치가 증가하기 때문이다. 바로 이 때문에 허기를 억제하지 못하고 다이어트 이후에 과식하게 된다. 당연히 그렘린을 멀리하는 것, 즉 그렐린을 줄이는 것이 건강한 체중 유지를 위해 반드시 필요하다. 역시 위에서 생성되는 펩티드 물질, YY3-36나 PYY3-36은 그렐린의 효과를 약화시킨다. 소식을 자주 하면 PYY3-36 생성량을 증가시킬 수 있다.

7. 충분한 수면을 취하라. 어떤 유형의 뇌이건 수면 부족은 결과적으로 비만을 불러오고 당신의 지능을 떨어뜨릴 수 있다. 더 많은 정보를 원하면 10장을 참조하라.

8. 간단한 스트레스 관리 기술들을 이용하라. 만성적으로 겪는 지독한 스트레스는 체중에서 면역 체계, 기억력에 이르기까지 몸의 모든 것을 망가뜨린다. 이와 관련해 더 많은 정보를 알고 싶다면 11장을 참조하라.

행동 지침

위(胃)에서의 PYY3-36 분비를 자극하고, 배고픔을 느끼지 않으려면, '제한적인 칼로리에 최상의 영양 섭취(calorie restricted but optimally nutritious)'를 염두에 두고 식사를 하라. 예를 들어 700칼로리인 계피빵을 먹는 것보다 500칼로리인 시금치 연어 샐러드를 먹는 것이 훨씬 더 오랫동안 포만감을 유지할 수 있다.

9. 머릿속에 떠오르는 모든 부정적 사고를 무시하라. 체중에 문제가 있는 사람들은 일반적으로 많은 부정적인 사고(ANTs)에 시달린다. 더 많은 정보를 알고 싶으면 13장을 참조하기 바란다. 이러한 부정적인 사고 패턴은 흔히 과식이나 불규칙한 식사로 이어지는 걱정, 스트레스, 우울증, 불안장애의 주요한 원인 가운데 하나이다.

은퇴한 미국프로풋볼리그 선수들을 상대로 시행하는 뇌 영상 연구의 일환으로 우리를 찾아온 전 프로 미식축구 선수는 키가 187센티미터에 체중이 165킬로그램이었다. 내가 그에게 체중 문제에 관해 묻자, 그가

행동 지침

행복을 빼앗고 허리둘레를 늘리는 ANTS를 일소하려면 13장, 'ANT 통제 솔루션'에 주의를 기울이라.

"저는 음식을 통제하지 못해요."라고 대답했다. 내가 물었다.

"그게 정말인가요?"

그가 대답 했다.

"아뇨, 꼭 그렇지는 않아요."

나는 그에게 말했다.

"'나는 음식을 통제하지 못해.'라고 말하거나 그렇게 생각함으로써, 당신은 음식을 통제하지 못한다는 것을 스스로에게 용인합니다. 그러고는 먹고 싶은 음식을 뭐든 마음대로 먹는 겁니다."

최근에는 병적으로 비만인 한 친구와 저녁 식사를 하면서 비슷한 상황에 접했다. 친구는 치즈를 듬뿍 바른 나초를 커다란 접시 가득 주문했다. 그의 아내는 건강한 식단을 챙겨 주려 했지만, 그는 "난 그 따위 토끼 먹이는 좋아하지 않아."라고 말했다. 나는 무슨 말이냐고 물었다. 친구가 말했다.

"자네도 알겠지만, 모두 야채와 과일뿐이잖아."

나는 친구에게 원하는 아무 음식이나 먹도록 허용하는 사고방식이 스스로를 죽이고 있다고 말했다. 그러고는 이렇게 덧붙였다.

"나는 세금을 내고 싶지 않지만, 세금을 내지 않았을 때 초래될 결과를 알기 때문에 세금을 내는 거야."

당신의 생각에 주의하라. 사고는 목표를 향해 계속 전진하도록 도와줄 수도 있지만 실패를 완전히 용인할 수도 있다.

10. 날씬한 몸매 유지에 도움이 되는 최면을 이용하라. 워싱턴 DC의 월터 리드 육군 의료 센터에서 수련의로 있을 당시, 내가 가장 좋아했던 스승들 중 한 사람이 저명한 심리학자 해롤드 웨인이었다. 그는 '미국 임상 최면 학회'의 회장이자, 정신질환이 있는 내과 병동 환자들을 돕는 심리학자들과 정신과 의사들로 이루어진 단체 '자문 및 연락 서비스'의 회장이었다. 해롤드는 정말 훌륭한 스승이었다. 그는 체중 감량을 위해 최면술을 이용할 때면 환자들이 음식과 음료를 천천히 음미하도록 도와주었다. 그는 가수假睡 상태에 있는 환자들에게 커피 한 잔을 마시는 게 섹스만큼이나 쾌감을 준다고 생각하게끔, 커피 마시는 것을 아주 매혹적으로 설명할 수 있었다. 해롤드는 사람들이 일반적으로 음식을 너무 빨리 먹으며 실제로 그 맛을 음미할 시간을 거의 갖지 않는다고 지적했다. 그는 간단한 기술적인 최면술을 사용해서, 사람들이 먹는 속도를 늦추고 더 빨리 포만감을 느끼며 자신들의 몸에 들어오는 에너지를 실제로 즐기게 할 수 있었다.

나는 30여 년 동안 환자들을 치료하는 데 최면술을 직접 이용해 오고 있다. 체중을 감량하는 데 최면술을 효과적으로 이용하기 위해서는 확실한 체중 관리 프로그램과 결합해서 이용해야만 한다. 밝혀진 중요한 과학적인 증거에 의하면, 최면(술)은 체중 감량에도 큰 도움이 된다. 최면을 이용한 체중 감량 연구들과 최면을 이용하지 않은 체중 감량 연구들을 비교한 한 과학 비평지는 최면을 이용하는 것이 체중 감량을 상당히 향상시킨다고 밝혔다. 치료 후에 평균적으로 감량한 체중을 비교해 본 결과 최면 치료를 하지 않은 경우 2.7킬로그램이었지만, 최면 치료를 한 경우 5.3킬로그램으로 거의 두 배에 이르렀다. 그 뒤로 더 이어진 기간 동안 평균적으로 감량한 체중은 최면이 없었던 경우에는 2.7킬로그램, 최면이 있었던 경우 6.7킬로그램이었다. 최면의 효과는 시간이 지나면서 증가했다.

최면은 사람들이 긍정적인 식생활 태도를 배우고 장기적으로 건강한 음식 섭취 패턴을 갖추는 데 도움을 줄 수 있다. 내가 환자들에게 전하는 공통적인 최면성 암시 몇 가지를 예로 들면 다음과 같다. "더 빨리 포만감을 느끼라. 더 천천히 먹으라. 음식을 한 입 한 입 먹을 때마다 맛을 음미하며 즐기라. 당신의 이상적인 체중과 몸을 마음속으로 그려 보라. 당신이 원하는 몸을 얻기 위해 꼭 해야만 하는 행동들을 깨달으라."

최면은 스트레스, 불안, 불면증, 통증, 부정적인 사고 패턴 등 체중 증가의 요인이 되는 모든 조건을 완화하는 데도 도움이 되는 것으로 밝혀졌다. 또한 뇌 영상 연구들이 보여 준 결과에 의하면 최면은 뇌로 가는 전반적인 혈류량을 증가시켜 준다. 앞서 보았듯이 그런 효과는 뇌를 젊게 유지하고 칼로리를 더 많이 연소시켜 결과적으로 체중을 조절하는 데 도움을 줄 수 있다.

11. 몸무게를 줄이려면 이 책에서 권하는 조언을 따라 젊고 활동적인 뇌를 유지하라. 뇌는 매일 당신이 소비하는 칼로리의 20에서 30퍼센트를 사용한다. 뇌는 아주 중요한 에너지 소비자인 것이다. 에이멘 클리닉에서 시행했던 수만 건의 뇌 스캔에 근거해 우리는 나이가 들어 감에 따라 뇌의 활동성이 크게 떨어진다는 것을 알게 되었다. 영상 3-1을 보면, 전전두엽의 활동성이 10세 무렵에 최고점에 있다가 점점 더 떨어진다는 것을 알 수 있다. 이런 현상이 일어나는 부분적인 이유는 신경세포들이 더 효과적으로

활동하도록 도와주는 미엘린Myelin이라는 하얀 지방성 물질에 감싸이며, 이용되지 않고 있는 뇌 연결들은 제거되기 때문이다. 뇌의 활동성이 떨어지는 현상은 인생 후반기에 접어들면서 뇌로 가는 혈류량이 전반적으로 감소하기 때문에 일어나기도 한다. 뇌로 가는 혈류량의 감소는 노화의 원인이기도 하다. 이러한 결론은 다른 연구자들로부터도 보고됐는데, 사람들이 나이가 들어 가면서 더 적은 칼로리를 필요로 하는 이유들 중 하나이기도 하다.

체중을 줄이는 한 가지 방법은 뇌를 젊고 건강하고 항상 활력 있게 유지하는 것이다. 젊은 활동 패턴을 조성하고 계속해서 새로운 일들을 배움으로써 뇌를 활력 있게 유지할 수 있을 것이고 그런 뇌는 체중을 더 잘 관리하도록 도울 것이다. 그런 점에서 언어나 악기 연주 습득, 브리지 놀이,

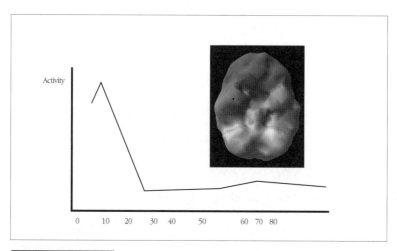

영상 3-1 연령에 따른 전전두엽

활동성: 도표가 보여 주듯이 전전두엽의 활동성은 인생 초기에는 상승하지만, 10세 이후로 나이가 들어 감에 따라 크게 떨어진다.

새로운 춤 스텝 터득 등은 모두 뇌를 젊게 유지하는 데 기여한다.

12. 자신의 체중을 잘 통제하라. 그리고 비만을 부추기는 다른 사람들을 방치하지 말라. 나는 레바논인의 유산을 물려받았다. 많은 문화에서처럼 레바논인들도 모임을 가질 때 흔히 음식—보통 바클라바*, 버터 쿠키, 그리고 수북이 쌓은 토마토와 완두콩과 새끼 양 고기와 버터로 튀긴 쌀 등의 풍미 있는 고칼로리 음식—을 중심에 놓고 둘러앉는다. 선의를 가진 친절한 사람들은 건강한 체중을 유지하려는 당신의 노력을 너무나 자주 방해하고는 한다. "이것 좀 드세요. 저것도 좀 들어요. 이 음식은 정말 맛있으니, 꼭 한 입 드셔 봐야 해요. 당신은 너무 야위었어요, 자 더 드세요. 자, 어서 더 드세요. 음식이 남으면 갖다 버려야 해요." 집중력 부족이나 불안감, 다른 사람들을 만족시키고 싶은 마음은 당신이 조기 사망에 이르는 데 다른 사람들이 기여하도록 내버려 둔다.

나는 어디를 가든 거의 이런 식의 대화를 보게 된다. 우리는 최근 휴가 여행 중에 점심을 먹으려고 샌드위치 전문점에 들렀는데, 마침 아동용 식사를 주문하면 함께 나오는 작은 장난감들이 다 떨어진 상태였다. 점원이 장난감 대신에 쿠키를 주면 어떻겠느냐고 내게 물었다. 나는 말했다.

"아뇨. 사과로 하죠."

나는 언젠가 친구와 함께 한 매장에 있었는데, 그 친구가 내게 아이스 크림콘을 먹고 싶으냐고 물었다. 나는 그녀에게 "아니." 라고 대답했다.

----

* 견과류, 꿀 등을 넣어 파이같이 만든 중동 음식

"정말이야?"

그녀가 말했다.

"정말 싫어."

내가 대답했다. 하지만 그녀는 내게 줄 아이스크림을 들고 돌아왔다.

"싫다고 했잖아?"

"아이스크림이 할인 판매 중이잖아. 그래서 5달러에 콘 두 개를 샀어."

그녀가 천진스레 말했다.

"그냥 버리거나 먹고 싶어 하는 사람들에게나 줘."

나는 미소를 지으며 대답했다.

"난 내 몸에 들어가는 음식을 제어해야 해."

그녀는 내가 아이스크림을 사양할 거라고 생각하지 않았지만 다시는 음식에 관한 한 내 바람을 무시하지 않았다.

집에서, 파티에서, 혹은 음식점에서 다른 사람들이 종종 건강을 유지하려는 우리의 노력을 방해하고는 한다. 그런 행동은 대부분 선의에서 비롯된 것이다. 어떤 때는 그 사람들 본인은 살이 찌고 싶지 않거나, 아니면 당신과 자리를 함께하고 싶은 마음에서 비롯되기도 한다. 건강해지고 싶다면, 통제력을 잃지 않는 게 무엇보다도 중요하다. 다음은 알게 모르게 당신의 비만을 부추기는 사람들에 대처하는 다섯 가지 방법이다.

1. 자신의 건강 목표에 집중하라. 음식점이나 파티나 가족 모임에 가기 전에 섭취하려는 대략적인 칼로리 수치를 알아 두라.

2. 처음부터 상냥하게 거절하는 습관을 가지라. "아니요, 괜찮아요. 전 배가

부릅니다."

3. 다른 사람이 계속해서 권하면 좀 더 상세하게 거절 의사를 밝히라. "아니요, 괜찮아요. 전 특별한 식단 계획에 맞춰 음식을 먹고 있어요. 정말로 제 몸에 맞게 짠 식단에 맞춰서 말입니다."

4. 그래도 계속 권하면, 한숨을 돌리고 상대방을 똑바로 쳐다보며 미소를 지으라. 그러면서 가령 "왜 제가 먹고 싶은 양보다 더 먹길 원하시는 거죠?" 같은 말을 하라. 이런 말은 보통 주의를 끌기 마련이다. 나는 최근에 아주 고집스럽게 음식을 권했던 한 친구의 집에 간 적이 있었다. 그녀는 내게 여섯 번이나 뭐든 먹고 싶지 않느냐고 물었다. 결국 내가 미소를 지으며 "왜 내가 먹고 싶은 양보다 더 먹길 원하는 거야?"라고 말하자, 그녀는 이렇게 대답했다. "미안해. 난 그저 음식을 권하고 싶었어." 그제야 그녀는 내게 호의를 베푸는 게 아니라 나를 귀찮게 하고 있다는 것을 깨닫고 음식을 더 이상 권하지 않았다.

5. 집요해지라. 우리의 행동이 다른 사람들에게 우리를 대하는 방법을 결정한다. 다른 사람들이 음식을 권할 때 순순히 응하여, 그들이 호의를 베풀었다고 느끼며 으스댈 수 있게 해 준다면, 그들에게 우리의 건강을 해치도록 가르치는 꼴이다. 확고하면서도 친절한 태도를 보일 경우, 대부분의 사람들은 우리의 뜻을 알아채고 우리의 바람을 존중하기 마련이다. 덧붙이자면, 그럴 경우 당신이 이 책에서 배우고 있는 흥미로운 새로운 정보에 관해 그들에게 말할 수 있는 기회가 될지도 모른다.

비만은 전염되는가?

《뉴잉글랜드 의학 저널New England Journal of Medicine》에 발표된 한 연구 결과에 의하면, 비만이 전파되는 데 가장 크게 관련된 요인 가운데 하나가 바로 함께 시간을 보내는 사람이라고 한다. 비만을 전파하는 것은 새롭게 발견된 바이러스가 아니라 당신 친구들의 사회적이고 행동적인 영향이다. 그 연구는 1971년에서 2003년까지 수집한, 심장 연구에 참여했던 여러 세대에 걸친 사람들 12,000명 이상으로부터 모은 정보를 이용해 이루어졌다. 연구 결과에 의하면, 실험 참여자들에게 비만인 친구가 있을 경우 그가 비만인이 될 가능성이 57퍼센트 더 높았다. 만일 두 친구가 서로를 아주 친한 친구로 여긴다면 그 가능성은 171퍼센트까지 더 높아졌다. 우정은 분명 가장 밀접한 상관관계가 있는 요인이다. 그런데 친구가 지리적으로 얼마나 멀리 떨어져 있는가는 중요하지 않다. 거리는 결과에 커다란 영향을 미치지 않는 것이다. 형제의 영향 또한 비만의 여부와 밀접한 관련이 있었다. 만일 다른 형제가 비만인이라면 비만인이 될 가능성이 40퍼센트 더 높다.

그 연구는 건강 문제에 대한 사회적 네트워크의 영향을 강조하며 중요한 점을 지적한다. 즉 우리의 건강은 역할모델로 결코 타당하지 않은 주변의 많은 요인들로부터 크게 영향을 받는다는 사실이다. 당신과 함께 시간을 보내는 사람은 당신의 뇌와 몸의 건강에 아주 중요하다. 연구진들이 체중을 감량하는 친구들 사이에서도 똑같은 네트워크 효과가 나타났다고 언급했듯이, 이 강력한 영향력은 양방향 모두에게 작용할 것이다. 건강에 신경 쓰는 친구들은 자신의 건강뿐만 아니라 친구의 건강까지 좋게 만든다. 이 책에 담긴 정보를 진지하게 받아들인다면 당신은 친구와 가족 등 당신과 관계된 모든 네트워크에 영향을 미칠 수 있다.

만일 친구들 사이에서 당신이 더 좋은 건강에 이르는 길을 안내한다면 당신의 친구들 또한 혜택을 누릴 것이다. 연구진들은 "사람들이 연결되면 그들의 건강 상태도 연결된다."고 말했다.

6가지 유형의 체중 관리 문제에 대한 요약표		
유형	증상	뇌 상태/ 신경전달물질의 문제
1. 강박적 과식증 환자	음식에 대한 강박적인 집착, 걱정, (마음의) 상처에서 쉽게 벗어나지 못함.	전측 대상회(AC)의 높은 활성화/낮은 세라토닌 수치
2. 충동적인 과식증 환자	충동적이고 쉽게 싫증을 느끼고, 쉽게 산만해지곤 한다.	전전두엽의 낮은 활성화/낮은 도파민 수치
3. 충동적이며 강박적인 과식증 환자	유형 1과 유형 2가 혼합된 증상	전측 대상회(AC)의 활성화가 높고 전전두엽의 활성화가 낮다/낮은 세로토닌 및 도파민 수치
4. SAD 혹은 정서적 과식증 환자	슬프거나 우울한 기분, 겨울 우울증, 탄수화물에 대한 욕구, 관심 부족, 지나친 수면, 활력 저하	변연계의 높은 활성화, 전전두엽의 낮은 활성화/비타민 D 및 DHEA 수치의 억제
5. 불안성 과식증 환자	불안 증세, 긴장감, 신경과민, 최악의 상황을 예언, 안정을 위해서 과식함	기저핵의 높은 활성화/낮은 GABA 수치
6. 아드레날린 과분비성 식욕 부진증 환자	과도한 스트레스, 뇌 기관의 과부하, 수면장애, 설사, 사고의 급작스런 변화	전반적으로 정서적인 뇌의 높은 활성화/낮은 GABA, 높은 수치의 스트레스 호르몬 분비

체중 관리 솔루션

적정 체중 유지를 저해하는 요인
부주의한 식습관
낮은 비타민 D 수치
강박적인 섭식
계절성정서장애 섭식
불안성 섭식
아드레날린 과분비
단일한 다이어트 방법만 시도
낮은 갑상선 기능
소비 칼로리에 대해 무지하거나 자신에게 거짓말하기
충동을 유발하는 저혈당
불면증이나 수면 부족
부정적인 사고, 즉 "나는 통제하지 못해."

나태한 뇌
운동 부족
칼로리 내용에 대한 무지
호르몬 불균형
만성적인 스트레스

적정 체중을 유지시켜주는 요인
제한적이며 영양분이 최적인 칼로리
충분한 비타민 D
사고 중지 기법
행복을 위해 더 건강해지는 방법 찾기
깊은 이완
정서적인 문제의 해결
자신의 유형에 맞는 다이어트 계획 수립
최적의 갑상선 기능
지식과 정직

일관된 혈당 유지
충분한 수면, 밤에 7시간 이상 수면
정직하고 낙관적인 사고. 즉 "나는 통제할 수 있어."
활력 있는 뇌
일주일에 최소 4, 5번 신체 활동
칼로리 계산하기
호르몬 균형
스트레스 관리 기술

CHAPTER 4

영양학 솔루션

젊음을 유지하려면 뇌에 영양분을 공급하라

음식이 약이 되고, 약이 음식이 되게 하라.
— 히포크라테스Hippocrates

나는 이 책을 쓰면서 LA레이커스의 포워드 라마 오돔에 관한 ESPN의 특집 프로그램을 봤다. 그는 단 음식을 무척 좋아해서 일주일에 80달러어치의 사탕을 먹었다. 레이커스의 정기 입장권을 가지고 있는 나는 몇 년 동안 들쭉날쭉한 오돔의 성적을 보는 것이 괴로웠다. 그래서 내 블로그에 짧은 글을 올리기로 마음먹었는데, 결국 그 글은 《LA타임스Los Angeles Times》의 기자에게 포착되었고, 내 글은 얼마 뒤 2009년 NBA 결승전 중에 격한 논쟁을 불러일으켰다. 그 글의 일부를 발췌하면 다음과 같다.

라마 오돔의 단 음식 사랑, 그리고 들쭉날쭉한 경기 성적

나는 어린 시절부터 열렬한 레이커스 팬이었다. 내가 응원하는 팀이 2년 연속 NBA 결승전에 올라갔으니 정말 흥분된다. 한데 그 흥분을 깨는 게 있었는데, 그것은 바로 최근에 ESPN에서 본 레이커스의 스타 라마 오돔과 그의 심각한 사탕 중독에 관한 방송이다. 그 방송에서 당신은 엄청난 양의 사탕류를 탐닉하는 207센티미터 키의 포워드를 볼 수 있다.

오돔 때문에 레이커스 팬들은 자주 좌절감을 겪어 왔다. 그는 믿기지 않을 정도로 뛰어난 재능이 있지만, 종종 경기 중에 (마약 중독자이기라도 한듯) 멍청한 사람처럼 행동한다. 언젠가 그는 사이드라인에서 공을 걷어내어 코트 위를 걸어서는 곧장 골대에 공을 회전시키며 던져 넣었다. 하지만 덴버 너기츠를 상대로 한 지난 레이커스 홈경기에서는 완전 딴판이었다. 코비 브라이언트가 오돔에게 공을 패스했지만 그 공은 오돔의 어깨를 치고 말았다. 오돔이 경기 중임에도 멍한 채 주의를 기울이지 않았기 때문이다. 여러 토크쇼에서 오돔은 항상 비평의 대상이었다. 그가 경기를 잘할지 못할지 장담할 수 있는 사람은 아무도 없었기 때문이다. 그는 뛰어난 경기력으로 연봉 1,400만 달러의 선수다운 모습을 보일 수도 있고, '전투 중 행방불명된' 병사처럼 행동할 수도 있다.

오돔은 단것에 중독됐다고 기꺼이 인정한다. 그는 항상 구미 베어스, 허니 번스, 라이프세이버스, 허쉬 쿠키 앤 크림 화이트 초콜릿 바, 스니커스 바, 쿠키 등을 비롯한 단것을 수중에 챙겨 다닌다. 그는 아침, 점심, 저녁 때마다 설탕이 든 간식을 먹는다. 심지어 때로는 한밤중에 자다가 깨어나 단 음식을 먹은 뒤 다시 잠들기도 한다고 한다.

이는 레이커스에 아주 나쁜 소식이다. 나는 10여 년간 환자들에게 설탕은 뇌에 마약과 같은 작용을 한다고 말해 왔다. 설탕은 혈당 수치를 급격히 상승시켰다가 급작스럽게 떨어뜨린다. 그로 인해 피로감을 느끼고 짜증을 내게 되고 머리가 멍해지며 멍청해지고 만다. 설탕을 지나치게 많이 섭취하면 인식 기능에 장애가 생기기 때문이다. 코트에서 오돔의 판단력이 오락가락했던 건 바로 그런 이유 때문일 것이다.

과도한 설탕 섭취는 염증을 유발시켜, 관절에 통증을 일으키고 상처 치료를 지연시킬 수 있다. 그것은 프로 운동선수에게 아주 나쁜 일임이 분명하다. 설탕은 또한 두통, 감정의 심한 변화, 체중 증가와도 밀접한 관련이 있다. 체중 증가는 오돔에게 현재로서는 문제가 되지 않는다. 하지만 매일 몇 시간 동안 풀코트 경기를 하지 않는 보통 사람들에게는 문제가 된다.

팬으로서, 또한 의사로서 나는 우리의 프로 스포츠 조직과 선수들이 영양 섭취를 비롯한 뇌 건강 문제에 더 관심을 기울이지 않는 현실이 너무 우려스럽다. 내가 오돔과 모든 설탕 중독자들에게 조언하고 싶은 것은 설탕 섭취를 조절할 줄 알아야 한다는 점이다. 설탕 섭취만 잘 조절해도 기분도 한결 좋아질 것이고, 뇌도 한결 더 훌륭하게 기능할 것이다.

글이 보도된 이후, 나는 ESPN 라디오와 인터뷰를 하게 됐다. 그리고 여러 리포터들이 나를 대신해 오돔과 인터뷰를 진행했다. 대부분의 중독자들이 그렇듯 오돔 역시 자신에게 문제가 있다는 걸 부인했다. 그는 덴버 너기츠를 상대로 플레이오프전을 치를 당시 다섯 번째, 여섯 번째 경기, 그리고 마지막 라운드인 일곱 번째 경기를 하는 날 아침에도 사탕을 먹었지만 그 경기들에서 훌륭한 플레이를 보였다고 말했다. 하지만 그의 해명에는 오류가 있었다. 일곱 번째 경기는 사실 치르지도 않았으며, 레이커스는 여섯 경기만에 플레이오프전에서 우승했던 것이다. 레이커스의 코치 필 잭슨 또한 내 견해에 관해 질문을 받고는, 사탕은 오히려 아이들을 더 곤란하게 만드는 것으로 알고 있다고 대답했다. 아이가 있는 집이라면 할로윈이 '한 해 중 최악의 밤'이 될 것이다. 일관된 경기력을 보이는 세계적인 수준의 선수로 성장하려면 오돔은 당장 단것을 줄이고 뇌 건강에 좋은 음식을 먹어야만 한다. 몸을 최고 상태로 만들고 싶다면 뇌 건강에 좋은 음식을 먹어야 한다는 것은 당신도 마찬가지이다.

이 장에서는 몸과 뇌와 뇌 유형에 따라 어떤 성분들을 섭취해야 하는지 제시할 것이다. 구체적으로는 우리가 먹는 음식들에 관한 다섯 가지 진실과 뇌 건강에 좋은 영양 섭취에 대한 열한 가지 규칙을 이야기할 것이다.

당신이 먹는 음식들에 관한 5가지 진실

1. 당신이 먹는 것이 바로 당신이다

말 그대로 당신이 먹는 것이 당신이다. 몸은 평생에 걸쳐 계속해서 몸의 세포 만들고 갱신한다. 뇌세포도 물론이며, 세포들은 30일마다 새롭게 생성된다. 음식은 세포의 성장과 재생의 연료이다. 매일 섭취하는 음식은 뇌와 몸의 건강에 직접적으로 영향을 미친다. 그런 점에서 보았을 때 적절한 영양 섭취가 바로 뇌와 몸 건강의 열쇠이다. 나는 종종 이렇게 말한다. 패스트푸드를 먹으면 당신의 뇌는 패스트푸드가 돼 버리고 당신의 몸은 과체중 상태가 될 거라고. 최고의 몸 상태를 유지하고 싶다면 음식을 통해 최고의 영양분을 섭취하라.

2. 음식은 마약이다

당신은 자신이 먹는 음식이 기분과 활력 수준에 얼마나 영향을 미치는지 인식하고 있을 것이다. 혹은 당신의 아이들이 사탕이나 쿠키를 먹을 때마다 잠시도 가만히 있지 못한다는 걸 이미 알고 있을지도 모른다. 혹은 당신의 고용주가 커피를 마시고 나면 짜증을 내며 지나치게 많은 일을 시킨다는 걸 눈치챘는가. 이 모든 게 음식이 마약이기 때문이다.

음식은 더 불쾌한 기분을 유발할 수 있다. 만일 아침 식사로 도넛 세 개를 먹는다면, 약 30분 후에 당신은 머리가 몽롱하고 멍해지고 멍청해진 기분을 느끼게 될 것이다.

음식은 졸음을 유발할 수 있다. 점심을 아주 배불리 먹은 후에는 낮잠을 자고 싶은 기분이 든다는 것쯤은 우리 모두 알고 있을 것이다.

음식은 기분을 무척 좋게 만들 수 있다. 적절한 음식 섭취는 집중력을 향상시켜 주며 하루 종일 지속되는 좋은 에너지를 제공한다.

3. 식습관은 평생 동안 모든 것에 영향을 미친다

음식은 허기를 달래는 것 이상으로 훨씬 더 많은 역할을 한다. 음식은 모든 양상의 육체적 건강과 행복에 영향을 미친다.

전반적인 건강 빈약한 음식을 섭취하라. 그러면 당신의 건강은 나빠질 것이다. 하루 내내 영양분이 풍부한 음식을 섭취하라. 그러면 당신의 면역 체계는 강해질 것이다.

민첩하고 명확하게 사고할 수 있는 능력 뇌 친화적인 음식은 목표에 지속적으로 집중하는 데 도움이 되는 정신적인 예리함을 향상시킨다.

활력 수준 활력이 넘치느냐, 지친 모습을 보이느냐의 문제는 당신이 섭취하는 음식에 달려 있다.

신체적 활동력과 운동 능력 좋은 음식은 신체 활동을 향상시키는 반면 나쁜 음식은 체력을 저하시킨다.

체중 식습관은 당신의 몸집에 직접적인 영향을 미친다.

외모 건강한 음식을 먹는 사람들은 나이에 비해 젊어 보이는 경향이 있다.

4. 우리는 음식에 관한 잘못된 메시지를 받고 있다

우리는 사회적으로 음식에 관한 나쁜 메시지 폭격을 받고 있다. TV 광고, 설치 광고, 라디오 광고가 우리에게 나쁜 식습관을 끊임없이 부추기고 있다. 음식점들과 패스트푸드 체인점들은 판매를 증가시키기 위해 종업원들에게 '고단가 판매술'을 훈련시킨다. 그 결과 우리의 허리둘레가 늘어나고 있다. 다음은 더 많이 먹고 더 많이 마시도록 당신을 부추기는 음식 판매자들의 몇 가지 교활한 술책들이다.

단돈 39센트로 특대 사이즈를 드시겠어요?

식사와 함께 프라이도 함께 드시겠어요?

빵을 먼저 드시겠어요? (빵을 먼저 먹으면 허기를 더 느끼고 더 많이 먹게 된다!)

애피타이저를 드시겠어요?

한 잔 더 드릴까요?

더 큰 음료로 드릴까요? 그게 훨씬 좋아요!

디저트 드릴까요? 식사와 함께 나옵니다!

무료 리필, 본전을 찾으시려면 계속 드세요!

특별 할인 시간, 적은 돈으로 더 많이 마실 수 있습니다!

무제한으로 먹을 수 있는 뷔페, 본전을 뽑으시려면 계속 드세요!

부모, 조부모, 그리고 때로는 교사 등이 음식에 관한 잘못된 메시지를 전달하는 주범이다. 우리는 때로 아이들에게 이렇게 말한다. "얌전히 굴면, 집에 가서 특별한 음식을 해 줄게." 물론 이러한 전략으로 아이가 교실이나 교회에서 조용히 앉아 있거나 당신이 전화 통화를 하려고 할 때 조용히 있을 수도 있다. 하지만 그런 전략에는 문제가 뒤따른다. 선행에 대한 보상으로 영양분이 열악한 음식을 이용하면 아이들은 이후로도 건강에 좋지 않은 음식을 스스로에게 보상하는 법을 배운다.

5. 누가 최악의 식습관을 가지고 있나?

10대와 청소년들은 흔히 최악의 음식을 먹는다. 부모들은 미숙한 자기 아이들에게 영향력을 행사하려고 하지 않으며 아이들의 음식 통제를 포기하고 아이들이 언제든 원하는 걸 먹도록 그냥 내버려 둔다. 어릴 적에 형성된 습관은 나중에 깨뜨리기 어렵다. 더구나 그러한 습관은 아이들의 뇌 발달에 중대한 영향을 미칠 수 있다. 뇌는 25세 전까지 계속 발달하기 때문에 10대에 먹는 음식은 뇌 발달을 향상시킬 수도 있고 저해할 수도 있다. 어릴 적부터 가능한 한 최고의 뇌를 가지고 싶다면 가능한 한 가장 좋은 식습관을 가져야 한다.

인생의 스펙트럼 반대편에 있는 노인들도 종종 열악한 영양분을 섭취하는 식습관을 보인다. 예컨대 노년기에 남편이나 아내가 사망하면 남아 있는 배우자는 혼자 식사를 하게 되고, 이럴 때 적절하게 식사할 의욕을 잃고 만다. 결혼 생활 내내 건강에 좋은 음식을 차려 먹던 사람이라고 해도 혼자 요리를 해 먹는 데 아주 곤란을 겪을지도 모른다. 혼자 남은 사람은 가공식품이나 손에 잡히는 간단한 음식을 먹는 것으로 식습관을 바꿀지도 모른다. 오늘날의 전반적인 추세인 이러한 식습관을 건강한 식습관으로 바꾸어야만 한다.

뇌와 몸의 건강에 좋은 영양 섭취를 위한 11가지 규칙

1. 많은 물과 적당한 양의 녹차를 마시고 칼로리가 너무 높은 음료를 피하라.

2. 자신이 먹는 칼로리를 감시하라.

3. 좋은 지방을 늘리고 나쁜 지방을 줄이라.

4. 좋은 탄수화물을 늘리고 나쁜 탄수화물을 줄이라.

5. 인공감미료를 버리고 소량의 천연 감미료로 바꾸라.

6. 카페인 섭취량을 제한하라.

7. 훌륭한 뇌 건강 음식을 섭취하라.

8. 소금 섭취량을 줄이고 칼륨 섭취량을 늘리라.

9. 간식 식단을 짜라.

10. 매일 종합비타민과 미네랄 보조제와 어유를 섭취하라.

11. 당신이나 당신이 마음을 쓰고 있는 사람에게 숨겨진 음식알레르기가 있는지 확인하라.

1. 많은 물과 적당한 양의 녹차를 마시고 칼로리가 너무 높은 음료를 피하라

몸은 70퍼센트가 물로 이루어져 있고 뇌는 80퍼센트가 물로 이루어져 있다는 점을 고려하면, 원활한 수화水和 작용이 좋은 영양 섭취의 첫 번째 규칙이라 할 수 있다. 약간의 탈수증만으로도 몸의 스트레스 호르몬이 증가한다. 그럴 때 우리는 짜증이 나고 사고력이 떨어지기도 한다. 시간이 지나면서 스트레스 호르몬 수치가 증가하면, 기억력장애와 비만에 이를 수 있다. (스트레스 호르몬과 그것이 몸에 어떤 영향을 미치는지에 대해서 더 많이 알고 싶다면 11장의 '스트레스 해소 솔루션'을 참고하라.) 또한 피부는 더 늙어 보이고 주름이 더 생기게 된다.

나는 언젠가 유명한 보디빌더의 뇌를 SPECT 스캔한 적이 있었다. 그의 뇌 스캔 영상을 보니, 마치 마약 중독자의 뇌 같았다. 하지만 그는 자신이 마약 중독자라는 것을 강하게 부인했다. 나는 곧 그가 카메라 앞에서 날씬하게 보이기 위해 사진 촬영 전에는 심각할 정도로 물을 마시지 않는다는 것을 알게 됐다. 마침 그는 우리가 그의 뇌를 스캔했던 다음 날 사진 촬영을 할 예정이었다. 그 이후 한 주 동안 충분히 물을 섭취하자 그의 뇌는 훨씬 더 좋아졌다. (영상 4-1과 4-2를 참조하라.)

수분을 충분히 유지하기 위해 매일 많은 양의 물을 마시라. 체중에 따라 사람들이 필요로 하는 물의 양은 다르다. 간단한 계산식을 소개하면 자신의 몸무게(킬로그램)에 0.33을 곱하는 것이다. 예를들어 당신의 체중이 68킬로그램이라면, 하루에 물을 2.2리터 마셔야 한다. 단 모든 음료가 똑같은 상태로 만들어져 있지 않다는 걸 염두에 두어야 한다. 인공감미료와 설탕, 다량의 카페인, 알코올 등의 물질이 포함되지 않은 음료를 마시

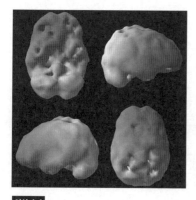

영상 4-1
보디빌더의 탈수 상태인 뇌

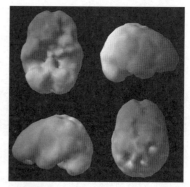
영상 4-2
수화작용이 원활한 보디빌더의 뇌

는 게 가장 좋다. 나는 환자들에게 설탕이 들어가지 않은 녹차를 하루에 두세 번 마시라고 권하기도 한다. 중국의 연구자들이 밝힌 사실에 의하면, 하루에 녹차를 두세 잔 마시는 사람들의 DNA가 녹차를 마시지 않는 사람들의 DNA보다 실제로 젊어 보이는 것으로 나타났다. 흥미롭게도 종합비타민을 섭취하는 사람들의 DNA도 그렇지 않은 사람들에 비해 더 젊어 보였다. 칼로리가 너무 높은 음료도 되도록이면 마시지 않기 바란다. 연구 결과에 의하면 사람들은 스스로가 마시는 음료의 칼로리를 쉽게 망각하며, 그 때문에 체중이 증가할 가능성이 훨씬 높다고 한다. 내가 가장 좋아하는 음료는 레몬 주스와 천연 감미료인 스테비아가 혼합된 물이다.

2. 자신이 먹는 칼로리를 감시하라

많은 연구 결과를 바탕으로 결론을 얘기하자면 적게 먹을수록 더 오래 살 수 있다. 최근 위스콘신 대학교 매디슨 캠퍼스의 연구진이 영장류에 대한 20년간의 연구를 통해 밝힌 결과에 의하면 영양분은 많은 반면 칼로리가 낮은 음식이 노화를 더디게 하고 암, 당뇨병, 심혈관계 질환, 뇌의 기능 저하 등처럼 나이가 들면서 생기는 질환의 발병을 크게 지연시키는 것으로 나타났다. 20년의 연구 기간 동안 자유롭게 마음껏 먹도록 허용한 붉은털 원숭이들의 경우 절반이 생존한 반면, 30퍼센트 적은 칼로리를 먹은 붉은털 원숭이들은 80퍼센트가 여전히 살아 있었다. 원숭이의 전반적인 건강에 대한 연구자들의 기록에 의하면, 제한적인 식습관이 수명을 늘리고 노년기 삶의 질을 향상시켰다. "노인병으로 인한 사망을 눈여겨보면 칼로리를 제한하는 것이 생존력을 높이는 데 큰 효과가 있음을 알 수 있다." 암이나 심혈관계 질환의 발병률을 살펴본 결과 음식을 제한적으로 먹은 동물들은 자유롭게 음식을 먹도록 허용한 동물들에 비해 절반도 채 안 되었다. 놀랍게도 원하는 모든 음식을 먹을 수 있었던 원숭이들에게서 당뇨병이 흔하게 나타난 반면, 제한적인 음식만을 먹었던 동물들에게서는 당뇨병이 지금까지 전혀 관찰되지 않고 있다. 연구자들은 "지금까지, 우리는 당뇨병의 완벽한 예방법을 목격해 왔다."고 보고했다. 게다가 제한적인 음식을 먹은 동물들은 뇌도 훨씬 더 건강했다. 특히, 작업 기억 및 문제 해결과 같은 집행 기능과 운동 신경의 통제를 맡은 뇌 영역들은 칼로리를 적게 섭취하는 동물들에게서 훨씬 더 잘 보존된 것으로 나타났다.

전반적으로 칼로리 섭취를 줄이는 것은 체중 관리에 도움이 되고, 비만 때문에 생기는 심장병, 암, 뇌졸중 등의 위험을 감소시킨다. (비만은 이 모든 질병을 일으킬 수 있는 큰 위험 요인이다.) 뿐만 아니라, 칼로리를 제한하면 몸의 특정한 메커니즘을 자극해 뇌에 이로운 신경 성장 인자들의 생성량이 증가한다. **음식을 최대한으로 활용하려면 '최상의 영양 섭취와 함께 칼로리를 제한하라'라는 말을 머릿속에 떠올려라. 이는 당신이 소비하는 칼로리 하나하나가 중요하다는 사실을 확인하는 걸 의미한다.**

칼로리를 계산하는 것 역시 지속적인 체중 감량의 열쇠 가운데 하나이다. 오늘날의 많은 다이어트 프로그램들은 칼로리 감소에 대한 전통적인 개념을 폐기한다. 대신에 체중 감량을 위해서는 특별한 비율의 단백질, 탄수화물, 지방을 섭취해야만 한다고 주장한다. 하지만 《뉴잉글랜드 의학 저널》에 실린 하버드 공중 보건 대학 및 브리검 여성병원에서 실시한 최근 연구에 따르면 그렇지 않다. 이 연구는 칼로리 감소는 음식에 함유된 지방이나 탄수화물이나 단백질의 비율과는 무관하게, 체중을 줄여 준다고 밝히고 있다. 연구진은 이 연구를 위해 과체중 상태인 811명을 모집하고 그들을 다음 네 가지 조건의 피험 그룹으로 나누었다.

1. 지방 20퍼센트, 단백질 15퍼센트, 탄수화물 65퍼센트 섭취
2. 지방 20퍼센트, 단백질 25퍼센트, 탄수화물 55퍼센트 섭취
3. 지방 40퍼센트, 단백질 15퍼센트, 탄수화물 45퍼센트 섭취
4. 지방 40퍼센트, 단백질 25퍼센트, 탄수화물 35퍼센트 섭취

2년간의 연구 끝에 네 집단 모두가 비슷하게 체중을 평균적으로 4킬로그램 감량하는 데 성공했다. 개개의 음식에 함유된 지방이나 탄수화물이

나 단백질의 양과 무관하게 실험 참가자들은 똑같이 허기와 포만감을 느꼈다고 보고했다. 이 연구 결과는 과체중을 감량하기 위해서는 칼로리 제한이 반드시 필요하다는 주장을 뒷받침해 준다.

물론 칼로리를 많이 섭취하지 않고 패스트푸드를 먹는 게 가능한지 내게 묻는 환자들이 많다. 대답은 '그렇다.'이다. 실제로 여러 패스트푸드점에서 메뉴에 옵션을 두어 건강에 더 좋은 저칼로리 음식을 추가하고 있다. 패스트푸드점에서 음식을 잘 선택하는 데 도움이 될 만한 게 있다. 다음의 표는 패스트푸드점에서 피해야 할 고칼로리 음식과 주문해도 좋은 저칼로리 음식에 대한 예시이다.

	단호히 거절!	대신 이 음식을 주문!
잭인더박스 (Jack in the Box):	써로인(등심) 치즈버거 어니언(양파) 링 망고 스무디 **총: 2,020칼로리**	치킨 파히타 피타(chicken fajita pita) 프루트 컵 물 **396칼로리**
맥도날드	더블 쿼터 파운더(치즈) 프렌치 프라이 큰 것 콜라 큰 것 **총: 1,550칼로리**	(구운) 치포틀 BBQ 스낵 (저지방 발사믹드레싱을 한) 시저 샐러드 푸르트 앤 요거트 파르페 작은 것 물 **550칼로리**
웬디스	베이커네이터 햄버거 프렌치 프라이 큰 것 딸기 셰이크 큰 것 **총: 1,900칼로리**	칠리 큰 것 통감자 구이 물 **550칼로리**

칼로리를 줄이는 것이 꼭 맛을 포기하는 것을 의미하지는 않는다. 뇌 건강에 좋은 허브와 음식의 맛을 높이고 뇌 기능을 향상시키는 향신료로

요리하면 좋다.

- 카레에 들어 있는 심황은 알츠하이머병의 원인으로 알려진 뇌 속 노인성 반斑을 감소시키는 화학물질을 함유하고 있다.
- 사프란 추출물은 가벼운 정도에서 중간 정도 사이의 우울증 치료에 효과가 있다고 많은 연구에서 밝혀졌다.
- 세이지의 기억력 향상 효과는 최고 수준인 A급 수준으로, 이에 대한 과학적 증거를 가지고 있다.
- 계피는 기억력과 집중력을 향상시키며, 알츠하이머병의 예방에도 효과가 있는 것으로 밝혀졌다. 뿐만 아니라 혈당 조절에도 도움이 된다.

칼로리를 제한하는 것이 굶으라는 이야기는 아니다. 속성 다이어트나 칼로리 섭취량을 아주 심하게 제한하는 다이어트는 오히려 뇌나 몸에 해롭다. 칼로리 섭취량이 극단적으로 적으면, 영양실조에 걸릴 수 있고 뇌와 몸이 최적의 기능을 하는 데 꼭 필요한 연료를 잃을 수 있다. 극단적으로 적은 칼로리를 섭취하는 것과 마찬가지로, 습관적으로 살이 빠졌다가 다시 찌는 요요 현상은 고콜레스테롤과 고혈압을 비롯해 특정한 종류의 건강 위험으로 이어질 수 있다. 뇌 건강에 좋은 식단을 평생 꾸리는 것이 영원히 살을 빼는 현명한 방법이다.

3. 좋은 지방을 늘리고 나쁜 지방을 줄이라

지방은 부당한 비난을 받아 왔다. 음식물 속 지방을 둘러싼 많은 미신과 오해가 모든 종류의 지방이 건강에 나쁘고 비만을 불러온다는 두려움을 우리에게 심어 주었다. 이는 사실이 아니다. 음식에 든 지방은 우리 모두에게 어느 정도는 필요하다.

우리의 뇌 역시 지방이 필요하다. 뇌의 고체 부분 60퍼센트가 지방이라는 것을 알고 있는가? 그러니 누군가가 당신을 지방 덩어리 머리(fathead)*라고 부르면 '감사합니다.'라고 대답하라. 뇌에 있는 1,000억 개의 신경세포는 필수지방산이 있어야 제 기능을 발휘한다. 신경세포를 둘러싸고 있는 지방질의 보호막 미엘린은 이런 뉴런들이 최적의 수준에서 활동할 수 있도록 돕는다. 일반적으로 루게릭병으로 알려진 근위축성측삭경화증Amyotrophic Lateral Sclerosis, ALS과 다발성경화증Multiple Sclerosis, MS 같은 병으로 인해 미엘린이 소실되면 신경 체계가 위태로워진다. 물론, 몸속 기관에 나쁜 지방이 너무 많으면 '나쁜' 콜레스테롤 수치가 높아져서 심장병과 뇌졸중으로 사망에 이를 수도 있다. 하지만 콜레스테롤의 수치가 낮을 경우에도 실제로 사망에 이를 수 있다는 것을 알고 있는가? 콜레스테롤 수치가 낮으면 우울증에 걸리거나 폭력 성향을 보일 수 있고 때로는 살인이나 자살까지도 할 수 있다.

지방은 세 가지 주요한 범주, 즉 나쁜 지방(포화지방), 아주 나쁜 지방(트랜스지방), 좋은 지방(불포화지방)으로 나뉜다. 포화지방은 동맥을 경화시키고 반斑을 형성한다. 반은 점착성의 끈적끈적한 물질로, 혈관 안에 축적되어 심장과 뇌로 자유롭게 흐르는 피를 막는다. 포화지방은 붉은색 육

---

* '바보', '얼간이'라는 뜻.

류와(소고기 등) 달걀(특히 노른자위), 그리고 버터나 전유 같은 음식에 들어 있다.

포화지방이 많은 음식을 오랫동안 섭취하면 심장병 같은 장기적인 건강 위험에 노출될 수 있다. 2009년에 영국 연구자들이 시행한 한 동물 연구에 의하면, 고지방 음식은 더 즉각적인 문제들을 일으킨다. 지방이 많은 음식을 단 10일 동안 먹은 실험 쥐들은 단기 기억 상실과 운동 에너지 저하 현상을 보였다. 쥐들은 어리석고 나태해졌다. 연구자들은 고지방 음식(칼로리의 55퍼센트가 지방)을 먹은 쥐들의 수행 능력과 저지방 음식(칼로리의 7.5퍼센트가 지방)을 먹은 쥐들의 수행 능력을 비교했다. 그 결과 고지방 음식을 먹은 쥐들은 근육의 효율적인 활동성이 낮았고 그에 따라 활력 수준이 떨어졌다. 바로 그 때문에 이 쥐들은 운동을 하는 중에 심장이 더 힘들게 뛰었고, 그 크기가 커졌다. 또한 저지방 음식을 먹은 쥐에 비해 미로를 통과하는 데 시간이 더 오래 걸렸고, 실수를 더 많이 했다. 이 연구는 고지방 음식이 당신의 뇌와 몸을 둔화시키는 데 오랜 시간이 걸리지 않는다는 사실을 보여 준 첫 연구 가운데 하나이다.

또한 고지방 음식을 섭취하면 뇌의 화학물질이 실제로 과식을 부추기도록 변한다는 것이 과학적으로 밝혀졌다.《임상연구 저널》에 실린 한 동물 연구에서 밝혀진 사실에 의하면, 밀크셰이크나 햄버거 같은 고지방 음식은 식사를 중단하게 하는 포만감을 무시하라는 메시지를 몸에 전달하도록 뇌를 부추긴다. 이 연구에 따르면 뇌의 영향으로 최대 3일 동안 포만감의 신호를 무시하고 과식을 한 사람이 있었다. 이와 유사한 실험에서는 고지방, 고당분 음식이 음식 섭취량을 조절하는 뇌 영역인 뇌 수용체를 변화시키는 것이 발견되었다. 지방이 아주 많고 당분이 가득한 음식을 과도하게 섭취하면 쾌감 및 희열과 연관이 있는 오피오이드수용체의 수치가 증가한다. 연구자들은 바로 이것이 폭식장애의 한 요인이 될 수 있다고 주장한다.

지구상에 존재하는 최악의 지방은 '프랑켄지방'이라고 불린다. 이 인공적인 지방은 수소가 추가되면 화학적으로 변하기 때문에 천연 지방보다 훨씬 위험하다. 음식 라벨을 보면 이 지방의 성분이 '반경화유油'로 표기되어 있는 것을 알 수 있다. 반경화유는 '트랜스지방'이나 다름없다. 하지만 마가린, 케이크, 크래커, 포테이토 칩, 빵 같은 음식의 유통기한을 연장시켜 주고 더 좋은 맛을 오랫동안 유지시키는 데 효과가 있다는 이유로 식품 업계에서는 오랫동안 '프랑켄지방'을 사용해 왔다. FDA는 2006년 이후 트랜스지방을 영양 성분 라벨에 명시하도록 제조사에게 요구했다. 그 결과 많은 제조사들이 이러한 킬러 지방을 줄이거나 아예 이용하지 않게 되었다.

불포화지방은 건강에 좋고 실질적으로 콜레스테롤을 낮출 수 있다. 기본적인 유형의 두 가지 좋은 지방, 즉 단일불포화지방과 다중불포화지방이 있다. 단일불포화지방 함량이 높은 음식으로는 아보카도, 올리브유, 카놀라유, 견과류(아몬드, 캐슈, 피스타치오 등) 등이 있다. 다중불포화지방 함량이 높은 음식으로는 홍화유, 옥수수유, 생선 중 일부가 있다.

연어와 고등어에 들어 있는 다중불포화지방과 카놀라유와 콩기름에 들어 있는 단일불포화지방에는 오메가-3 지방산이라고 하는 필수지방산(EFAs)이 많다. 오메가-3 지방산은 우리 몸에 꼭 필요하기 때문에 필수지방산이라고 부른다. 필수지방산이 부족하면 여러 가지 문제가 발생한다. ADD, 우울증, 알츠하이머병을 앓는 사람들과 사고력에 장애가 있는 사람들, 자살을 시도하는 사람들에게서 오메가-3 지방산 수치가 낮게 나타나는 경향이 있다고 연구 결과 밝혀지기도 했다.

여러 연구 결과에서 볼 수 있듯이, 오메가-3 지방산이 풍부한 음식은 과식 성향을 줄일 수 있는 두 가지 방법, 정서적인 균형과 긍정적인 기분을 촉진하는 데 도움을 준다. 5,000명 이상의 건강한 노인들을 대상으로 그들이 먹는 음식을 비교한 덴마크의 한 연구 결과를 보면, 생선을 더 많이 먹는 사람들이 기억을 더 오래 유지할 수 있었다. 네덜란드의 연구자들은 생선 섭취가 치매와 뇌졸중의 위험을 감소시킨다는 사실을 발견했다. 그리고 프랑스의 한 연구에서는, 주 1회 생선을 먹는 노인들에게서 치매 같은 뇌 장애가 발병할 위험성이 현저하게 낮은 것으로 나타났다.

필수지방산은 우리 몸에 꼭 필요하지만 자체적으로 생성할 수 없기 때문에 음식을 통해서 얻어야 한다. 하지만 음식으로는 오메가-3 지방산을 충분히 얻기가 쉽지 않다. 우리가 일상적으로 먹는 수많은 가공 음식과 패스트푸드에는 필수지방산이 부족하다. 나는 주당 한두 끼에는 생선을 먹으라고 권한다. 특히 오메가-3 지방산을 많이 함유하고 있는 연어 같은 생선을 먹는 게 좋다. 일주일에 여러 번 생선을 먹는다고 해도 오메가-3 지방산을 충분히 섭취하지 못한다. 그 이유는 음식점이나 슈퍼마켓에서 판매되는 연어는 대부분 양식인데, 양식 연어는 자연산 연어에 비해 필수지방산 함유량이 적기 때문이다. 오메가-3 지방산을 많이 함유한 연어를 섭취하기 위해서는 양식보다 자연산 연어를 선택해야 한다. 그러나 우리에게 필요한 필수지방산을 음식으로 전부 섭취하기는 사실상 어려워서 어유 보조제를 매일 섭취하는 게 좋다. 성인의 경우 고품질 어유를 하루에 2,000에서 4,000밀리그램 정도 섭취해야 한다. (아이들은 500에서 2,000밀리그램)

좋은 지방과 나쁜 지방을 구분하는 게 혼동스러울 수 있다. 다음 표의 내용을 유념해 활용하기 바란다.

좋은 지방	VS.	나쁜 지방
멸치류		베이컨
아보카도		버터
카놀라유		치즈(일반적인 지방)
아마씨 유		크림소스
살코기(치킨/칠면조)		도넛
저지방		치즈 튀김
견과류(호두가 최고)		아이스크림
올리브유		양고기 갈비
땅콩 기름		마가린
연어		감자칩(튀김)
정어리		가공식품
콩		스테이크
참치		전유

4. 좋은 탄수화물을 늘리고 나쁜 탄수화물을 줄이라

최근 일부 다이어트 요법에서는 탄수화물을 나쁘게 평가한다. 하지만 신체 활동에 필요한 연료를 몸에 공급하는 탄수화물은 건강을 위해 없어서는 안 될 화합물에 속한다. 음식을 통해 섭취해야 하는 탄수화물의 필요량은 뇌 유형에 따라 다르다. 바로 앞 장에서 보았듯이, 유형 1 '강박적 과식증' 환자들은 음식에 든 탄수화물을 많이 섭취할수록 기분이 좋아지는 경향이 있다. 반면에 유형 2 '충동적 과식증' 환자들은 일반적으로 단백질을 많이 먹을수록 기분이 좋아지는 경향이 있다.

당신이 어떤 유형이든 간에 양질의 탄수화물이 어떤 것인지 이해하는 것은 중요하다. 탄수화물에는 기본적으로 복합탄수화물과 단순탄수화물 두 가지 유형이 있다. 과일, 야채, 콩, 콩과 식물, 도정하지 않은 통곡물 등에 함유되어 있는 복합탄수화물은 우리 몸에 이롭다. 이러한 음식은 소화하는 데 시간이 오래 걸리며 뇌와 몸 건강에 좋은 비타민, 미네랄, 섬유질을 함유하고 있다. 피해야 할 탄수화물은 테이블 설탕, 패스트리, 사탕, 탄산수, 과일 주스, 도넛, 흰 빵, 파스타, 흰쌀 등과 같은 단순탄수화물이다. 단순탄수화물은 소화가 빨리되고 영양가가 거의 없거나 전혀 없으며, 질병을 유발하고 체중을 늘릴 수 있다.

설탕 섭취를 줄이라

보다 건강해지기 위해 중요한 첫 단계는 단 음식의 섭취를 제한하는 것이다. 설탕은 혈당치를 최고 수준으로 높였다가, 약 30분 후에는 뚝 떨어뜨린다. 그러면 당신은 활기를 잃고 멍청해진다. 이 장이 시작될 때 라마 오돔 선수의 이야기에서 보았듯이, 설탕은 분명 중독성이 있다. 그리고 설탕의 속빈 칼로리Empty Calories*는 비만과 과도한 염증을 일으킬 수 있다. 바로 이러한 이유로 설탕을 섭취하면 제2형당뇨병이나 심장병, 뇌졸

----

* 영양소는 제거된 채 에너지만을 공급해 주는 식품

중이 발병할 위험성이 증가한다. 그뿐만 아니라 설탕은 발작성 활동을 촉진한다. 존스 홉킨스 대학교에서 시행한 많은 연구에서 신경학자들이 아이들에게 단순탄수화물 섭취를 완전히 금하자, 발작성 활동이 크게 줄어들었다. 어떤 연구들에서는 반 이상이나 줄었다.

설탕은 어떤 사람들에게는 특별히 악영향을 미친다. 26세인 제니의 경우가 전형적인 예이다. 제니는 오랜 세월 동안 불안증, 우울증, 피로를 상대해 왔다. 그녀는 끊임없이 단것에 집착하며 종종 하루 종일 두통, 기분의 급격한 변화, 현기증을 겪곤 했다. 그런 제니가 정제 설탕으로 만든 사탕류를 먹지 않고 카페인과 알코올을 끊자, 증상들이 사라졌다.

설탕 소비는 10년 동안 증가 추세를 보이고 있다. 미국인들은 현재 설탕 첨가물을 하루 평균 22.2 티스푼(거의 반 컵)을 소비하고 있다. (하루 355칼로리를 소비하는 셈이다.) 미국인이 섭취하는 식품 가운데 설탕 첨가물을 가장 많이 제공하는 것은 청량음료와 기타 설탕 첨가 음료이다. 미국 심장 협회는 과도하게 섭취한 설탕이 우리 뇌에서 작용하는 해로운 역할에 주목했다. 협회는 2009년에 발표한 성명서에서 미국인들의 설탕 첨가물 섭취량을 하루에 여자는 100칼로리 이하로, 남자는 150칼로리 이하로 제한할 것을 권고했다.

만일 설탕 섭취량을 줄이고 싶다면 탄산수를 그만 마시고, 당신이 먹는 쿠키, 사탕, 아이스크림을 제한하는 것부터 시작하라. 물론 쉽지 않을 것이다. 앞서 언급한 데이비드 케슬러 박사의 『과식의 종말』에 따르면, 군침을 유발하는 많은 간식 중 고지방에 당분이 높은 콤보스 크래커는 뇌의 도파민 경로―마약과 알코올이 불을 붙이는 경로와 유사한―에 불을 붙인다. 케슬러 박사는 다른 사람들이 코카인에 중독되듯이 어떤 사람들은 실제로 초콜릿 칩 쿠키에 중독된다고 주장한다. 케슬러 박사와 그의 연구팀은 이러한 이론의 증거를 동물들의 활동에서도 확인했다. 그들이 밝힌 한 연구 결과에 의하면, 쥐는 고지방에 당분이 많은 밀크셰이크를 점차로 탐닉했고, 설탕이 더 많이 첨가되어 있는 밀크셰이크일수록 훨씬 더 많이 섭취하는 것으로 나타났다.

설탕은 심지어 달콤한 맛이 나지 않는 음식을 비롯해 수많은 가공식품에 흔히 들어 있는 원료다. 그러니 이제부터는 식품 성분을 표기한 라벨을 꼭 확인하기 바란다. 스파게티 소스, 샐러드드레싱, 케첩, 땅콩버터, 그리고 크래커는 흔히 설탕류를 함유하고 있다. 만일 식품 성분 라벨에 단순히 '설탕'이라고 표기되어 있다면, 먹지 말아야 할 음식이라고 이해하기 쉽겠지만 그렇게 표기되어 있지 않은 게 현실이다. 식품 성분 라벨에 설탕은 아주 다양한 이름으로 표기되어 있다. (아래의 내용을 참조하기 바란다.)

식품 성분 라벨에 쓰인 설탕에 해당되는 이름

설탕
전화당(轉化糖)
락토오스(Lactose)
말토덱스트린(Maltodextrin)
꿀
맥아당
포도당
몰트시럽(Malt syrup)
갈락토오스(Galactose)
당밀

농축 과즙

소르비톨(Sorbitol)

과일 주스

터비나도 설탕(Tturbinado sugar)

과당

용설란(Agave)

덱스트로오스(Dextrose)

건조한 사탕수수즙

옥수수 시럽(또는 액상과당)

사탕수수즙 결정체, 추출물

자당(蔗糖)

수캐넷(Sucanat)*

보리 엿기름

이 목록은 일부에 불과하다. 제조사들은 이보다 더 많은 이름을 사용하고 있다. 그러니 긴장할 필요가 있다. 라벨에서 이러한 이름들을 찾아보기 시작하면 당신은 얼마나 많은 음식에 설탕이 첨가되어 있는지 곧 깨닫게 될 것이다. 또한 식품 한 종류에 목록 위쪽의 몇몇 성분 중 하나만이 아니라 여러 유형의 설탕이 서너 가지, 혹은 그 이상 함유되어 있다는 걸 알게 될 것이다. 이 모든 설탕 성분들을 합산하면 첨가된 설탕의 양은 실로 엄청날 것이다. 나는 일전에 건강에 좋은 간식을 둘러보려고 상점에 들러서 소위 '헬스 바'라고 하는 음식 하나를 집어 들었다. 포장지에는 소리치듯 '건강'이라는 단어가 크게 적혀 있었지만, 성분 목록을 보니 전혀 달랐다.

---

* 사탕수수에서 추출한 원액

이른바 '헬스 바'의 성분 목록

- 그래놀라

  도정하지 않은 으깬 귀리   통밀가루

  설탕(설탕!)   당밀(설탕!)

  쌀가루   중탄산나트륨

  통밀가루   대두 레시틴

  TBHQ(삼차뷰틸하이드로퀴논, tert-   캐러멜 색소(설탕!)

  Butylhydroquinone)를 사용해 수소   보리 엿기름(설탕!)

  를 일부 첨가한 콩기름과 목화씨유,   소금

  그리고 천연 (트랜스지방) 토코페롤   탈지분유

  이 함유된 구연산 해바라기씨유

- 옥수수 시럽(설탕!)

- 쌀강정   소금

  전곡 롤드 오츠   보리 엿기름(설탕!)

  쌀

  설탕(설탕!)

- 설탕(설탕!)

- 옥수수 시럽 고형분(설탕!)

- 글리세린

- 액상과당(설탕!)

- 땅콩

- 수소를 일부 첨가한 콩 기름/혹은 목화씨 유

- 소르비톨(설탕!)

- 탄산칼슘

- 과당(설탕!)

- 꿀(설탕!)

- 천연 및 인공 조미료

- 소금

- 당밀(설탕!)

- 대두 레시틴

- 물

- 부틸히드록시톨루엔(BHT)

- 구연산

특정한 형태의 설탕이 거짓말처럼 열네 번이나 표기되어 있다. 음식 성분 라벨을 자세히 살펴본다면, 이 '건강에 좋다는' 간식, '헬스 바'는 더 이상 건강에 좋다고 할 수 없다.

설탕의 이름 목록을 살펴보다가 과일 주스와 농축 과즙을 보고는 의아하게 생각할지도 모른다. 요컨대 과일은 몸에 좋은 복합탄수화물에 속하지 않는가? 그 점을 설명하겠다. 그렇다. 과일은 몸에 좋다. 하지만 과일 주스는 몸에 별로 좋지 않다. 예를 들어 오렌지 주스는 소량의 비타민 C와 많은 당분과 물로 이루어져 있다. 주스는 오렌지에서 얻을 수 있는 섬유질을 함유하고 있지 않다. 오렌지 주스는 다이어트 콜라보다는 나을지 몰라도 오렌지만큼 좋지는 않다.

혈당 지수를 알아야 한다

혈당 지수(Glycemic Index, GI)
고 GI (70 이상)
중간 GI (56~69)
저 GI (55이하)

혈당 지수를 알아 두면 탄수화물이 당신의 혈당에 얼마나 영향을 미치는지 아는 데 도움이 된다. GI는 혈당치에 미치는 영향에 기초하여 탄수화물을 평가한다. 저혈당 탄수화물은 혈당치의 작은 변동만을 일으키며, 그것은 하루 종일 활력을 유지하는 데 도움이 된다. 고혈당 탄수화물은 혈당치를 최고점으로 높였다가 갑자기 뚝 떨어뜨린다. 이 롤러코스터 효과로 처음에는 활력이 상승하지만 얼마 후에는 활기 없고 우둔한 감정이 유발된다. 뇌 건강을 좋게 유지하기 위한 열쇠를 얻으려면 섭취하는 탄수화물의 대부분이 반드시 저혈당 탄수화물이어야 한다.

섬유질을 많이 함유하고 있는 저혈당 탄수화물을 섭취하는 것이 뇌에 훨씬 더 좋다. 식이성섬유는 건강을 증진하고 콜레스테롤을 낮추어 혈류의 원활한 활동을 촉진한다. 고섬유질 음식의 좋은 공급원은 야채, 과일, 전곡, 콩, 콩과 식물 등이 있다. 과일과 야채를 선택할 때, 비전분질 야채와 저당분 과일을 고르는 것이 가장 좋다. 감자보다는 브로콜리를, 파인애플보다는 블루베리를 생각하라. 많이 구입해 먹어야 하는 맛좋은 저혈당, 고섬유질 음식을 찾으려면 다음의 GI 값을 체크해 보기 바란다.

GI 값

저지방 요구르트 14	참마 51	흰빵 75
아스파라거스 15	오렌지 주스 52	감자 튀김 75
브로콜리 15	고구마 54	도넛 76
체리 22	현미 55	와플 76
강낭콩 27	바나나 55	떡류 77
저지방 우유 33	팝콘 55	라이스 크리스피(Rice
사과 38	감자칩 56	Krispies) 82
당근 39	치즈 피자 60	콘플레이크 83
스파게티 41	아이스크림 61	구운 감자 85
사과 주스 41	파인애플 66	대추 103
포도 46	수박 72	백미(白米) 110
오트밀 49	치리어스(Cheerios) 시리	
통밀빵 50	얼 74	

출처: 포도당 혁명(The Glucose Revolution), GlycemicIndex.com, NutritionData.com, SouthBeachDietPlan.com, Diabetesnet.com.

식사 전에는 빵에 손대지 말라

음식점들이 손님에게 왜 식사 전에 무료로 빵을 제공하겠는가? 왜 치즈가 아닌 빵일까? 아몬드나 쇠고기나 치킨은 왜 안 될까? 그 이유는 빵이 허기를 부추겨 음식을 더 많이 먹도록 유도하기 때문이다. 빵, 특히 표백 처리되고 가공된 밀가루로 만든 흰 빵은 혈당치를 급격하게 높이고, 자연적으로 기분을 좋게 해 주는 신경전달물질인 세로토닌의 뇌 속 분비량을 늘린다. 세로토닌은 행복감을 더 느끼게 해 주고 불안감을 감소시킨다.

뇌 SPECT 스캔을 통해 나는 세로토닌이 개입하면 전전두엽의 기능이 완화되거나 감소된다는 사실을 알게 되었다. 내가 뇌의 세로토닌 분비를 향상시키는 항우울제나 보조제를 처방하는 경우, 기분이 좋아지지만 의욕이 떨어진다고 말하는 환자들이 종종 있다. 전전두엽의 기능을 낮추는 처방을 하면 충동성이 높아지고 장기간의 결과에 대한 불안감이 감소한다. 식사 개시용으로 먹는 빵이나 단순탄수화물로 기분이 더 좋아질 수 있지만, 나중에 디저트가 나올 때가 되면 충동을 더 느낀다. 빵에 손대지 말고 식사가 나오기를 기다리라. 그러면 당신은 결과적으로 더 행복해질 것이다.

5. 인공감미료를 버리고 소량의 천연 감미료로 바꾸라

나는 단것을 무척 좋아한다. 단것을 좋아하지 않았더라면 좋았을 테지만, 내가 숭배했던 사탕 제조업자인 할아버지 곁에서 자라면서 확실히 불리한 상황에 놓이게 되었다. 체중에 꼭 신경 써야 한다는 걸 깨달았을 때 나는 인공감미료의 존재를 알고 감사했다. 인공감미료에는 칼로리가 없으니 말이다. 정말 좋지 않은가. 나는 인공감미료를 원하는 만큼 얼마든지 먹어도 좋다고 생각했다. 그래서 다이어트 탄산음료는 내 친구가 되었다. 25세에서 35세까지, 내가 마신 다이어트 탄산음료는 1톤은 족히 될 것이다. 그러던 중 뇌 영상 작업을 시작한 35세 때 문제가 발생했다. 아이들과 놀던 중 관절을 다쳐서 마루에서 몸을 일으키기가 어려웠던 것이다. 이후 책을 집필하면서는 손가락과 손마저 아프기 시작했다. 그제야 심각성을 깨닫고 걱정이 들기 시작했다.

처음에는 노화로 접어들어 생기는 증상이라고 치부해 버렸다. 한데 35세 때 뇌 건강에 대해 관심을 더 갖게 되면서, 다이어트 탄산음료에 들어 있는 아스파탐 같은 인공감미료가 관절염, 위장병, 두통, 기억력장애, 신경장애를 비롯한 무수한 병들과 관련 있을 수 있다는 정보를 접하게 되었다. 내 환자 중 한 사람은 아스파탐 섭취를 중단했더니 관절염과 두통이 사라졌다고 내게 말했다. 또 한 환자는 인공감미료를 먹지 않으면서 정신적인 혼란이 사라졌다고 말했다. 다이어트 탄산음료를 마시지 않은 이후에야 비로소 체중을 감량할 수 있었다고 말한 환자도 있었다.

나도 곧장 아스파탐 섭취를 중단했고, 4주 내에 내가 앓던 관절염은 사라졌다. 그전까지만 해도 다이어트 탄산음료가 내 삶의 큰 부분을 차지해 왔던 터라, 그저 시험 삼아 그 음료를 점심때 마셔 봤다. 20분이 채 안 돼 손가락이 다시 아프기 시작했다. 그 일을 계기로 내 식단에서 아스파탐을 없애 버리기로 결심했다. 당시에 나온 다른 인공감미료들은 쓴맛이 나든지 아니면 암을 유발할 가능성이 있는 것으로 보고되었다.

그 무렵 수크랄로스(스플렌다)가 나왔고, 나는 다시 달콤한 천국에 빠져들었다. 게다가 그것은 좋지 않은 뒷맛도 없었고, 먹어도 관절염이 생기지 않았다. 수크랄로스는 실제로 설탕보다 600배 단맛을 가진 것으로 알려져 있다. 설탕을 표준량대로 넣은 차나 레몬수의 맛은 상대적으로 밋밋한 편이다. 다시 한 번 그 당시를 회상해 보면, 수크랄로스가 창자 안의 건강에 좋은 박테리아를 감소시키는 것을 비롯해, 여러 건강 장애와 관련이 있다는 보고들이 나오기 시작했다.

보고된 건강 장애들 외에 인공감미료가 일으키는 심각한 문제 가운데 하나는 설탕에 대한 욕구를 증가시킬 수 있다는 점이다. 그 속빈 칼로리는 뇌의 식욕 중추를 자극하여 맛 좋은 음식에 대한 기대를 불러일으킨다. 그러나 다 먹는다고 해도 식욕 중추는 더 많이 원한다. 인공감미료는 또한 맛봉오리*의 감각을 둔감시킨다. 그러면 자연히 정량의 설탕 같은 단것으로는 당신은 충분히 만족하지 못한다.

그 때문에 맛봉오리의 민감성이 변할 수 있다. 만일 당신이 나처럼 다이어트 탄산음료를 즐겨 마시는 사람이라면, 정기적으로 마시는 탄산음료를 한동안 마시지 않은 후 마셨을 때 그 맛이 얼마나 달콤했는지 기억할 것이다. 인공감미료를 끊으면 맛봉오리는 몇 주 내에 정상으로 돌아온다.

내가 가장 좋아하는 천연 감미료는 스테비아Stevia**이다. 스테비아는 염증을 없애 주고 혈압을 낮추는 속성을 지닌 것으로 알려져 있으며, 건강에는 전혀 나쁜 영향을 미치지 않는다. 다른 천연 감미료로는 자일리톨Xylitol***과 용설란이 있다. 두 감미료를 소량만 사용해 보아도 인공감미료보다 훨씬 더 좋다는 걸 알게 될 것이다.

또 하나의 혼란스러운 트렌드는 껌, 사탕, 포장 식품, 소스, 비타민, 약물, 영양 파우더, 영양 바, 팝콘, 크림치약, 물에까지 인공감미료가 첨가되고 있다는 것이다. 이 제품을 생산하는 회사들은 제품이 더 향기로울수록 사람들이 더 쉽게 중독될 가능성이 높다는 걸 잘 알고 있다. 당신을 죽음으로 몰아가고 있는 식품 회사와 절대 공모하지 말고, 맞

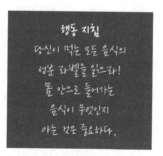

행동 지침
당신이 먹는 모든 음식의
성분 라벨을 읽어라!
몸 안으로 들어가는
음식이 무엇인지
아는 것은 중요하다.

---

* 미각을 맡은 꽃봉오리 모양의 기관으로 미각 세포와 지지 세포로 이루어져 있으며, 주로 혀 윗면에 분포한다.

** 남아메리카 파라과이 구릉지대에 자생하는 국화과 식물, 또는 그 감미료

*** 추잉검, 제과, 의약품, 구강위생제 등에 사용되는 당알코올계 감미료

서 싸워라.

6. 카페인 섭취량을 제한하라

우리는 대부분 커피에 든 카페인을 접하고 있다. 하지만 카페인은 차, 검은색 소다수, 초콜릿, 강장 음료, 그리고 각성제에도 들어 있을 수 있다. 일일 카페인 섭취량을 보통 크기의 잔으로, 커피 한두 잔이나 (홍)차 세 잔으로 제한한다면 문제가 없을 것이다. 하지만 그 이상은 문제를 일으킬 수 있다.

카페인은 뇌로 가는 혈류량을 제한한다. 혈류량을 억제하는 것은 무엇이든 노화를 촉진한다.

카페인은 뇌의 탈수 증세를 일으킨다. (뇌는 80퍼센트가 물로 이루어져 있으며 충분한 수화작용이 필요하다는 점을 기억하라.) 뇌에서 탈수 증세가 일어나면 민첩하게 사고하기가 어렵다.

카페인은 수면을 방해한다. 수면은 뇌 건강, 식욕 통제, 피부 건강을 회복하는 데 꼭 필요하다. 카페인은 잠자리에 들 시간을 알려 주는 화학물질 아데노신을 차단하기 때문에 수면 패턴을 망친다. 이 화학물질이 차단되면 수면 시간이 줄어드는 경향을 보이고 결국에는 수면 박탈로 이어진다. 그리고 충분한 수면을 취하지 못할 경우 하루를 활기차게 시작하기 위해 아침에 커피 한 잔을 꼭 마셔야 할 것 같은 기분이 들기 마련이다.

카페인에 중독될 수 있다. 카페인 섭취 습관을 끊으려고 하면 심한 두통, 피로감, 과민성을 비롯한 금단 증상을 경험할 가능성이 높다. 카페인은 심박동수를 가속화시키고 혈압을 높일 수 있는데, 경우에 따라서는 카페인을 지나치게 많이 섭취할 경우 일시적으로 혈압이 급격하게 높아지고 심박동수가 증가할 수 있다.

카페인은 신경과민을 유발할 수 있다. 평소 섭취하는 양 이상으로 카페인을 섭취하면 신경과민을 일으키고 불안감을 느낄 수 있다.

카페인은 근육의 긴장을 증가시킨다. 카페인을 섭취하면 근육이 팽팽하게 긴장할 수 있다.

카페인은 소화불량을 일으킬 수 있다. 위장 장애는 카페인을 과도하게 섭취했을 때 흔하게 일어나는 증상이다.

카페인은 염증 지표를 높일 수 있다. 두 연구 결과에 의하면, 카페인 200밀리그램은(커피 두 잔에 해당) 호모시스테인 수치와 염증과 심장병 지표를 높인다.

카페인은 생식력을 저해할 수 있다. 카페인은 조산, 기형아 출산, 불임, 저체중아 출산, 유산 등의 문제를 일으킬 수 있으니 임신한 여성들은 카페인 섭취에 주의해야만 한다.

물론, 커피가 미치는 이로운 점을 제시하는 연구 역시 많다. 커피는 알츠하이머병의 원인인 노인성 반班을 감소시키고 파킨슨병 및 대장암과 당뇨병의 위험성을 낮추는 것으로 밝혀졌다. 사실 이로운 것은 카페인이 아닌 커피에 들어 있는 다른 성분이다. 즉 디카페인 커피를 마시면 앞서 언급한 여러 문제들이 발생하지 않고 이로움을 얻을 것이다. 하버드 대학교에서 실시한 연구 결과에 의하면 디카페인 커피를 보통 커피의 절반 수준으로만 마셔도 당뇨병의 위험이 줄어드는 것으로 나타났다. 하지만 또 다른 연구에서는 카페인이 인슐린 감수성을 줄이고 혈당을 높였다. 이런 결과는 우리에게 나쁜 소식이다.

특정한 약물이나 알코올, 혹은 카페인의 이로움을 이야기하는 과학 연구를 접할 때면 항상 자문해 봐야 하는 한 가지 질문이 있다. '그 연구에 누가 자금을 지원하는가?'이다. 커피의 유용성을 옹호하는 대학교의 한 학과는 맥스웰 하우스 커피의 제조사인 크래프트 푸드로부터 부분적으로 자금 지원을 받고 있다.

7. 훌륭한 뇌 건강 음식을 섭취하라

뇌 유형과는 무관하게 뇌에도 좋고 맛도 좋은 음식들이 많다는 걸 알면 기분이 좋을 것이다. 항산화물질이 풍부하게 함유되어 있는 음식들은 몸과 뇌의 젊음을 유지하는 데 도움을 준다. 여러 연구에서 밝혀진 결과에 의하면, 과일과 야채를 비롯한 항산화물질이 풍부한 음식을 섭취하면 인지 장애 발달의 위험성이 크게 줄어든다. 항산화물질은 어떻게 작용할까? 항산화물질은 인체 내 활성산소 생성을 억제한다. 활성산소는 나이가 들어 감에 따라 생기는 뇌 기능 저하에 주요한 역할을 하는 화학물질이다. 우리 몸은 세포 하나가 산소를 에너지로 전환할 때마다 활성산소를 생성한다. 정상적인 양이 생성될 경우 활성산소는 해로운 독소를 없애는 데 기여하며 건강이 유지되도록 돕는다. 하지만 독이 되는 양만큼 생성될 경우에는 몸의 세포 기계를 손상시키며 세포의 죽음과 조직 손상을 초래한다. 이 과정을 '산화 스트레스'라고 한다. 금속이 공기 중 습기에 노출되어 부식하는 과정과 유사하다. 항산화물질은 신체의 녹 제거제라고 할 수 있다.

다양한 과일과 채소에는 이 항산화물질이 풍부하게 함유되어 있다. 특히 블루베리는 항산화물질을 아주 풍부히 함유하고 있어, 신경 과학자들은 블루베리를 '뇌 베리'라는 별칭으로 부른다. 실험 연구에서, 블루베리를 먹은 쥐들은 새로운 운동 기능을 익히는 데 훨씬 뛰어난 능력을 보였고 뇌졸중에 대한 방어력을 습득했다. 이뿐만이 아니다. 한 연구에서는 블루베리가 풍부한 음식을 먹은 쥐들의 복부 지방이 사라지고, 콜레스테롤 수치가 낮아졌으며, 포도당 수치가 개선되었다. 유사한 여러 연구 결과, 딸기와 시금치를 먹은 쥐들 또한 중요한 방어력을 습득했다.

최고의 항산화 과일과 채소
- 아싸이베리
- 블루베리
- 블랙베리
- 크랜베리
- 딸기
- 시금치
- 라즈베리
- 방울다다기양배추
- 푸룬
- 브로콜리
- 사탕무
- 아보카도
- 오렌지
- 적포도
- 붉은 피망
- 체리
- 키위

출처: 미국 농림부

블루베리가 풍부한 음식을 먹은 쥐들은 복부 지방이 사라졌고, 콜레스테롤 수치가 낮아졌으며, 포도당 수치가 개선되었다. 유사한 여러 연구 결과를 보면, 딸기와 시금치를 먹은 쥐들 또한 중요한 방어력을 습득했다.

항산화 음식에 관한 한 나는 항상 '무지개 색깔 음식'을 권한다. 이 말은 다양한 색깔의 과일과 야채를 먹으라는 의미이다. 이를테면 푸른색 음식(블루베리), 붉은색 음식(석류, 딸기, 라즈베리, 체리, 붉은 파프리카, 토마토), 노란색 음식(호박, 노란 파프리카, 소량의 바나나, 복숭아), 주황색 음식

(오렌지, 귤, 참마), 녹색 음식(시금치, 브로콜리, 완두콩), 자주색 음식(푸룬) 등등을 말한다. 이런 음식이 뇌에 영향을 공급하고 뇌를 보호해 주는 아주 다양한 항산화물질을 제공해 줄 것이다.

최고의 뇌 건강 음식 50

1. 생아몬드
2. 무가당 아몬드 밀크
3. 사과
4. 아스파라거스
5. 아보카도
6. 바나나
7. 검은콩, 강낭콩, 병아리콩
8. 파프리카
9. 사탕무
10. 블랙베리
11. 블루베리
12. 브로콜리
13. 방울다다기양배추
14. 당근
15. 저지방 치즈
16. 체리
17. 껍질 벗긴 치킨
18. 크랜베리
19. DHA가 풍부한 달걀 흰자위
20. 자몽
21. 청어
22. 허니듀
23. 키위
24. 레몬
25. 렌즈콩
26. 라임
27. 귀리
28. 올리브
29. 올리브유
30. 오렌지
31. 복숭아
32. 완두콩
33. 서양자두
34. 석류
35. 라즈베리
36. 적포도
37. 대두
38. 시금치
39. 딸기
40. 녹차
41. 두부
42. 토마토
43. 참치
44. 껍질 벗긴 칠면조
45. 호두
46. 물
47. 통밀
48. 자연산 연어
49. 참마와 고구마
50. 무가당 요구르트

섭취하는 음식들의 균형을 맞추라

당신의 뇌는 껍질 벗긴 치킨이나 칠면조 같은 저지방 단백질, 복합탄수화물, 좋은 지방의 균형이 꼭 필요하다. 특히 당신이 유형 2의 '충동적 과식증' 환자라면 혈당치의 균형을 위해서 매 끼니 저지방 단백질을 섭취하는 게 좋다. 간식과 식사에 저지방 단백질을 추가해 섭취하면 단순 탄수화물의 빠른 흡수를 늦추고, 설탕이 들어 있는 간식을 먹은 후에 따르는 뇌의 혼미 현상을 막는 데 효과를 볼 수 있다.

2000년에 나는 내 아들을 포함해 ADD 진단을 받았던 대학생 다섯 명을 상대로 균형 있는 식사의 효과에 대한 연구를 5개월에 걸쳐 시행했다. 학생들은 각각 저지방 단백질과 복합탄수화물, 좋은 지방의 균형 있는 식사를 옹호한 배리 시어즈 박사의 '존Zone 다이어트' 방식을 따랐다. 그에 더해 그들은 모두 다량의 정제 어유를 섭취했다. 실험군의 변화된 현상을 추적하기 위해 우리는 SPECT 스캔 영상을 실험 전후로 살폈다. 5개월간 식이요법을 꾸준

**나의 최고의
뇌 건강 음식 20가지**

1. _____
2. _____
3. _____
4. _____
5. _____
6. _____
7. _____
8. _____
9. _____
10. _____
11. _____
12. _____
13. _____
14. _____
15. _____
16. _____
17. _____
18. _____
19. _____
20. _____

히 지킨 이후 모든 학생들이 학업 성취도 향상과 체중 감소라는 결과를 얻었다. 학생들의 뇌 스캔 영상에서도 긍정적인 변화가 나타났다. 집중력에 관여하는 뇌 중추의 기능이 향상되었고, 감정 조절에 관여하는 영역의 과도한 활동성도 진정되었다. 건강에 좋은 음식과 어유가 뇌 기능의 균형을 잡는 데 도움을 준 것이 명백했다.

앞서 제시한 표 형식을 이용해 자신의 최고의 뇌 건강 음식 20가지 목록을 작성하고, 그 음식을 매주 섭취하라. 가장 좋아하는 뇌 건강 음식 목록을 작성하는 단순한 활동만으로도 당신이 먹을 음식에 더욱더 신경을 쓰게 될 것이다.

8. 소금 섭취량을 줄이고 칼륨 섭취량을 늘리라

많은 사람들이 살찌는 원인으로 소금을 꼽는데, 사실 잘못 알고 있는 것이다. 음식에 첨가된 소금이나 소금 자체가 체중 증가의 원인은 아니다. 하지만 일시적으로 몸의 수분을 유지시켜 주는 소금 때문에 청바지 지퍼를 올리는 데 애를 먹을 수는 있다. 소금의 문제 가운데 하나는 식료품점에 흔하게 있는 고칼로리 가공식품, 패스트푸드, 그리고 식당 음식에서 공통적으로 다량으로 발견된다는 사실이다. 이 때문에 부지중에 염분을 과다 섭취하게 되어 시간이 지나면서 체중이 불어날 가능성이 높아진다.

소금은 나트륨과는 다르다는 점을 알아 두기 바란다. 소금 속 나트륨의 함유량은 40퍼센트에 이른다. 때문에 당연하게도 많은 음식과 인체에서 나트륨이 발견된다. 나트륨과 칼륨은 다양한 신체의 기능에 관여하는 전해질로, 우리 몸이 최상의 기능을 하기 위해서는 이러한 전해질의 균형이 필요하다. 미국인들 대부분에게서 나타나듯이, 나트륨 수치가 너무 높거나 칼륨 수치가 너무 낮아서 그 균형이 깨질 때 체중 증가, 고혈압, 인슐린 저항, 면역 체계의 약화 같은 문제로 이어질 수 있다.

많은 연구들이 고혈압을 방지하기 위한 식이요법Dietary Approaches to Stop Hypertension, DASH 같은 저염분 식이요법이 단 14일 만에 고혈압을 낮춘다고 입증했다. 저염분 식이요법은 또한 뇌졸중과 심장병의 위험을 줄이는 것으로 밝혀졌다. 한 연구 결과에 의하면 소금 섭취량을 줄인 실험 참가자들의 경우 10년에서 15년 후에 심장병으로 사망할 위험이 25퍼센트나 줄어들었다. 더욱이 식이요법이 뇌에 좋은 음식―과일과 야채, 전곡, 저지방 단백질, 건강에 좋은 지방 등―의 풍부한 섭취를 기초로 하기 때문에, 결과적으로 체중을 줄이고 뇌 기능을 향상시킬 수 있었다.

소금을 줄이는 것만큼 중요한 것이 칼륨 섭취량을 늘리는 것이다. 최근 한 연구에서 밝혀진 결과에 의하면, 나트륨 섭취량의 두 배가량 칼륨을 섭취하면 심장병으로 인한 사망 위험률을 절반으로 줄일 수 있는 것으로 나타났다. 《미국 의학협회 저널》에 실린 1997년의 한 연구(33가지 임상실험의 결과를 세밀히 분석했다.)에 의하면, 칼륨 보조제를 섭취한 사람들의 혈압이 낮아진 것으로 밝혀졌다. 칼륨 함량이 높은 음식으로는 바나나, 시금치, 허니듀 멜론, 키위, 리마콩, 오렌지, 토마토, 모든 육류 등이 있다.

> **행동 지침**
> 최근의 식이요법 지침들은 칼륨을 하루에 최소 4,700밀리그램 섭취하고 나트륨은 2300밀리그램(약 소금 한 스푼)만을 섭취하라고 추천한다.

9. 간식 식단을 짜라

누구든 당신에게 하루 종일 간식을 먹지 말라고 하는 말에는 귀 기울이지 말라. 너무 오랜 시간 동안 음식을 먹지 않으면 뇌 기능이 손상될 수 있고 혈당치가 크게 떨어질 수 있다. 혈당치가 낮으면 충동을 통제하기 어렵고 과민해지기 쉽다. 또한 저혈당은 어떤 사람들에게는 정서적인 스트레스를 일으키기도 한다. 필은 불안 발작을 겪었던 56세의 남성이다. 필은 수요일 밤마다 음식점에서 저녁을 먹었는데, 집을 나서 음식점으로 향하기 전에는 꼭 불안 발작을 일으켰다. 알고 보니 평소에는 오후 6시에 저녁을 먹는데, 수요일에는 8시가 되어야 저녁을 먹기 시작한 것으로 밝혀졌다. 수요일에는 식사를 위해 평소보다 2시간을 더 기다려야 했고 그 사이 그의 혈당은 떨어졌다. 수요일 오후 6시에 간식으로 사과와 아몬드를 먹기 시작하자 필의 불안 발작은 사라졌다.

하루 종일 서너 시간마다 간식을 먹는다면, 혈당이 균형을 이루는 데 도움이 된다. 그렇다고 해서 하루 종일 실컷 먹는 게 좋다는 말이 아니다. 간식으로는 꼭 저칼로리 음식을 선택하고 단백질, 복합탄수화물, 좋은 지방을 가능한 한 균형 있게 섭취하라. 개인적으로 나는 간식 먹는 걸 무척 좋아한다. 자주 여행을 하기 때문에 떠나기 전에는 뇌 건강을 위한 간식을 꼭 챙기는데, 간식을 챙기지 않으면 공항의 선물가게에서 사탕을 집어 들고 싶은 유혹을 느낀다. 가장 좋아하는 저칼로리 간식은 '설탕이나 방부제가 전혀 들어 있지 않은' 건과乾果와 신선한 생채소이다. 과일과 채소로 탄수화물을 섭취할 때는 견과류와 저지방 스트링 치즈를 소량 곁들여 단백질과 지방까지 균형 있게 섭취한다. 건과와 야채를 구입할 때는 주의

해야 할 게 있다. 많은 회사에서 건과와 야채에 설탕, 방부제, 건강에 좋지 않은 기타 성분을 첨가하여 판매하기 때문이다. 그래서 음식 성분 표시를 꼭 읽어 보아야 한다. 아무것도 첨가하지 않은 상표를 찾아라.

다음은 내가 가장 좋아하는 몇 가지 오후 간식이다.

저지방 요구르트와 견과류

저지방 커티지 치즈와 과일, 아몬드나 마카다미아 열매 두 알

스트링 치즈 약 302그램과 포도 반 컵

마카다미아 열매 한 알이나 아몬드 세 알을 곁들인 칠면조 고기와 사과

후무스*를 채운 데빌드 에그** (달걀을 반으로 자르고 노른자를 제거한 후, 후무스 1큰 술을 넣고, 파프리카로 맛을 더한다.)

10. 종합비타민과 미네랄 보조제와 어유를 매일 섭취하라

91퍼센트의 미국인들이 일일 영양 권장량 섭취를 위해 필요한 최소치에 해당하는 '일일 5회 과일과 야채 섭취'를 지키지 않고 있다. 나는 수년 동안 사람들에게 종합비타민을 매일 섭취하라고 주장해 왔다.《미국 의학 협회 저널》도 내 의견과 같은 입장이다. 지난 22년 동안에는 매일 종합비타민을 섭취하는 걸 권장하지 않았지만 결국에는 입장을 바꾸었다. 미국 의학 협회는 이제 모든 사람들에게 비타민을 매일 섭취할 것을 권장한다. 비타민이 만성질환을 예방하는 데 도움이 되기 때문이다. 음식을 균형 있

---

* 병아리콩 으깬 것과 오일, 마늘을 섞은 중동 지방 음식

** 완숙으로 삶은 달걀을 세로로 반으로 자르고 노른자를 빼낸 후 노른자와 여러 재료를 섞어 속을 채워 만든 음식

게 섭취할 경우 보조제를 섭취할 필요가 없다고 많은 사람들이 주장한다. 옳은 주장일 수도 있다. 하지만 영양분을 완벽하게 갖춘 음식을 실제로 매일 먹는 것이 현실적으로 그리 쉬운 일이 아니다.

종합비타민과 미네랄 보조제뿐만 아니라 나는 거의 항상 환자들에게 어유 보조제도 처방한다. 오메가-3 지방산을 풍부하게 함유하고 있는 어유는 많은 조사 연구에서 중심적인 조명을 받아 왔다. 어유 연구에서 가장 주목을 받는 대상은 에이코사펜타엔산Eicosapentaenoic Acid, EPA과 도코사헥사엔산Docosahexaenoic Acid, DHA이다. DHA는 세포막, 특히 뇌와 망막에 있는 세포막의 가장 중요한 성분으로, 태아와 유아의 정상적인 뇌 발달과 정상적인 뇌 기능을 평생에 걸쳐 유지하는 데 반드시 필요한 성분이다. DHA는 뇌 세포막의 유동성과 유연성에 중요한 요소로 보인다. 또한 DHA는 우리의 사고와 정서 과정에 중요한 역할을 할 수도 있다.

11. 당신이나 당신이 마음을 쓰고 있는 사람에게 숨겨진 음식알레르기가 있는지 확인하라

음식 알레르기가 발진, 가려움, 습진, 메스꺼움, 설사를 일으킬 수 있으며, 심한 경우 쇼크나 기도의 경축을 일으켜 숨을 쉬기 어렵게 하고 사망을 초래할 수도 있다는 사실은 익히 알려져 있다. 하지만 특정한 음식과 식품첨가물이 정서적이거나 행동적인 장애, 혹은 학습장애를 일으킬 수도 있을까? 바로 그렇다. 이런 식의 반응을 '숨겨진 음식 알레르기'라고 한다. 이 알레르기가 더 좋은 몸을 만들려는 노력을 방해할 수도 있다.

내 환자 중 하나인 마크는 ADD를 앓았고 불안장애와 우울증에 시달렸다. 그는 글루탐산소다(MSG)가 첨가되어 있는 음식을 먹을 때마다 난폭해진다고 설명했다. 이런 일이 발생하는 이유를 알아보기 위해, 우리는 그의 뇌를 두 번 스캔했다. 한 번은 MSG가 첨가된 음식을 완전히 피한 후에 스캔했고, 또 한 번은 MSG를 첨가한 중국 음식을 먹은 후에 스캔했다. MSG 섭취 후에 한 스캔 결과, 마크의 왼쪽 측두엽, 즉 기분 통제 영역의 활동성에서 뚜렷한 차이가 나타났다. 나는 마크에게 MSG를 먹지 않거나 약물치료를 통해 문제를 해결할 수 있을 거라고 말했다. 놀랍게도 그는 약물치료를 선택했다. 마크는 자신이 한 번 더 흥분하면 아내가 이혼하려 들 거라고 설명했다. 그리고 이렇게 덧붙였다.

"선생님은 어떤 음식에 MSG가 들어 있는지 절대 모를 겁니다. 때로는 음식 성분 표시에 천연 조미료라고만 적혀 있어요."

당신이 계속 MSG에 집착하려 들면, 기분장애를 겪을지도 모른다.

마크의 사례가 극단적이기는 하지만 MSG, 인공 조미료, 식품 착색제와 같은 식품첨가물에 대한 민감성은 우리가 알고 있는 것보다 훨씬 더 만연할 것이다.

> **행동 지침**
> 만일 음식 알레르기가 있거나 특정 음식에 민감하다면 제한 식이요법을 따르라.

음식 알레르기에 관한 한 가장 흔한 주범은 땅콩, 우유, 달걀, 간장, 생선, 조개, 견과류, 밀 등이다. 이 여덟 가지 음식이 모든 알레르기 반응의 90퍼센트를 차지하고 있다. 그 밖에 일반적으로 알레르기를 유발하는 음식으로는 옥수수, 초콜릿, 차, 커피, 설탕, 효모, 감귤류, 돼지고기, 호밀, 쇠고기, 토마토, 보리 등이 있다.

음식 알레르기나 음식 민감성을 보여 주는 신체적인 증상으로는 눈 밑의 다크서클, 부은 눈, 두통이나 편두통, 붉어진 귀, 피로, 관절 통증, 만성 부비강 장애(코막힘이나 콧물), 위장 장애 등이 있다. 그리고 음식 때문에 생길 수 있는 행동 장애로는 공격성, 수면장애, 집중력 부족, 언어 패턴의 변화(수다쟁이가 되거나 부정확하게 발음하는 것) 등이 있다.

음식 알레르기나 음식 민감성이 의심되는 경우 전문 의료진은 제한 식이요법을 추천하기도 한다. 제한 식이요법은 일주일 이상 일반적으로 문제가 되는 모든 음식을 식단에서 없애는 것이다. 이러한 식이요법은 구속적인 특성이 강해서 따르기가 쉽지 않다. 첫 식이요법 기간 이후에는 잠재적인 알레르기 유발 음식을 하나하나씩 다시 섭취해 본다. 이 결과를 바탕으로 비정상적인 행동이나 신체적인 증상들을 유발하는 음식들은 먹는 음식 목록에서 영구히 배제한다. 영양사의 도움을 받으면 아주 큰 효과를 볼 수 있다.

피로, 불안증, 공황발작을 일으켰던 37세 여성이 제한 식이요법을 따랐을 때 어떻게 변했는지 보여 주는 사례가 있다. 그녀가 제한 식이요법을 따르자 앞서의 모든 증상이 사라졌다. 식단에 알레르기 유발 음식들을 다시 포함시킨 후 그녀는 설탕, 옥수수, 치즈, 자몽이 분노를 일으킨다는 걸 알게 되었다. 이러한 음식을 피하는 한 그녀는 이제 그런 증상에서 자유로울 수 있다.

2008년, 네덜란드의 한 연구진은 ADD 진단을 받은 아이들에게 특별한 제한 식이요법을 적용한 결과 73퍼센트의 아이들에게서 증상이 50퍼센트 이상 감소했다. 이러한 방법에는 근본적으로 어떠한 부작용도 없었으며, ADD 약물치료와 동일한 효과가 있었다. 연구 기간 동안에 아이들은 기본적으로 밥, 칠면조 고기, 양고기, 야채, 과일, 마가린, 식물성 기름, 차, 배 주스, 그리고 물만을 섭취했다. 하지만 그 결과는 놀라웠다. 이 연구를 통해 아이들의 기분과 반항적인 행동도 개선된 것으로 나타났다.

2003년에는 문제 음식을 제한하는 것이 뇌 기능에 영향을 미칠 수 있는지 판단하기 위한 SPECT 연구가 진행되었다. 연구진은 소아 지방변증 脂肪便症(밀과 밀 식품에 대한 과민성)을 앓고 있는 30명의 대뇌 혈류를 검사했다. 실험 참가자 중 절반은 거의 한달 동안 글루텐(밀, 보리, 호밀, 귀리 그리고 그런 곡식으로 만들어진 식품)을 제한한 음식을, 절반은 글루텐을 제한하지 않은 음식을 섭취했다. 또한 건강한 개인 24명은 통제집단으로서 검사를 받았다. 연구자들은 글루텐을 제한한 음식을 섭취한 소아 지방변증 환자들은 계속 글루텐을 섭취한 환자들에 비해 대뇌 혈류량의 감소가 일어날 가능성이 현저히 줄어든다는 결과를 얻었다. 글루텐을 제한한 음식을 섭취한 환자들 중 7퍼센트만이 최소한 한 영역에서 혈류량이 감소했다. 반면에 글루텐을 계속 섭취한 환자 그룹에서는 73퍼센트가 최소한 한 영역에서 혈류량 감소를 보였다. 이 연구 결과는 당신이 먹는 음식이 뇌에 직접적인 영향을 미친다는 사실을 다시 한 번 보여 준다.

나는 정서장애나 행동장애, 학습장애를 가진 많은 성인들과 아이들이 특별한 음식이나 식품첨가물을 제한한 식이요법을 따랐을 때 증상이 개선된다는 사실을 경험적으로 발견했다. 특히 나는 자폐증이나 아스페르거증후군을 앓는 아이들을 많이 치료했다. 나는 이 아이들에게 글루텐과 카세인(우유 단백질과 모든 유제품)을 제한한 식이요법을 따르게 했을 때, 그들이 겪는 일부의 행동 장애가 감소하고 언어가 개선되는 경향을 보인다는 걸 알게 되었다.

섭식장애는 조기에 치료하라

거식증, 식욕 이상 항진증, 비만과 같은 섭식장애는 매우 흔하다. 700만 명의 여성과 100만 명의 남성이 거식증과 식욕 이상 항진증을 앓고 있는 것으로 추정된다. 비만은 앞 장에서 논의한 바 있다. 거식증을 앓는 사람들은 너무 굶어 극단적으로 체중이 감소한다. 이들은 실제로 아주 야위어 보여도 스스로는 자신이 너무 뚱뚱하다고 생각한다. 식욕 이상 항진증을 앓는 사람들은 해로운 폭식과 배설을 주기적으로 반복하며, 일부러 구토를 하거나 아니면 하제나 이뇨제나 관장제를 이용해 음식물을 배설한다. 그들은 또한 폭식으로 섭취한 칼로리를 연소하려고 운동을 과도하게 하기도 한다. 이러한 질환은 건강과 뇌 기능에 아주 나쁜 결과를 초래할 수 있다. 섭식장애의 조기 치료가 건강 회복과 보다 건강한 삶으로 가는 열쇠이다.

영양학 솔루션

영양 저해 요인

저혈당

탈수증
과식
트랜스지방
포화지방
단순탄수화물
설탕
인공감미료
과도한 양의 카페인
속빈 칼로리
고염분 가공 식품
사무실 자동판매기 식품
정크 푸드
음식 알레르기

영양 향상 요인

건강한 혈당을 유지하기 위해 최소의 단백
질이 함유된 소량의 음식을 자주 섭취함
충분한 수분 보충
CRON(최상의 영양 섭취와 함께 칼로리 제한)
단일불포화지방
다중불포화지방
복합탄수화물
저혈당 음식
천연 감미료
제한적인 양의 카페인
항산화물질
칼륨이 함유된 과일과 야채
집에서 마련한 건강에 좋은 간식
종합비타민과 어유
제한 식이요법

CHAPTER 5

운동 솔루션

뇌 기능을 강화하려면 운동을 하라

운동할 시간이 없다고 생각하는 사람들은 조만간 병에 걸려 시간을 낼 수밖에 없게 될 것이다.
— 에드워드 스텐리Edward Stanley, 영국 전 수상

우리 선조들에게 신체 활동은 일상생활의 당연한 일부였다. 조상들은 식량을 얻기 위해 동물을 사냥하고 채소밭을 일구었으며, 스스로 집을 지었고, 가야 할 곳은 어디든 걸어갔다. 철저히 현대적인 세계에서 우리는 자동차로 출근해 하루 종일 책상 앞에 앉아 지내다가 자동차로 퇴근하고, 침상에서 빈둥거리다 잠이 든다. 일상생활에서 움직일 기회를 거의 완전히 박탈 당했다. 이러한 현실은 복부나 엉덩이는 말할 것도 없고, 우리 뇌에도 나쁜 소식이다.

건강한 뇌와 몸을 갖고 싶다면 당장에 자리를 박차고 일어나 움직여야 할 것이다. 신체 활동은 뇌 기능을 향상시키고 몸을 젊게 유지하는 가장 중요한 요인이다. 당신이 어린아이든 96세 노인이든, 운동은 젊음의 샘처럼 작용한다. 이 책에 소개된 솔루션 가운데 오직 하나밖에 따를 수 없다면, 이 운동 솔루션을 따르라.

지적 능력을 향상시키는 운동의 여러 가지 효과

신체 운동은 천연 특효약처럼 뇌에 작용한다. 운동은 몸 곳곳에 피를 공급하는 심장의 능력을 향상시키고, 그 결과 뇌로 가는 혈류량이 증가한다. 운동은 뇌에 더 많은 산소와 포도당과 영양물을 공급해 뇌 기능이 전반적으로 향상되도록 돕는다. 운동이 뇌에 미치는 이로운 영향은 정말 놀라울 정도로 많다. 다음은 운동이 뇌와 몸에 미치는 긍정적인 효과들이다.

운동은 새로운 뇌 세포의 성장을 촉진한다. 오랫동안 심박률을 높여 주는 유산소운동은 신경조직의 발생 및 새로운 뇌세포의 성장에 중요한 역할을 하는 화학물질인 '뇌 유래 신경 영양인자Brain-Derived Neurotrophic Factor, BDNF'를 증가시킨다. BDNF는 뇌를 위한 일종의 비료이다. 운동을 하면 당신의 뇌는 새로운 세포를 싹 틔운다. 세포를 잃은 만큼 새로운 세포를 생산하지 않으면 노화가 발생한다.

실험실 쥐를 대상으로 한 연구 결과에 의하면, 운동은 측두엽(기억에 관여)과 전전두엽(계획 및 판단에 관여)에서 새로운 세포를 생성한다. 이 새로운 세포들은 특별한 자극을 받지 않는 한 거의 4주 동안 생존하고는 죽는다. 만일 이러한 새로운 뉴런들을 정신적이거나 사회적인 상호작용을 통해 자극하면, 그 뉴런들은 다른 뉴런들과 연결되고 학습 효과를 높인다. 이런 사실이 암시하듯이 뇌에서의 새로운 세포 성장을 촉진하기 위해서는 운동이 반드시 필요하다. 정신적이거나 사회적인 상호작용을 통한 뉴런 자극 효과 때문에, 체육관에서 운동을 하고 나서 도서관으로 가는 사람들이 체육관에서 운동만 하는 사람들보다 훨씬 더 똑똑한 것이다.

신체 활동은 연령에 관계없이 인지 능력을 향상시킨다. 아무리 나이가 들었어도 운동은 당신의 기억력, 분명하게 사고할 수 있는 능력, 그리고 계획할 수 있는 능력을 향상시켜 준다. 존 J. 레이티 박사는 저서『운동화 신은 뇌Spark』에서 일리노이 주 네이퍼빌의 한 학교에서 시행한 혁명적인 체육 프로그램이 어떻게 학생들을 전국에서 가장 영리한 아이들로 변화시켰는지 상세히 설명했다. 1999년, 그 학교의 8학년생들은 수학과 과학에 초점을 맞춘 '수학 및 과학 성취도 추이 변화 국제비교연구Trends in International Mathematics and Science Study, TIMSS'라고 하는 국제 표준 검사를 받았다. 미국 학생들은 수년 동안 이 두 과목의 성취도에 있어 일본, 한국, 싱가포르, 중국을 포함한 다른 나라의 학생들보다 훨씬 뒤떨어져 있었다. 그런데 네이퍼빌의 8학년생들에게서 믿기지 않는 일이 일어났다. 아이들은 과학에서 세계 1위를, 수학에서 세계 6위를 차지했다. 미국 전체 학생들의 순위인 과학 18위, 수학 19위와 비교해 본다면 과거 추세를 바꿔 놓은 결과이다.

네이퍼빌의 체육 프로그램에 어떤 특별한 점이 있을까? 그 프로그램은 고강도 유산소운동─간단한 준비운동, 1.6킬로미터 달리기, 쿨다운*─을 찬성하는 전통적인 스포츠를 인정하지 않는다. 네이퍼빌 체육 프로그램의 유일한 법칙이라면, 학생들이 1.6킬로미터를 쭉 달리는 동안 평균 심박동수를 185 이상으로 유지하는 것이다. 이런 식의 돌발적인 체육 활동이 성과를 거두었다. 『운동화 신은 뇌』에는 이 건강 프로그램이 학생들에게 주는 다양한 혜택이 소개되어 있다.

----

* 심한 운동을 한 후에 하는 정리 운동으로 맥박과 호흡 등을 서서히 정상으로 되돌리는 과정이다.

많은 증거들이 보여 주듯이 운동은 뇌의 능력을 향상시킨다. 2005년에 캘리포니아 교육부는 신체 건강과 학업 성취도 사이의 관계를 비교한 연구 결과를 발표했다. 연구 결과 건강 수준이 가장 높은 5학년생, 7학년생, 9학년생은 표준화된 읽기와 수학 시험에서도 가장 높은 점수를 받았다. 반면에 동일한 학년의 학생들 가운데 신체적으로 가장 건강하지 못한 학생들은 두 시험에서 가장 낮은 점수를 받았다.

《소아과학》 2005년 호는 미국의 젊은이들에게 미치는 운동 효과에 관해 시행한 850개의 연구를 13명의 연구자들이 검토한 대규모 연구 결과를 발표했다. 이 연구진은 학업 성취를 이루기 위해 학령기 아동은 매일 1시간 이상 중간 강도에서 강한 강도의 운동—다양한 신체 활동을 포함한—에 참여해야만 한다고 결론 내렸다.

《브레인 리서치》에 발표된 또 다른 연구에서는 신체적으로 건강한 13세, 14세 아이들의 경우, 하루 종일 소파에 앉아 감자칩을 먹으며 TV만 보는 같은 나이의 아이들에 비해 인지 처리 능력이 훨씬 뛰어난 것으로 나타났다. 많은 다른 연구 결과에 따르면, 운동이 뇌에 미치는 이로운 영향은 일일이 열거하기가 힘들 정도이다. 신체 활동은 18세에서 25세 사이 젊은 여성의 기억력을 증진시키고 나이가 든 성인의 전두엽 기능을 향상시킨다. 신체 활동은 또한 스트레스가 강한 상황으로부터 측두엽(해마)의 단기 기억 조직을 보호한다. 스트레스는 부신에 작용하여 해마의 세포를 죽이고 기억력을 감퇴시키는 것으로 밝혀진 호르몬 코르티솔의 과다한 분비를 부추긴다. 알츠하이머병을 앓는 사람들은 정상적인 노인에 비해 실제로 코르티솔 수치가 높다.

운동은 기분을 향상시킨다. 운동을 꾸준히 하는 사람들은 앉아서 생활하는 사람들이 경험하지 못하는 행복감을 느낀다고 일관되게 말하고는 한다. 심장이 펌프질하면, 기분을 고양시키는 천연 아미노산 L-트립토판이 뇌로 더 많이 방출된다. L-트립토판은 기분의 균형을 맞추는 세로토닌의 전구체이다. 이는 비교적 작은 아미노산인데, 흔히 뇌로 이어진 혈관을 가로지르기 위해 더 큰 아미노산과 경쟁해야만 한다. 우리 몸의 근육은 운동을 통해 더 큰 아미노산을 활용하며, 이 때문에 L-트립토판은 과도한 경쟁 없이 뇌로 향할 수 있다. 그 결과 당신은 기분이 좋아질 수 있다.

> **행동 지침**
> 우울증이나 정서장애가 있다면 항우울제 복용을 생각하기 전에 우선 운동을 하라.

운동은 우울증을 완화시키는 데 도움이 된다. 미국에서는 거의 매년 1500만 명에 이르는 성인과, 아동과 청소년의 약 5퍼센트가 주요 우울 장애를 겪는다. 미국 질병통제예방센터가 시행한 연구 결과에 의하면, 수백만 명의 성인과 아이들이 처방약에 의존하고 있으며, 항우울제는 미국에서 가장 보편적인 처방약이 되었다. 운동이 우울증 치료에 처방약만큼 효과적일 수 있다고 말한다면, 당신은 뭐라고 하겠는가?

나는 우울증을 앓는 사람들을 위한 과목을 가르치고 있다. 그리고 우리가 중시하는 주요한 부분 중 하나는 이러한 질환을 피하는 데 필시 고려해야 할 운동의 중요성이다. 나는 이 모든 환자들에게 운동을 시작하라고 권장한다. 특히 심장의 펌프질을 유도하는 유산소운동을 실천하도록 권장한다. 운동 결과는 아주 놀랍다. 수년 동안 항우울제 치료를 받아 온 많은 환자들이 운동을 하면서 점차 건강이 훨씬 좋아졌고, 마침내 약물도 끊을 수 있게 되었다.

항우울제와 같은 효과를 보이는 운동의 이점들은 의학 문헌에 실려 있다. 한 연구는 운동의 이점들을 처방 항우울제 중 하나인 졸로프트의 이점들과 비교했다. 운동을 시작한 지 12주 후, 운동이 우울증 억제에 졸로프트와 똑같은 효과가 있음이 입증되었다. 10개월 후에는 약물의 효과를 능가했다. 운동이 졸로프트보다 우수한 점은 우울증 증상의 최소화만이 아니다.

모든 우울증 처방약처럼 졸로프트에는 불감증이나 성욕 감퇴와 같은 부작용이 따를 수 있다. 궁극적으로 처방약을 복용하는 것은 어떠한 새로운 기술 습득에도 전혀 도움이 되지 않는다. 반면 운동은 신체를 단련시키고 외모를 개선해 주고 건강을 증진시켜 주며, 그에 따라 스스로의 자존감을 높인다. 운동 때문에 보험 가입에 불이익을 당하는 일은 없으며 운동은 새로운 기술 습득에도 도움이 된다. 당신의 가족 중 우울한 기분에 빠진 사람이 있다면 운동이 도움이 될 것이다.

우울증과 맞서 싸울 수 있는 운동의 힘에 주목해, 나는 체육을 전 학년에 걸쳐 필수 과목으로 만들어야만 한다고 주장한다. 아동과 청소년의 5퍼센트가 우울증을 앓고 있는 현실에서 약물치료를 줄이거나 없애는 대신 운동을 시킬 생각을 왜 못하는 걸까? 우울증을 앓는 아이들을 체육에 참여시키는 것이 그들의 생명을 구해 주는 일이라는 걸 입증할 수도 있다. 미국 비밀 경호국 산하 국가위협평가센터에서는 '학교 총기 난사 사건에 관한 보고서'라는 대단히 흥미로운 보고서를 작성했다. 연구자들은 11세에서 21세 사이의 범인 41명이 관련된 학교 총기 난사 사건 37건을 조사했다. 모든 총기 난사자들이 남성이었다는 사실을 제외하고, 그들에게서 공통적으로 발견되는 유일한 특징은 무엇이었을까? 그것은 바로 우울증 내력이었다. 총기 난사자들의 절반 이상이 우울증을 경험했다고 보고했다. 사실상 그들 중 75퍼센트가 자살 소동을 벌였고, 공격을 실행에 옮기기 전에 실제로 자살을 기도했었다.

운동은 걱정과 불안을 진정시킨다. 불안장애는 미국에서는 매우 흔한 장애로, 대략 성인 4,000만 명이 앓고 있고 청소년은 10명 중 1명꼴로 불안장애에 시달리고 있다. 수백만 명의 미국인들이 너무 많은 시간을 사소한 일을 걱정하며 보내고 있다. 걱정이나 부정적인 사고에 시달리고 있는 경우 운동은 반가운 기분 전환 방법이다. 연구 결과에 의하면 고강도 활동은 불안감을 진정시키고 공황발작 발생률을 줄일 수 있다. 예를 들어 당신이나 당신의 가족이 곧 있을 시험 때문에 스트레스를 받거나 논쟁에 대한 생각을 떨쳐내지 못하고 있다면, 신체적 활동이 마음을 정화하는 데 도움이 될 수 있다.

운동은 치매와 알츠하이머병의 발병을 막고 지연하고 줄이는 데 도움이 된다. 캐나다의 연구진은 신체적 활동과 인지력 손상 및 치매의 위험성 사이의 관련성을 밝히기 위해, 5년에 걸친 대규모 연구를 시행했다. 연구진은 1991년~1992년, 1996년~1997년까지 65세 이상의 남녀 4,615명에 관한 정보를 수집했다. 연구진은 연구를 처음 시작했을 때 실험 참여자들을 평가하고, 5년 후 종결 시점에서 다시 평가했다. 그 결과 참여자들 중 3,894명이 인지력 손상 없이 정상 상태였고, 436명에게서 인지력 손상이 발견되었으나 치매는 없었으며(즉, 가벼운 인지력 손상이 있었다.), 285명이 치매 진단을 받았다.

신체적 활동은 인지력 손상, 알츠하이머병, 그리고 종류에 상관없이 치매 위험성을 낮추는 것으로 나타났다. 신체적 활동 수준이 높을 경우 이러한 위험성에 노출될 가능성도 훨씬 낮았다. 연구진은 마침내 규칙적인 신체적 활동이 노인들의 인지력 저하와 치매를 예방하는 데 실질적이고 강력한 보호인자 역할을 한다고 결론을 내렸다.

많은 다른 연구들은 이러한 결과를 뒷받침하며, 신체 운동이 치매나 알츠하이머병과 연관된 인지력 저하를 막거나 지연시킨다는 사실을 보여 준다. 연구 결과에 의하면 65세 이상의 경우, 가벼운 강

> **행동 지침**
> 나이가 65세 이상일 경우,
> 인지력 저하를 지연시키거나
> 막고 싶다면 운동을 하는 게
> 무엇보다도 중요하다.

도에서 중간 강도 사이의 운동은 알츠하이머병으로 인한 인지력 손상 및 치매의 위험성을 약 50퍼센트까지 줄인다. 케이스 웨스턴 리저브 대학교에서는 사람들이 매일 TV 시청을 얼마나 하는지 조사했다. 그 결과 사람들의 TV 시청 시간은 그들의 운동 수준에 반비례했다. 즉, 사람들은 TV를 많이 볼수록 운동을 적게 하는 경향이 있었다. 연구 대상자들 중에 하루에 2시간 이상 TV를 시청하는 사람들(소위 소파에 앉아 감자칩을 먹으며 TV만 보는 사람들)은 알츠하이머병에 걸릴 확률이 그렇지 않은 사람들에

비해 두 배나 높았다. 반면 일주일에 두 번 이상, 매번 최소 30분간 운동을 하는 45세 이상의 사람들은 예방 효과가 높았다.

이미 치매나 알츠하이머병을 앓고 있는 사람들도 신체적 활동에서 보상을 확인할 수 있을 것이다. 오스트레일리아에서 시행한 연구에서 기억력이 손상된 노인들이 6개월에 걸친 운동 프로그램을 따랐더니, 이후 18개월이 흐르는 동안 인지력 저하가 감소되는 것으로 나타났다.

운동은 ADD 증상을 완화시킨다. ADD를 치료하는 최고의 자연치료제는 운동이다. 나는 경험을 통해 운동량과 ADD 증상의 심한 정도 사이에 직접적인 연관성이 있다는 걸 알게 되었다. 임상 경험을 통해, 환자들이 규칙적으로 운동하면 ADD의 약물치료가 더 효과적이라는 것을 깨달았다. 나는 특히 ADD를 겪고 있는 많은 아동과 청소년을 치료한다. 환자들은 봄이면 가끔 약물치료가 이전만큼 효과가 없다고 불평하고는 한다. 이런 얘기를 들으면 나는 항상 그들에게 일상에서 하고 있는 운동에 변화를 주었느냐고 묻는다. 그들은 야구와 강도 높은 유산소운동을 해 왔지만, 계절이 바뀌면서 어떤 신체 활동도 하고 있지 않다고 종종 말하고는 한다. 내가 그들에게 다시 운동을 하라고 권하면 약물치료의 효과는 다시 좋아진다. ADD 환자를 치료하면서 나는 약물의 양을 쉽게 늘릴 수도 있지만 부작용 때문에 조심하는 편이다. 반면 운동에는 부작용이 없고 이점들이 많다. 그래서 환자들을 우선 그 길로 안내하는 걸 선호한다.

운동이 훌륭한 ADD 천연 치료제라는 사실에 대해서 더 많은 증거를 원한다면, 올림픽 금메달 수상자인 마이클 펠프스의 예를 주의 깊게 살펴보기 바란다. 9세 때 ADD 진단을 받았던 펠프스는 수업에 집중하는 데 어려움을 겪으며 학업과 씨름했다. 증상을 완화시키기 위해 ADD 처방약인 각성제를 복용하기 시작했지만 6학년 때 어머니에게 약물 복용을 중단하고 싶다고 말했다. 그 무렵, 그는 하루에 일정 시간을 수영장에서 수영을 하며 보내고 있었다. 강도 높은 유산소운동 덕분에 약물의 도움 없이도 집중력을 유지할 수 있었던 것이다.

특히 청소년에게 신체 단련은 더 좋은 행동을 촉진시킨다. 캘리포니아 대학교 어바인 캠퍼스의 연구진은 건강한 청소년 146명을 대상으로 한 연구를 통해, 신체적 활동이 그들의 생활에 미치는 효과를 조사했다. 연구 결과에 의하면 신체적으로 튼튼한 10대들은 그렇지 못한 10대들에 비해 덜 충동적이고 행복감을 더 느꼈으며, 살아가면서 좋은 일을 할 가능성이 더 높았다.

운동을 규칙적으로 하는 사람들은 단잠을 잔다. 나이와 상관없이 규칙적인 운동은 뇌에서 멜라토닌을 정상적으로 생성시켜 수면 습관 개선에 도움을 준다. 뒤뜰에서 몇 시간이나 거칠게 뛰어놀다 들어온 아이들이 밤에 곤히 잠드는 모습을 지켜본 적이 있다면, 운동의 숙면 효과를 잘 알 것이다. 10장에서는 최적의 뇌 기능을 평생 동안 유지하는 데 수면이 왜 중요한지 그 이유를 설명한다. 다만, 규칙적인 운동을 권장하지만 취침 시간 전에는 격렬한 운동을 피하는 게 좋다는 점을 기억하기 바란다. 잠들기 대략 네 시간 전에는 신체 활동을 끝내는 게 좋다.

운동은 여성들이 호르몬 변화에 대처하는 데 도움을 준다. 여러 연구 사례가 증명하듯 규칙적인 운동은 '월경전증후군Premenstrual Syndrome, PMS'과 관련된 증상들도 최소한으로 줄여 주는 경향이 있다. 또한 규칙적인 운동은 여성들이 임신, 폐경전후증후군, 그리고 폐경기 중에 발생하는 불규칙적인 호르몬 변화에 잘 대처하도록 도와준다.

운동은 더 좋은 건강과 더 좋은 활력과 더 좋은 기분의 열쇠이다

운동은 건강을 촉진하고 장수에 기여한다. 규칙적인 운동은 혈관의 평활근을 이완·확장시켜 피가 몸 전체로 더 자유롭게 흐르도록 하는 화학물질인 산화질소를 증가시킨다. 어쩌면 생소한 이야기일지 모르지만, 혈관에도 근육이 있다. 운동을 할 때마다 당신의 혈관도 운동을 하게 된다. 일관성 있는 운동으로 당신의 혈관은 더 튼튼해질 수 있다. 혈관이 튼튼해지면 피가 심장, 기관, 조직들로 지속적으로 고동쳐 흐르는 데 도움이 된다. 이처럼 운동으로 혈관이 건강해지면 결과적으로 아주 중요한 기관들의 건강이 향상되고, 인지력 저하와 연관이 있는 고혈압, 뇌졸중, 심장병 등의 위험성이 줄어든다.

신체 활동은 또한 인슐린의 고혈당 예방 능력을 향상시킨다. 그 덕분에 당뇨병의 위험성이 줄어든다. 뿐만 아니라 운동은 모든 세포의 주요 항산화물질인 글루타티온의 생성을 증가시킨다. 글루타티온 수치가 증가하면 근육과 다른 조직들이 활성산소 때문에 손상을 입거나 조기에 노화될 가능성이 줄어

> **행동 지침**
> 활력 수준을 높이려면
> 카페인을 섭취하기보다
> 매일 운동을 하라.

든다. 또한 연구 결과에 의하면, 가벼운 강도에서 중간 강도 사이의 운동
은 골다공증, 유방암, 대장암이 발병할 위험을 줄여 주는 것으로 나타났
다. 신체 활동은 노인의 근육긴장과 근지구력을 발달시킨다. 근육긴장과
근지구력이 발달하면 추락의 위험이 그만큼 줄어든다.

  습관적인 운동은 당신의 활력 수준을 높이고 무기력감을 떨쳐 낸다. 운
동을 통해 당신은 온종일 침상에서 빈둥거리는 대신에 큰 열정을 얻을 수
있다. 당신은 외출하여 하고 싶은 일들을 수월하게 해낼 수 있을 것이다.
이런 활동들로 당신은 훨씬 많은 칼로리를 연소하며, 멋진 모습과 밝은
기분을 유지할 수 있다.

당신의 미용법에 운동을 추가하라

  뇌에 좋은 것은 심장에도 좋고 생식기관에도 좋고 피부에도 좋다. 운동
은 몸의 모든 기관으로 가는 혈류량을 높인다. 때문에 운동이 인체의 가
장 큰 기관인 피부에 이롭다는 것은 너무나도 당연한 사실이다. 혈액순환
이 원활해질수록 피부세포로 전달되는 산소량과 영양소가 많아지기 마련
이다. 그러면 피부가 축 처지고 피부에 주름이 생기는 걸 막는 데 도움을
주는 보조 단백질인 콜라겐의 생성과 세포의 재생이 촉진된다. 또한 오염
과 기타 환경 독소의 일상적인 습격에 대한 피부의 방어력도 높아진다.
요가 같은 특정한 운동은 여드름을 예방하는 데 도움을 주기도 한다. 어
떻게 그럴까? 요가를 비롯한 여러 종류의 운동은 스트레스를 줄여 준다.
그 때문에 흔히 여드름의 원인이 되는 스트레스 호르몬의 생성이 최소화
되는 것이다.

증가된 혈류량 덕분에 발그레하게 화색이 돌기도 한다. 스코틀랜드 세인트 앤드루스 대학교의 연구진에 의하면, 사람들은 발그레한 얼굴을 더 건강하고 잠재적으로 더 매력적으로 인식한다. 이 연구는 《심리 과학》에서 크게 다루어졌는데, 연구진은 20대의 참여자들에게 디지털 사진 속 얼굴색을 더 건강하게 보이도록 바꾸라고 요구했다.

행동 지침
만일 스스로가 너무 늙어 보이는 것 같아서 다시 젊어지려고 주름살 제거 수술이나 레이저 시술을 고려 중이라면, 우선 운동을 실천해서 피부로 가는 혈류량을 늘려라.

그 결과 학생들은 사진 속 인물을 더 건강한 외모로 꾸미기 위해 거의 예외 없이 얼굴에 붉은색을 더했다. 이 결과는 운동이 그저 몸매를 개선시키는 것 이상의 혜택을 준다는 사실을 뒷받침하는, 보다 명확한 증거이다. 즉 운동은 당신을 더욱더 매력적으로 만들어 준다.

일리노이 대학교에서 시행되었던 한 동물 연구에서 연구진은 규칙적인 중간 강도의 운동이 피부에 또 다른 도움을 준다는 사실을 밝혔다. 운동이 상처를 치유하는 데 걸리는 시간을 줄여 준다는 것이다. 연구진이 내린 결론에 의하면, 운동은 염증을 감소시킴으로써 치유 시간을 가속화시킨다. 이 연구 결과가 보여 주듯이, 일반적으로 상처 치유에 어려움을 겪는 당뇨병 같은 질환을 앓는 사람들에게 운동이 큰 도움이 될 수 있다.

지방을 연소시키기 위해 활발히 움직이라

지방을 없애기 위해서는 섭취하는 것보다 더 많은 칼로리를 연소시켜야 하는데, 이때 운동이 도움이 된다. 운동이 지방에 미치는 효과를 다룬

과학 서적을 살펴보면, 신체적 활동이 체중 감소에 효과가 있다는 사실을 밝힌 연구를 수천 가지는 확인할 수 있다. 유산소 운동 또한 신진대사를 활성화시켜 칼로리 연소력을 높인다. 신진대사는 당신이 섭

행동 지침
더 많은 칼로리를 연소시키려면 일상생활에서 신체적 활동 시간을 늘려라.

취한 음식을 에너지로 전환하는 복잡한 과정이며, 당신이 얼마나 빨리 그 에너지를 연소시키는가를 결정하기도 한다. 근육조직을 만드는 일상적인 운동과 활동은 칼로리를 더 많이 연소하도록 돕는다. 이를 통해 체중 증가를 막거나 원하는 목표대로 체중을 감량할 수 있다. 운동을 하면 당신의 몸은 더 멋지고 좋아 보인다. 그러면 당신 자신에 대한 만족감 또한 더 커질 것이다. 뿐만 아니라 운동을 하면 협응력, 민첩성, 속도, 유연성이 더 좋아지는 등 많은 신체적인 혜택을 얻을 수 있다.

운동을 하면 뇌와 몸의 건강에 좋은 선택을 하게 된다

신체 활동을 하면 일반적으로 자신에게 좋은 음식을 더 먹고, 더 잘 자고, 건강에 더 신경 쓰게 된다는 사실을 알고 있는가? 한 연구에서는 대학생 62명을 대상으로 12주간의 운동 프로그램이 그들에게 미치는 효과를 검증했다. 3개월이 끝날 시점에 학생들은 건강에 좋은 음식을 더 먹게 되고, 자신의 건강에 책임을 더 지게 되고, 더 많은 사회적 지원을 찾게 되고, 스트레스를 더 잘 통제하게 되었다고 보고했다.

《소아과학》 2006년 호에는 TV를 많이 시청하는 10대들과 아주 폭넓은 신체 활동에 참여하는 10대들을 비교한 연구 결과가 실렸다. 연구 결과

행동 지침

만일 담배를 끊거나
술을 끊거나 스트레스를
진정시키거나 건강에
좋은 음식을 더 먹고 싶다면,
운동이 그 목적을 이루는 데
도움이 될 것이다.

신체 활동에 참여하는 청소년들은 음주, 흡연, 마약, 폭력, 섹스, 비행 같은 위험한 행동에 빠질 가능성이 낮았다. 이 흥미로운 연구는 또한 부모와 함께 신체 활동에 참여했던 10대들은 그런 위험한 행동으로 곤경에 처할 가능성이 가장 낮다는 걸 보여 주었다. 이들은 또한 신체 활동이 적은 10대들이나 스포츠를 부모와 함께 하지 않는 활동적인 청소년들에 비해 높은 자존감을 보였다. 반면에 많은 시간 동안 TV를 시청하거나 비디오게임을 하는 10대들은 앞서의 모든 위험한 행동들에 빠질 위험성이 더 높게 나타났고 자존감이 낮았다.

이 연구는 수년 동안 이어 온 나의 주장을 강력히 뒷받침해 준다. 이제 TV를 끄고 비디오게임을 중단하고 활동적으로 생활하기 바란다.

카우치 포테이토 증후군COUCH POTATO SYNDROME*은 뇌와 몸에 왜 해로운가

주로 앉아서 지내는 생활 습관은 뇌와 전반적인 건강과 몸에 가장 해로운 일 가운데 하나이다. 운동이 부족하면 인체의 혈류량에 부정적인 영향을 미친다. 유산소운동으로 혈액을 펌프질하지 않으면 산화질소 수치가 떨어진다. 그렇게 되면 혈관 벽이 비틀리게 되고, 이는 혈액이 자유롭게 고동쳐 흐를 수 있는 힘을 제한한다. 그 결과 심장병이나 고혈압, 뇌졸중

----

* 소파에 앉아 감자칩을 먹으며 오랜 시간 동안 TV 시청에 탐닉하는 습관

에 걸릴 위험이 높아진다.

혈류량이 충분하지 않으면 뇌의 심층 영역의 혈관도 비틀리며, 경미한 뇌졸중이 발생할 위험이 높아진다. 세월이 흐르면서 이러한 경미한 뇌졸중 발생 빈도는 계속 높아지게 되고 뇌 심층 영역의 기능을 정지시켜 활동을 못하게 만들 수도 있다. 뇌 심층 영역은 다리 움직임과 사고 및 행동의 속도를 통제한다. 이 영역은 파킨슨병의 영향을 받는 뇌 영역의 일부이다. 임상 영상에서 뇌졸중이 파킨슨병과 아주 닮은 모습으로 나타나는 것도 이 때문이다. 운동을 하지 않은 40세 이상의 사람들이 신체 활동이 왕성한 또래에 비해 정신적으로 예리하지 못한 것도 이런 이유이다.

'카우치 포테이토'가 되면 고혈압이 되기 쉽고, 고혈압일 경우 다른 뇌 관련 건강 장애가 발생할 위험이 높아진다.《신경학》에 실린 최근 연구 결과에 의하면, 비교적 젊은 나이인 45세에도 고혈압 증상이 있다면 기억력과 사고 기술에 장애가 발생할 가능성이 훨씬 높다. 특히 확장기 혈압(최저혈압)이 높은 중년들은 정상 수치인 또래에 비해 훨씬 더 위험하다. 확장기 혈압이 10퍼센트 증가할 때마다 인지력 장애를 겪을 확률은 약 7퍼센트씩 증가한다. 이 연구에는 거의 20,000명에 이르는 사람들이 관여했으니, 고혈압과 기억력장애의 관계를 밝힌 가장 큰 규모의 조사라 할 수 있다.

이러한 연구 결과는 40세에서 60세 사이의 중년층이 고혈압을 제대로 치료하지 않으면 치매에 걸릴 위험이 높아진다는 결론을 내린 '호놀룰루 노화 연구'를 뒷받침해 준다. 중년기에 수축기 혈압이 160 이상이거나 확장기 혈압이 90 이상인 사람들은 70세 이후에 치매에 걸릴 위험성이 고혈압을 치료한 사람들보다 3.8에서 4.8배나 더 높았다. 신체 활동의 부족으로 인한 손상은 정말 파괴적인 수준일 수 있다. 운동을 피하면 근본적으로 당신은 이 장의 앞부분에서 언급했던 혜택들, 즉 뇌와 건강과 몸이 누릴 수 있는 모든 혜택과 작별을 고할 수 있다.

가장 좋은 운동

가장 좋은 운동은 심박률을 높이고 심장의 펌프질을 유도하는 유산소운동, 근육을 강화시키는 저항력 운동, 그리고 뇌 기능을 활성화시키는 협응운동을 겸한다.

심혈관 운동 유산소운동은 뇌 건강의 열쇠 가운데 하나로, 신경조직의 발생이나 새로운 세포의 성장에 중요한 역할을 한다. 원칙적으로 유산소운동은 짧은 시간의 준비운동, 20~45분 동안 지속하는 중간 강도에서 높은 강도 사이의 운동, 그리고 쿨다운으로 이루어져 있다. 몇몇 연구 결과에 의하면 아주 짧은 시간 동안이라도 고강도 활동을 하면 뇌에 유익하다. 달리기, 빠르게 걷기, 수영, 조정, 그리고 계단 오르기는 우리가 할 수 있는 수많은 유산소운동 가운데 일부이다.

실외에서 하든 체육관에서 하든 운동을 하여 심장의 펌프질을 유도하면 뇌에 유익할 것이다. 동물 대상 실험에서 쳇바퀴를 달린 실험군은 실외의 유산소운동에서 보인 인지력 향상과 유사하게 기억력이 크게 강화되었다. 유산소운동의 장점 중 하나는 값비싼 장비가 필요하지 않다는 점이다. 그저 운동화를 신고 나가기만 하면 된다.

저항력 운동 전문가들은 유산소운동이 뇌에 미치는 긍정적인 영향에 대해 수년 동안 강조해 왔다. 《영국 스포츠 의학 저널British Journal of Sports Medicine》에 발표된 새로운 연구 결과, 저항력 운동에도 역시 뇌를 보호하는 능력이 있는 것으로 나타났다. 연구진은 세 가지 운동의 실험을 토대로 저항력 운동이 노인의 인지력 저하를 막을 수 있다는 결론을 내렸다. 아령, 운동용 짐볼, 고무 밴드, 자신의 체중 등이 가하는 저항력을 이용해 체력과 근육을 강화하는 것이 저항력 운동이다. 예를 들어 체중을 이용하는 팔굽혀펴기나 턱걸이, 쪼그려 앉았다 일어나기 같은 운동으로 근육을 강화할 수 있다. 조정, 수영, 계단 오르기 같은 특정한 저항력 운동은 유산소운동을 겸하기 때문에 뇌에 훨씬 더 유익하다.

협응운동 협응을 요하는 운동은 뇌의 뒷부분에 위치한 소뇌를 활성화해 사고력, 인지 유연성, 정보 처리 속도를 향상시킨다. 이는 춤, 테니스, 야구처럼 협응을 요하는 운동을 하면 더 영리해질 수 있다는 걸 의미한다. 뿐만 아니다. 동물을 대상으로 한 여러 연구에서 복잡한 움직임을 계획하고 실행에 옮겨야만 하는 신체 운동이 실제로 뇌의 구조를 바꾼다는 결론을 얻기도 했다.

브라질의 연구자들은 이 이론을 연구에 적용하여 경쟁심이 강한 유도 선수들의 뇌와 유도를 하지 않는 참여자들의 뇌를 비교했다. 유도는 민첩성과 적을 압도하고 허를 찌르는 교묘한 기술에 의존하는 무술이다.(뇌 손상을 초래할 만한 대련을 하지 않는 한 유도는 훌륭한 운동이라고 생각한다.) 연구 결과 유도 선수들은 유도를 하지 않는 사람들에 비해 회백질 조직의 밀도가 현저하게 높은 것으로 나타났다. 회백질이 더 많을수록, 그것이 뇌 세포체로 더 많이 전환될 수 있기 때문에 뇌 기능이 그만큼 더 좋아진다.

복합 운동 다양한 종류의 운동을 하는 게 좋다. 가령, 새로운 뇌 세포들을 생성하는 유산소운동을 통해 지력을 향상시키고 싶을 경우, 고강도 유산소운동에 한정해야 한다고 생각할 수 있다. 하지만 생각이나 학습, 기억 같은 다른 목적을 위해 뇌가 새로운 세포들을 모을 수 있도록, 그 새로운 세포들 사이의 연결을 강화시키는 것은 바로 복합 운동이다.

세상에서 가장 좋은 뇌 운동

나는 운동 중에서 탁구를 가장 좋아한다. 탁구는 세상에서 가장 좋은 뇌 운동인 동시에 고도의 유산소운동이다. 탁구를 할 때는 몸을 비틀기도 하고, 낮게 굽혔다가 높이 쭉 뻗어 보기도 하고, 좌우로 이리저리 움직이기도 하는 등 온갖 방법으로 상체와 하체를 모두 움직인다. 게다가 탁구는 뇌를 대단히 많이 활용하는 운동이다. 우선 손과 눈의 협응력과 반사 능력(소뇌와 두정엽)을 강화하는 데 아주 좋다. 공간을 가로지르는 탁구공을 쫓기 위해(두정엽과 후두엽의 기능) 집중력을 발휘해야 하고(전전두엽의 기능) 공의 회전을 계산하고(두정엽과 후두엽의 기능) 타구打球와 전략을 계획해야만(전전두엽과 소뇌의 기능) 한다. 팔을 휘둘러 원하는 전술을 성공적으로 실행해야만(전전두엽과 소뇌의 기능) 한다. 또한 경기 내내 점수에 지나치게 신경 써

> **행동 지침**
> 뇌 기능을 향상시키려면,
> 유산소운동과 복잡한 움직임을
> 결합한 다양한 운동을 하라.

서 신경이 예민해지지 않기 위해 침착성을 유지해야만 한다(기저핵의 기능). 몇 분 전에 내 준 점수에 연연해서도 안 되고(전측 대상회의 기능), 실수를 했을 때 화를 내서도 안 된다(측두엽의 기능). 탁구는 그야말로 '유산소 체스'라고 할 만하다.

내가 탁구를 가장 좋아하는 또 다른 이유는 뇌를 손상시킬 위험이 거의 없는 운동이라는 점이다. 1999년에 나는 선수들 수백 명이 참가한 전미 탁구 토너먼트 대회에 나갔었는데, 대회 중에 뇌 손상 사건이 단 한 건도 발생하지 않았다. 일본에서 이뤄진 한 흥미로운 뇌 영상 연구 결과에 의하면, 탁구는 뇌 기능을 조화시키는 데 도움을 준다. 연구진은 한 집단을 정해 탁구하기 전후에 10분 동안 검사를 시행했다. 그 결과 '탁구를 친 이후'의 영상에서는 뇌의 사고 영역인 전전두엽, 그리고 소뇌가 크게 활성화된 모습이 나타났다.

게다가 탁구는 모든 가족 구성원이 할 수 있는 스포츠이다. 운 좋게도 내가 성장할 때 우리 집 뒤뜰에는 탁구대가 있었다. 그래서 나는 어릴 적부터 형제나 부모님과 탁구를 자주 쳤다. 빛처럼 빠른 반사 신경을 가지고 있던 어머니가 내 치열한 라이벌이었다. 어머니는 보통 코트의 여왕으로 군림했다. 나는 항상 아주 오랜 시간 동안 탁구를 치면서도 내가 운동을 하고 있거나 뇌 기능을 향상시키고 있다는 걸 깨닫지 못했다. 탁구는 내게 놀이였다.

뇌에 좋은 또 다른 운동으로는 춤과 테니스가 있다. 춤은 고도의 유산소운동으로, 그저 음악에 맞춰 몸을 흔드는 것에

행동 지침
항상 뇌에 안전한 스포츠나
활동을 선택하라.

그치지 않는다. 특히 새로운 스텝을 배우는 것이 뇌에 좋은 영향을 미친다. 일정한 스텝을 암기해야 하는 힙합이나 재즈 댄스 수업을 받는다면 가장 좋을 것이다. 테니스는 탁구처럼 뇌의 능력을 고양하는 고강도 신체활동이다. 차이라면 전통적인 테니스는 탁구에 비해 활동 속도가 느리기 때문에 반사 신경를 기르는 운동 효과는 탁구에 비해 덜하다는 정도다.

어서 시작하라! 당장 운동 계획을 세우라

운동으로 몸과 뇌를 더 건강하게 만들려면 지금 당장 행동으로 옮기는 것이 우선이다. 만일 운동이 처음이라면 천천히 점진적으로 시작하는 것이 좋다. 너무 많이, 너무 빠르게 하려다 보면 다치고 지칠 수 있다. 처음 운동을 시작할 때는 어린아이가 무엇이든 배울 때와 같다. 걷기 전에 기어야 하고, 두 바퀴 자전거를 타기 전에 보조 바퀴가 달린 자전거로 연습해야만 한다.

운동 습관을 들이는 데는 시간이 든다. 습관이란 당신이 실천하라는 명령을 내리면, 당신의 뇌가 비교적 자동적으로 실행에 옮기는 일련의 행동이다. 습관이 되려면 당신의 뇌가 기능 하나를 자동적으로 실행하는 법을 터득하기 전에 무수한 반복이 선행되어야 한다. 운동 습관을 들이는 최고의 방법은 매일, 혹은 매주, 며칠에 걸친 특정한 날에 운동을 할 수 있는 구체적인 시간과 장소를 잡는 것이다. 그렇다고 해서 매번 같은 운동을 해야 한다는 의미는 아니다. 일

> **행동 지침**
> 운동을 규칙적으로 하라.
> 운동을 할까 말까
> 망설이지 말라. 운동은
> 양치질처럼 일상적인 습관이
> 되어야 한다.

상에 변화를 주는 것이 가장 좋다. 지루함은 사라지고 당신과 당신의 가족에게는 계속 동기부여가 될 것이다. 몇 달간 일상 패턴을 따라 계속 운동을 하다 보면 운동을 할지 말지 자신이 더 이상 고민하지 않는다는 걸 알게 될 것이다. 당신은 그냥 운동을 하게 된다. 그때쯤이면 운동은 평생 동안 당신의 뇌와 몸을 건강하게 유지시키는 데 도움이 되는 습관이 되어 있을 것이다.

당신의 뇌에 맞는 최고의 신체 활동을 찾으라

운동에 관한 한, 모든 사람에게 똑같이 좋은 한 가지를 꼽을 수는 없다. 뇌의 상태에 따라, 흥분되거나 자극적이거나 경쟁적이거나 혹은 위험하기까지 한 활동에 끌릴 수도 있고, 조용하거나 차분하거나 고독한 활동을 추구할 수도 있을 것이다. 자신에게 어떤 운동이 맞든 간에 반드시 일주일에 세 번 이상, 매번 20분 이상 유산소운동을 하라. 가령 요가를 해 보니 집중력과 스트레스 완화에 도움이 된다는 걸 알았다면, 요가를 하라. 다만, 요가는 보통 유산소운동을 했을 때만큼 심박률을 높이지는 않는다는 점을 명심하라. 요가를 좋아한다면 유산소운동과 번갈아 가면서 요가를 하는 게 좋다.

당신의 뇌 유형에 좋은 신체적 활동을 찾는 데 다음 표가 참고가 될 것이다.

뇌를 치유하고 멋진 몸매 유지에 도움이 되는 신체 활동을 할 것

특정한 장애(문제)	운동 유형
전전두엽 기능 장애 (ADD, 짧은 주의 범위, 충동성, 계획력 부족)	고강도 유산소운동, 탁구, 명상
기저핵 기능 장애 (불안장애, 공황발작, 만성적인 걱정)	요가, 유산소운동
심층 변연계 기능 장애 (우울증, PMS)	춤 같은 사교 활동을 통한 유산소운동
전측 대상회 기능 장애 (적대감, 부정적인 사고에 집착)	세라토닌 분비를 증가시키기 위한 고강도 유산소운동
측두엽 장애 (기억력장애)	음악 스텝에 맞춘 춤이나 에어로빅 강좌
소뇌 장애 (사고 속도 저하)	협응운동

다음은 추천할 만한 뇌 친화적인 운동(활동)이다.

- 탁구
- 테니스
- 춤 및 춤 강좌
- 「댄스 댄스 레볼루션Dance Dance Revolution」(내가 인정하는 유일한 비디오게임이다.)

- 달리기
- 걷기
- 골프 (단, 코스를 빠른 걸음으로 걸을 것. 부디 골프장 카트를 이용하지 말라!)
- 하이킹
- 프리스비* 던지기
- 수영
- 야구
- 배구
- 줄넘기
- 개 산책시키기
- 자선모금 달리기/걷기
- 체육관에서의 운동
- 에어로빅 강좌
- 배드민턴
- 무술(대련은 하지 말고, 특히 이마로 판자를 깨는 짓은 하지 말라!)

어떤 운동(활동)을 선택하든, 심박률을 높이는 운동이 좋다는 사실을 명심하라. 이 목록에 있는 어떤 운동(활동)이든 선택한 운동에 충분히 노력을 쏟는다면 유산소운동의 이점을 누릴 수 있을 것이다. 많은 사람들이

---

* 던지기를 하고 놀 때 쓰는 플라스틱 원반

취미로 하는 스포츠 활동만으로 충분하다고 잘못 생각하고 있다. 정말 충분한지는 어떤 스포츠에 얼마만큼 노력을 쏟는지에 달려 있다.

언젠가 한 과체중 환자를 치료하면서 영양물과 운동 프로그램의 개요를 설명한 적이 있다. 몇 주 후, 그 환자는 전에 비해 운동을 많이 하고 있는데도 체중이 전혀 줄지 않았다며 내게 불평을 늘어놓았다. 어떤 운동을 했느냐고 물었더니 일주일에 한 번씩 2라운드씩 골프를 치고 있다고 말했다. 나는 그에게 골프 코스를 걷는 것은 신체 활동에 속하지만 골프가 꼭 유산소운동이라고는 할 수 없다고 말했다. 공을 치기 위해 시도 때도 없이 멈춰 있을 수밖에 없기 때문이다. 그는 제정신이냐는 듯한 표정으로 나를 쳐다보다가, 입을 열었다.

"코스를 걷다니요. 카트를 타고 이동한 뒤 걸어가서 공을 치죠. 이동할 때는 다시 카트에 올라타요. 카트를 뛰어오르고 내리는 데 얼마나 많은 활동이 필요한대요!"

비록 최고의 유산소운동이라고 할 수는 없지만 골프는 두뇌 활동이 필요한 아주 좋은 레크리에이션 활동이다. 여기에 더해 코스를 아주 빠른 걸음으로 걷거나 당신의 차례가 올 때까지 기다리는 동안 (다른 선수들을 혼란시키지 않는 한에서) 간단한 팔 벌려 뛰기나 팔 굽혀 펴기를 몇 차례 하면 운동 강도를 보완할 수 있다.

한편 신체 운동(활동)을 선택할 때는 항상 뇌의 안전을 생각해야 한다. 예를 들어 무술은 협응력과 단련을 요하는 고강도 운동이다. 무술은 뇌에 좋은 운동이지만, 단 대련이 없을 때만 그렇다. 뇌를 보호하려면 다른 수련자들과의 대련이나 이마로 판자를 깨뜨리는 어리석은 묘기가 수반되는 무술 강좌는 피하라.

뇌 친화적인 스포츠에 참여하는 일은 어렵지 않다. 세상에서 가장 좋은 뇌 운동인 탁구를 치고 싶다면, 탁구대를 구입하여 집이나 사무실이나 학교에서 친선 시합을 열라. 아니면 탁구 동호회에 가입하라. 탁구 기술을 빨리 향상시키고 싶다면 전문가에게 배워 보라고 권하고 싶다. 잘 치게 되면, 탁구 게임이 더 활력 있고 더 재밌고 도전의식을 더 북돋울 것이다.

조직화된 스포츠, 체육관에서의 운동, 그리고 레크리에이션 활동이 일상생활에서 할 수 있는 유일한 신체 활동 방법은 아니다. 매일 더 많은 운동을 하려면 다음과 같은 단순한 솔루션을 활용하라.

- 에스컬레이터나 엘리베이터 대신에 계단을 이용하라.
- 일터나 학교까지 걸어서 가라.
- 집안일을 할 때는 빠른 몸동작으로 하라.
- 아기를 데리고 상점에 갈 때는 차를 몰고 가는 대신에 유모차나 아기띠를 이용하라.
- 갈퀴로 낙엽을 긁고, 잡초를 뽑고 잔디를 깎으라.

앞서 소개한 목록에 포함되지 않은 신체 활동(운동)도 얼마든지 많다. 자전거 타기는 가장 대중적인 유산소운동 중 하나이다. 하지만 자전거 타기 또한 머리 부상의 제1 원인이기도 하다. 나는 자전거 사고로 인해 손상을 입은 뇌의 SPECT 스캔 영상을 정말 많이 보아 왔다. 만일 자전거를 꼭 타야겠다면 머리에 꼭 맞는 헬멧을 착용하기 바란다. 꼭 맞지 않는 헬멧은 보호 장비로 별 효과가 없다. 스케이트보드 타기도 권하고 싶지 않은 활동이다. 내가 지금까지 본 최악의 뇌 스캔 영상 중 하나가 헬멧을 착용하지 않았던 젊은 스케이트보더의 뇌를 찍은 것이었다. 그는 대략 전두엽의 4분의 1에 해당하는 부분에 걸쳐, 거의 모든 기능을 상실했다. 그의 인생은 결코 전과 같지 않을 것이다.

변명하지 말라

나는 많은 환자들에게 치료 계획의 일부로 운동을 권한다. 그러면 환자들은 운동을 할 수 없는 이유에 관한 온갖 변명을 늘어놓는다.

행동 지침
운동을 회피하기 위해 변명을 대지 말라. 많은 경우, 운동은 통증이나 질환 따위의 변명거리를 없애 주거나 최소화시켜 준다.

"등이 아파요."

"무릎을 다쳤어요."

"발을 다쳤어요."

"시간이 없어요."

"너무 피곤해요."

"운동신경이 너무 둔해요."

"땀 흘리는 걸 좋아하지 않아요."

"몸이 좋지 않아요."

"운동을 싫어해요."

통증은 가장 흔한 변명거리 중 하나이다. 나는 스캔 영상을 통해 바이코딘이나 옥시콘틴 같은 만성적인 통증 치료제가 뇌 기능에 해롭다는 사실을 알게 되었다. 이러한 약물을 장기적으로 복용하는 사람들의 뇌는 알코올중독자의 뇌와 유사한 모습이다.

운동 솔루션

운동 저해 요인	운동 촉진 요인
피로	충분한 수면(최소 7시간)
만성 통증	천연 진통제(SAMe, 어유, 5-HTP, 인공감미료 섭취 중단)
시간 부족	운동을 최우선으로 삼기
협응력 부족	협응운동 실천
집중력 부족	목표를 세워 기록하고 그것에 명확히 집중하기
포기하는 나쁜 습관	실천 의지력 키우기
우울증	가능한 신체 활동
장애(문제)들에 대한 부정	뇌 장애(문제)의 효과적인 치료

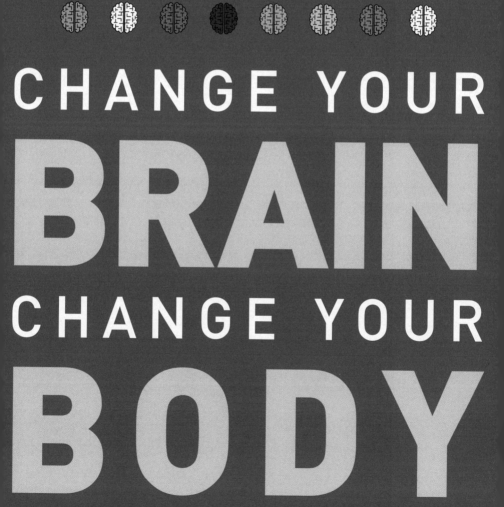

PART 3

뇌가 달라지면
아름답고
건강해진다

CHANGE YOUR
BRAIN
CHANGE YOUR
BODY

CHAPTER 6

피부 솔루션

피부 문제를 해결하는 뇌 신호

피부 건강은 뇌 건강의 외부 반응이다.

시애틀. 오랜만에 찾아온 햇살이 눈부신 아름다운 어느 가을날, 12년 동안 알아 온 친구인 신시아가 강당 현관에서 내게 인사를 했다. 신시아는 주의력결핍장애를 앓고 있는 사람들과 그 가족을 후원하는 단체인 ADD재단의 설립자였다. 나는 그 재단에서 강연을 여러 번 했었다. 본인 스스로 ADD 환자였던 신시아는 자신의 생각을 숨김없이 그대로 말하는 것으로 유명하다. 그래서 그녀를 알고 있는 사람이라면 항상 신시아가 무슨 생각을 하고 있는지 알게 된다. 내가 신시아를 반기며 포옹하자 그녀가 내게 말했다.

"말해 봐요, 무얼 먹어서 그렇죠? 당신 피부가 정말 예술이에요."

나는 쑥스럽게 말했다.

"어유를 섭취하고 충분히 잠을 자요."

"바로 그것이었군요."

나는 그녀에게 보충 설명을 해 주었다.

"그게 큰 역할을 하죠. 그 외에, 나는 뇌에 좋은 음식을 먹고 운동을 하고 머릿속에서 떠오르는 어리석은 생각은 전부 믿지 않아요. 카페인이나 알코올에 의지하지 않고도 스트레스를 잘 해소하죠."

당신의 피부 건강은 당신의 뇌 건강과 직접적으로 연관이 있다. 좋은 피부를 갖기 위해서는 뇌를 최우선적으로 돌봐야 한다. 그런데도 많은 여성들이 피부 관리에 너무 많은 시간과 돈을 투자한다. 노화 작용을 늦추고자 사람들은 화장품 매장과 피부과, 성형외과를 찾아간다. 하지만 피부 보호제나 레이저 시술 및 수술은 그저 임시방편일 경우가 대부분이다. 실질적인 해결책은 당신의 뇌에서 찾아야 한다. 피부가 분비하는 유지油脂의 양을 결정하는 것이 바로 뇌이다. 피부에 좋은 콜라겐의 생성을 관장하는 것도 뇌이다. 그리고 피부세포의 재생 본부에는 뇌가 자리 잡고 있다. 이제는 외적인 피부 관리에 신경 쓰는 대신 내적인 피부 관리에 신경을 써야 한다.

행동 지침
젊은 피부를 유지하려면 혈류량을 늘려라.

이 책을 저술하는 동안 나는 아버지의 80세 생일 파티에 갔었다. 나의 절친한 친구들도 아버지의 생일 파티에 참석했다. 한 친구는 오랫동안 담배를 피워 왔는데, 나란히 서서 보니 친구의 피부에 주름이 깊게 패어 있었다. 뇌와 피부로 가는 혈류량을 줄어들게 해 뇌와 피부의 노화를 촉진하는 흡연 때문이었다. 다른 친구는 '머리말'에 언급했던, 1년 전에 아내를 암으로 잃은 래리였다. 래리는 만성적인 스트레스로 인해 20년은 더 늙어 보였다. 자신의 활력과 기억력에 불만을 토로하는 래리의 말을 듣고 나는 그의 뇌마저도 늙어 보이지 않을까 걱정이 되었다.

나는 심장에 좋은 것은 무엇이든 뇌에 좋고, 심장에 나쁜 것은 무엇이든 뇌에 나쁘다고 종종 말한다. 이는 모두 건강한 혈류량에 관한 얘기다. 그렇다면 심장에 좋은 것은 무엇이든 뇌에 좋고 뇌에 좋은 것은 무엇이든 피부에 좋으며, 심장에 나쁜 것은 무엇이든 뇌에 나쁘고 뇌에 나쁜 것은 무엇이든 피부에 나쁘다는 말도 가능하다. 뇌로 가는 혈류량을 증가시키고 전반적인 뇌 기능을 향상시키는 것들은 모두 피부를 젊어지게 하고 건강한 안색을 만들어 준다. 같은 이유로 뇌에 해로운 것이 피부 손상과 늙어 보이는 외모의 원인이 된다.

뇌와 피부의 관계

뇌가 피부와 관련이 있다는 말이 의아하게 느껴질지도 모른다. 피부는 몸의 바깥쪽이다. 그렇지 않은가? 그러니 피부는 뇌보다는 바깥 환경과 우리가 얼굴에 바르는 크림, 로션, 화장품, 주름 제거제 등으로부터 더 영향을 받지 않을까? 그렇지 않다. 과학적인 증거에 의하면, 뇌와 피부의 연관성은 아주 크다. 즉 당신의 피부와 뇌는 밀접하게 연관되어 있다. 우리는 다음과 같은 말들을 흔히 듣는다.

"얼굴색이 새빨개진 게 제정신이 아니군."

"얼굴이 붉어진 걸 보면, 그녀가 얼마나 당황스러워하는지 알 수 있을 거야."

"화가 나면 몸에 두드러기가 나고는 해."

"어찌나 흥분되는지 소름이 돋는군."

"손이 차가운 걸 보니, 그는 신경이 예민한 타입이군."

"신경이 예민해질 때면 손에 땀을 쥐게 돼."

행동 지침
스트레스에 대응하는 반응은 마음을 진정시키고 긴장을 푸는데 도움이 되며, 피부를 더 건강해 보이게 한다.

나는 처음으로 텔레비전 방송에 출연했을 때를 기억한다. 약 20년 전에 코네티컷의 작은 방송국에서였다. 너무 긴장한 나머지 손에 흥건히 밴 땀을 닦으려고 인터뷰 내내 나모 모르게 손을 바지에 문질러 댔다. 이후에 비디오로 보니 정말 끔찍했다.

과학자들은 스트레스에 대한 몸의 반응을 이해하기 위해서 손의 온도와 땀샘의 활동을 측정했다. 거짓말 탐지기 테스트는 거짓말을 하는 순간을 찾아내기 위해 이 두 가지 측정을 종합 테스트의 일부로 이용한다. 바이오피드백 치료사로서 나는 환자들에게 긴장 완화를 위해 손을 따뜻하게 하고 건조하게 하라고 늘 이야기한다. 우리가 불안을 느끼거나 당황할 때면, 우리의 피부 온도는 즉각적으로 내려가고 몸에서는 땀이 나기 시작한다.

해소되지 않은 감정들이 피부로 나올 수도 있다

워싱턴의 월터 리드 육군의료센터에서 근무할 때, 나의 첫 정신 치료 사례 가운데 밥이라는 미 육군 대령이 있었다. 치료에 저항을 보이는 밥의 몸에는 계속해서 발진이 생겼다. 밥은 2년 전 차 사고로 아내가 사망한 직후 발진이 시작되어 우리 병원으로 이송되어 왔다. 밥은 자신이 왜 정신과 의사에게 진료를 받아야 하는지 몰랐다. 하지만 정신과 의사에게 진료를 받을 수 있게 되자 기꺼이 그 뜻에 따랐다. 발진은 밥의 삶의 모든 것을 방해하고 있었다. 게다가 밥 스스로도 알게 됐듯이 스트레스를 받을 때마다 발진이 심해졌다.

그런데 밥의 병력에는 특별한 게 있었다. 그가 아내를 잃고서 결코 울지 않았다는 점이다. 밥은 내게 자신의 감정을 표현하는 데 항상 문제가 있었고, 집에는 자신을 필요로 하는 아이 넷이 있다고 말했다. 몇 번의 진료가 끝난 후 나는 해소되지 않은 밥의 슬픔을 덜어 주기 위해 최면 요법을 이용하기로 결정했다. 밥은 지적인 사람들이 흔히 그렇듯이 최면에 잘 걸렸다. 첫 최면 진료가 진행되는 동안 밥은 처음으로 울었다. 처음에는 거의 마지못해서 조용히 눈물을 흘리더니, 어느새 흐느꼈다. 최면 치료가 진행되면서 그의 흐느낌은 더욱더 격해졌다. 다음으로 이어진 네 번의 최면 치료는 연인이자 가장 친한 친구를 잃은 데 대한 슬픈 감정의 표현과 흐느낌으로 채워졌다. 아이들을 돌봐야 하고 직업에 책임을 다해야만 한다는 생각에 사로잡혀 있던 밥의 무의식은 그에게 슬픔을 허용하지 않았고, 그런 밥은 스스로 모든 통제력을 잃지나 않을까 불안해 했다. 안전하다고 느껴지는 상황에서야 그는 고통을 표현하도록 스스로를 놔주었다. 그 뒤로 3개월이 흐르면서 밥의 발진은 사라졌다.

> **행동 지침**
> 감정을 억누르지 말라.
> 그렇지 않으면 피부에 문제가
> 생길지도 모른다.

피부는 '겉으로 드러난 뇌'

뇌를 변화시키면 피부가 달라진다. 수많은 연구 결과에 의하면 심리적인 스트레스를 받을 경우, 당신의 뇌는 마치 신체적인 공격을 받을 때처럼 반응하라고 피부에 신호를 보낸다. 이 때문에 결과적으로 두드러기가 나거나 얼굴이 붉어지거나 보호 유지의 분비가 늘어나거나 모발이 자라는 것처럼 비교적 덜 중요한 피부의 기능이 감소한다. 유지가 더 많이 분비되고 모발 성장이 둔해지는 것은 일반적으로 잡티가 많아지고 머리카락이 가늘어지는 것과 동일한 현상이다. 만일 당신이 새로운 직업이나 시험이나 중요한 데이트 때문에 스트레스를 받고 있다면 당신의 피부에 트러블이 생길 가능성이 높다.

스웨덴에서 시행되었던 연구에서 뇌와 피부의 관계에 관한 더 많은 증거들이 나왔다. 연구진은 뇌 조직의 샘플을 꼭 채취하지 않아도 특정한 피부세포를 검사하면 조울증과 정신분열증 같은 정신질환의 생물학적인 근원을 연구하는 게 가능하다고 밝혔다. 그 이유는 특정한 피부세포가 정신질환과 관련이 있어 보이는 뇌세포와 유사한 기능을 하기 때문이다. 이 연구는 피부세포가 뇌세포를 반영하고 있음을 보여 준다.

뇌와 피부의 관계를 다른 측면에서 살펴보면, 피부가 뇌를 변화시킬 수도 있다. 2008년, 웨이크 포레스트 대학교의 길 요시포비치와 동료들은 매우 흥미로운 연구 결과를 발표했다. 그들은 피부를 긁는 것이 뇌에 어떤 영향을 미치는지 알아보기 위해 뇌 스캔을 이용했다. 연구자들은 건강한 성인 13명에게 오른쪽 종아리를 가볍게 긁어 보라고 한 뒤 뇌 영상이 어떻게 변화하는지 살펴보았다. 실험 참여자들은 종아리를 긁기 전, 긁는 동안, 긁은 후에 MRI 영상을 이용한 스캔을 받았다. 스캔 영상을 보니 긁을 때 전전두엽과 하위 두정엽과 소뇌를 비롯한 특정한 뇌 영역이 활성화되는 것으로 나타났다. 반면 전측 및 후측 대상 피질의 활동성은 약화되었다. 이 영역들은 불쾌한 감정 및 기억과 연관이 있다. 이 같은 결과는 피부를 긁는 단순한 행동이 뇌를 변화시키고 기분을 더 좋게 할 수 있다는 걸 의미한다. 배우자나 아이들의 마음이 상했을 때 그런 행동으로 그들의 기분을 달래 보는 것도 좋을 것이다.

뇌와 피부가 아주 밀접하게 관련되어 있다 보니, 어떤 사람들은 피부를 가리켜 '겉으로 드러난 뇌'라고 부르기도 한다. 실제로 피부는 멜라토닌, 세로토닌, 코르티솔 등을 비롯해 뇌가 이용하는 것과 동일한 신경펩티드Neuropeptide를 많이 생성하는 것으로 밝혀졌다. 건강 상태와 피부 상태가 뇌 건강을 반영하는 게 확실하다.

피부 트러블과 조기 노화를 일으키는 나쁜 뇌 습관과 조건

당신은 거울을 들여다볼 때 무엇을 보는가? 주름이나 축 처진 피부로 가득한 얼굴이 보인다 해도 아직은 성형외과 의사를 찾아갈 생각은 하지 말라. 그런 조기 노화를 일으킨 일반적인 뇌 문제들을 먼저 살펴보기 바란다. 잡티와 여드름이 있는 경우도 마찬가지다. 화장품 매장으로 달려가 값비싼 여드름 치료제를 구입하기 전에, 자신의 몸과 뇌에서 무슨 일이 일어나고 있는지, 자신의 생활양식과 환경이 피부와 뇌에 어떤 영향을 미치는지 잠시 생각해 보기 바란다. 당신의 뇌를 돌보는 것이 피부 상태를 개선하는 시작이 될 수 있다.

카페인 커피, 차, 초콜릿, 이런저런 허브 처방에 들어 있는 과량의 카페인은 당신의 피부에서 수분을 빼앗아 간다. 그 때문에 피부 건조증이 유발되고, 피부에 주름이 생긴다.

알코올 알코올은 탈수증을 일으키며 피부에서 수분을 빼앗고 주름을 늘어나게 한다. 알코올은 또한 피부의 혈관과 모세혈관을 팽창시킨다. 술을 과하게 마시면 혈관이 탄력을 잃어 영구적으로 팽창하는데, 그 결과 얼굴에 사라지지 않는 홍조가 남기도 한다. 알코올은 또한 피부세포의 재생에 관여하는 중요한 항산화물질인 비타민 A를 고갈시킨다. 알코올을 남용하면 또한 간이 손상되고 간의 해독 능력이 파괴되며, 결국에는 몸과 피부에 독소가 증가한다. 그러면 실제 나이보다 훨씬 늙어 보인다.

흡연 니코틴은 피부로 가는 혈류량을 감소시켜 건강한 피부색, 즉 발그레한 피부색을 없애 버린다. 피부의 탄력성을 파괴해 주름 생성을 촉진하기도 한다. 담배를 뻐끔뻐끔 피우면 윗입술 위로 가는 주름이 생긴다. 10년 이상 담배를 피울 경우 '흡연자의 얼굴'로 변할 수 있다. 이 표현은 1985년에 더글러스 모델Douglas Model 박사가 《영국 의학 저널British Medical Journal》에 발표한 한 연구에서, 오로지 얼굴 모양을 관찰하는 것만으로 장기간 흡연자를 확인할 수 있었다는 연구 결과를 밝히며 소개한 용어이다. '흡연자의 얼굴'은 실제 나이보다 늙어 보이고 다음과 같은 특징을 보인다. 입술의 위아래, 눈가, 뺨, 턱 등에 가는 주름이 생기고, 수척한 모습을 보이며, 안색이 잿빛이나 붉은색을 띠기도 한다. 이뿐 아니다. 《임상 종양학 저널Journal of Clinical Oncology》에 실린 한 연구는 흡연자들이 비흡연자들에 비해 편평상피암扁平上皮癌이라는 특별한 종류의 피부암에 걸릴 확률이 세 배나 높다고 밝혔다.

나쁜 식습관 당신이 먹는 음식은 피부세포가 재생되는 데 연료를 공급한다. 그 덕분에 피부세포는 30일마다 새롭게 태어난다. 당신의 피부는 당신이 먹은 음식의 영양상의 질을 반영한다. 만일 오메가-3 지방산이 결핍된 음식만을 먹는다면, 당신은 실제 나이보다 늙어 보일 가능성이 높다.

과도한 설탕 섭취 단것과 혈당치가 높은 음식을 너무 많이 섭취하면 주름이 생길 수 있다.《영국 피부 의학 저널British Journal of Dermatology》에 실린 연구 결과에 의하면, 설탕 섭취는 설탕이 단백질에 달라붙어 최종당화산물Advanced Glycation End Products, AGEs이라는 해로운 분자들을 형성하는 당화반응을 촉진한다. AGEs는 당신의 뇌를 손상시키고, 탄탄하고 유연한 피부를 유지하는 데 도움을 주는 단백질 섬유인 콜라겐과 엘라스틴을 파괴한다. 설탕을 많이 섭취할수록 이 단백질들은 더 많이 파괴되어, 얼굴에 주름이 더 많이 생긴다.

> **행동 지침**
> 과도한 음주나 카페인 섭취를 금하고 물을 충분히 마셔라. 알코올이나 카페인을 과도하게 섭취하고 물 섭취가 부족하면, 피부 건조증과 탄력 없고 주름진 피부를 유발한다.

요요 현상과 과도한 체중 감량 체중이 증가할 때마다 당신의 피부도 늘어난 허리둘레에 맞추기 위해 늘어난다. 체중을 감량하면 당신의 피부 역시 더 작아진 체형에 맞게 다시 줄어들어야 정상이다. 하지만 일생에 걸쳐 체중이 늘어났다 줄어들기를 반복할 경우 피부가 탄력성을 잃어, 결국에는 체형에 맞게 더 이상 줄어들지 않게 된다. 그리고 체중이 지나치게 많이 늘어나면, 이를테면 45킬로그램 이상의 편차가 생기면, 피부는 다시는 원래대로 되돌아갈 수 없는 지점까지 늘어날 수 있다. 그럴 경우, 과도한 체중 감량 후 당신은 몸과 얼굴의 헐겁게 축 처진 피부 때문에 꼼짝 못하게 될지도 모른다.

물 섭취 부족　물을 충분히 마시지 않으면 피부가 건조해진다.

수면 부족　충분히 휴식을 취하지 않을 때 피부는 수면 중에 일어나는 매우 중요한 회복 과정을 상실하고 만다. 그 결과는 어떨까? 피부의 조기 노화가 일어나고 눈 밑에 다크서클이 생기고 주름이 늘어난다.

행동 지침
임상의학적 질환과 정신질환이 피부 문제의 원인일 수 있다는 점을 기억하기 바란다. 단순히 피부 증상을 치료하기보다는 그 원인을 치료하기 바란다.

운동 부족　'카우치 포테이토'가 되면, 피부로 가는 혈류량이 줄어들고 신체 활동이 주는 노화 방지 혜택을 박탈당하고 만다.

스트레스　연구자들은 뇌와 스트레스와 피부가 매우 밀접하게 연관되어 있음을 정확히 밝혀냈다. 뇌는 스트레스에 대한 반응으로, 스트레스를 받고 있는 동안 피부에 뾰루지와 부스럼을 유발하는 신호를 보내기도 한다. 밝혀진 과학적 증거에 의하면, 심리적 스트레스는 건선과 습진 등 여러 가지 흔한 피부질환 증상을 악화시킨다.

해소되지 않은 정서적인 갈등이나 외상후스트레스장애 앞에서 소개했던 밥 대령의 경우에서처럼 해소되지 않은 슬픔이나 정서적인 갈등은 만성적인 스트레스를 일으키며, 그대로 피부에 반영되어 나타날 수 있다. 만일 당신의 문제들을 정서적으로 억누르거나 마음속에 묻어 버린다면, 그 문제들이 고스란히 당신의 피부에 반영될 것이다. 필요할 경우에는 의학적인 도움을 받으라.

호르몬 변화 사춘기, 임신, 월경전증후군, 폐경전후증후군, 폐경기, 다낭성난소증후군(일부 여성들에게 나타나는 높은 테스토스테론 수치), 남성 갱년기(남성들의 낮은 테스토스테론 수치) 등의 시기에 발생하는 호르몬의 변동은 피부에 부스럼 등 바람직하지 않은 변화를 일으킬 수 있다. 갑상선의 활동이 약해질 때 주로 나타나는 갑상선기능저하증을 앓으면 일반적으로 피부가 건조해질 수 있다.

치료하지 않거나 제대로 치료되지 않은 정신질환 특정한 유형의 정신장애는 피부를 잡아 뜯거나 고의로 베이게 하는 행동으로 이어지기도 한다.

치매 및 기억력장애 인지 기능이 손상되면 약물을 복용하거나 자외선 차단제를 바르거나 피부 건강을 위한 식이요법을 실천하는 것을 기억하지 못할 수도 있다.

약물 특정한 처방약 및 처방전 없이 살 수 있는 약물 가운데 피부에 부정적인 영향을 미치는 것들이 있다. 가령 피임약은 여드름이나 지성 피부 상태를 개선시키기도 하고, 악화시킬 수도 있다.

햇빛에 노출 해로운 태양빛은 노화를 가속화하고 검버섯, 주름, 축 처진 피부의 원인이 될 수 있다. 어떤 경우에는 피부암을 일으킬 수도 있다. 과학적인 연구 결과에 의하면, 기후변화와 오존층 파괴 때문에 피부암의 위험성이 증가하고 있다. 피부암은 대부분 치료할 수 있지만, 보기 흉한 흉터를 남기기도 한다. 햇빛을 어느 정도 쬐면 건강한 수치의 비타민 D를 얻을 수 있다. 하지만 균형 역시 중요하다.

오염 및 환경 독소 독소에 일상적으로 노출되면, 피부색과 뇌가 손상될 수 있다.《국제 화장품 과학 저널International Journal of Cosmetic》에 발표된 연구 결과, 광화학 스모그의 주요 강산화성強酸化性 물질인 대류권의 오존에 피부가 노출되면 비타민 E가 70퍼센트까지 줄어드는 것으로 나타났다. 또한 지질과산화 현상이 증가하는데, 그 현상은 세포막 산화 손상의 신호이다.

기후 건조한 사막 지역에 사는 사람의 경우 피부가 몹시 건조해 보일 것이다.

매끈하고 젊어 보이는 피부를 얻기 위한 12가지 뇌 관리 솔루션

1. 더 좋은 뇌와 윤이 나는 피부를 얻으려면 수면을 충분히 취하라.

피부의 생기를 되찾기 위해, 죽은 피부세포가 새로운 건강한 피부세포로 대체되는 '피부세포의 재생'이 잠자는 동안에 활발히 일어난다. 수면을 충분히 취하는 것이 화장품 매장에서 구할 수 있는 그 어떤 제품보다도 좋은 노화 방지 방법이다. 또한 수면은 오염과 독소에 일상적으로 노출된 피부의 건강을 회복시켜 주고, 인체의 호르몬을 조절해서 부스럼을 예방하는 데 도움을 준다. 수면의 중요성에 관해 더 많은 정보를 알고 싶다면 10장 '수면 솔루션'을 참고하기 바란다.

2. 뇌와 피부의 노화 방지를 위해 스트레스를 줄이라.

스트레스를 줄임으로써 당신은 몇 년은 더 젊은 모습을 유지할 수 있고, 피부의 노화 과정을 지연시킬 수 있다. 스트레스 호르몬을 잘 통제하면 주름과 부스럼이 덜 생길 수 있다. 스트레스가 피부에 어떤 영향을 미치는지에 대한 더 많은 정보를 원한다면 11장 '스트레스 해소 솔루션'을 확인해 보기 바란다.

3. 뇌와 피부의 혈액순환을 개선하려면 운동을 하라.

심장이 펌프질을 잘할수록 뇌와 피부로 가는 혈류량이 증가한다. 세포의 재생, 콜라겐 생성, 상처 치유 능력 등은 혈액순환이 원활할 때 얻을

수 있는 많은 혜택 가운데 일부이다. 5장 '운동 솔루션'에는 피부 개선에 도움을 주는 운동의 효과에 관한 더 많은 정보들이 실려 있다.

4. 더 좋은 피부와 뇌 기능을 위해 호르몬 균형을 맞추라.

여드름, 건조한 피부, 지성 피부, 주름, 처진 피부. 이와 같은 피부 상태는 모두 신체 내에서 생기는 호르몬 불균형의 신호일 수 있다. 예를 들어 호르몬 중 하나인 에스트로겐은 노화를 지연시켜 피부를 계속 탄탄하고 유연하게 유지하는 데 도움을 준다. 또한 에스트로겐은 콜라겐 교차 결합의 역할을 맡고 있다. 즉 콜라겐이 다른 콜라겐과 서로 엮여서 탄력과 유연성을 제공하고 피부가 축 처지지 않게 보호하도록 그물망을 형성해 준다. 교차 결합은 늘릴 수도 있고 원래 형태로 되돌릴 수도 있는 스판덱스의 작용과 유사하다. 에스트로겐 수치는 나이가 들면서 줄어든다. 그러면 교차 결합의 보호력이 상실되어 당신의 피부는 점점 약한 울 스웨터—늘려 보면 늘어진 채 그대로 있고 원래 형태로 되돌아가지 않는—처럼 변할 것이다. 바로 이때부터 당신의 얼굴은 중력이 주는 피해를 입기 시작한다. 호르몬 수치를 잘 조절하면 당신의 피부는 더 부드러워지고 더 매끄러워지고 더 깨끗해질 것이다. 호르몬 균형에 관해 더 많은 정보를 알고 싶다면 7장 '호르몬 솔루션'을 참고하기 바란다.

5. 성관계를 더 자주 가지라.

아주 멋진 섹스를 하고 또 섹스를 자주 하면 매끈하고 팽팽한 피부를 만들어 주는 에스트로겐과 DHEA 같은 호르몬의 수치가 높아진다. 정기적인 섹스는 피부 건강에 대단히 좋아서 그 영향으로 10년은 더 젊어 보일 수 있다는 흥미로운 연구 결과도 있다. 이 연구 결과에 관해 더 자세히 알고 싶다면 14장 '열정 솔루션'을 참고하기 바란다.

6. 카페인과 알코올 제한

더 부드럽고 유연한 피부를 유지하려면 피부 건조증을 일으키는 어떤 음료도 삼가라.

7. 지금 당장 담배를 끊으라!

담배를 끊으면 손상된 피부를 어느 정도 회복할 수 있다.

8. 뇌 건강 음식을 섭취하라.

뇌 친화적인 항산화물질이 풍부한 음식을 섭취하면 피부가 건강해지고, 피부세포 재생 과정이 향상된다.

9. 건강한 체중을 유지하라.

적정한 체중을 유지하면 원래의 피부색과 피부의 탄력성을 유지하기 더 쉽다.

10. 물을 충분히 마시라.

물을 충분히 섭취하면 피부에 수분을 공급해서 일반 주름과 미세한 주름을 예방해 준다.

11. 햇빛을 적절히 쬐라.

어느 정도의 햇빛은 건강한 피부와 인체 내 비타민 D 수치의 향상을 위해 꼭 필요하다. 하지만 햇빛을 너무 많이 받으면, 조기 노화가 일어날 수 있고 검버섯이 생길 수 있다. 낮 동안 따뜻한 햇빛을 20여 분 정도 쬐는 게 좋다. 20분을 넘어설 경우에는 자외선 차단제로 피부를 보호하기 바란다.

12. 정신장애와 기억력장애를 치료하라.

뇌가 더 잘 기능하면 피부도 더 좋아 보이기 마련이다. 우울증, 불안장애, 약물 남용, 주의력결핍장애 등으로 인한 만성적인 스트레스는 피부의 활력과 탄력성을 빼앗는다. 조기 치료가 반드시 필요하다.

뇌 기능 향상과 피부 개선을 위한 보조제

비타민 D 뇌와 피부 건강을 위해 꼭 필요한 필수 비타민이다. 나는 기분과 기억력에 중요한 뇌 건강과 관련하여, 비타민 D에 대해 여러 차례 언급한 바 있다. 비타민 D는 피부 건강에도 아주 중요하다.

어유 뇌 건강과 관련해 광범위하게 언급한 바 있는 보조제 가운데 하나이다. 어유는 종종 피부 건강에도 도움이 된다.

달맞이꽃 종자유 달맞이꽃 종자유에는 감마리놀렌산Gamma-Linolenic Acid, GLA이라고 하는 필수지방산이 함유되어 있는데, 습진과 발진 치료에 효과가 있다고 과학적으로 증명되었다.

DMAE 딘올Deanol로 알려진 비타민 B 복합체 콜린이다. DMAE는 중추신경계에 강한 영향을 미치는 신경전달물질인 아세틸콜린의 전구체이다.

일반적으로 뇌 속 뉴런의 능력을 향상시키는 데 이용되며, 주름을 감소시키고 피부 상태를 개선하는 노화 방지의 특성을 지니고 있는 것으로도 알려져 있다.

페닐알라닌Phenylalanine 우울증과 통증 치료에 효과가 있는 것으로 밝혀진 아미노산이다. 또한 확실한 과학적인 증거에 의하면, 페닐알라닌은 피부 여기저기에 탈색소를 일으키는 비교적 흔한 만성적인 피부 장애를 치료하는 데도 효과가 있는 것으로 나타났다. 백피증白皮症이라고 하는 이 병은 피부의 색소를 관장하는 세포들이 죽거나 제 기능을 할 수 없을 때 발생한다.

알파 리포산 Alpha Lipoic Acid, ALA 인체에서 자연적으로 생성되며, 다양한 조건에서 발생하는 세포 손상을 막는다. 또한 많은 연구를 통해 피부 문제를 개선하는 데도 도움이 되는 것으로 밝혀졌다.

포도씨 추출물 와인 및 포도 주스 산업의 폐기물인 포도씨에서 추출한 물질이다. 광범위한 연구 결과에 의하면 포도씨 추출물은 콜라겐과 결합하여 젊은 피부와 탄력성과 유연성을 촉진하는 항산화효과가 있어, 다양한 면에서 건강에 이롭다.

피부 솔루션

피부 손상 요인
과도한 양의 카페인
알코올
흡연
나쁜 식습관
과도한 양의 설탕 섭취
다이어트와 요요현상
탈수증
수면 부족
운동 부족
만성적인 스트레스
외상후스트레스장애(PTSD)
호르몬 불균형
갑상선 질환
정신질환
기억력장애

햇빛에 노출

노화

피부 개선 요인
제한적인 카페인
금주
니코틴 제품 금지
뇌 건강 음식 섭취
소량의 설탕 섭취
적정 체중 유지
충분한 물 섭취
충분한 수면(최소 7시간)
일주일에 최소 네다섯 번 신체 활동
명상, 심호흡 운동
치료
호르몬 균형
균형 있는 갑상선 수치
약물치료 등의 치료 요법
뇌에 건강한 생활 습관이나 약물치료 등의
치료
햇빛에 노출하는 시간을 20분으로 제한, 20
분이 넘어서면 자외선 차단제를 바른다.
비타민 D, 어유, 달맞이꽃 종자유, DMAE,
페닐알라닌, 알파 리포산, 포도씨 추출물 등
의 보조제 섭취

CHAPTER 7

호르몬 솔루션

시간을 되돌리려면 호르몬의 균형을 맞추라

호르몬은 당신이 생각하고 행동하고 보는 방식에 아주 중요한 역할을 한다.

호르몬이 남녀 모두의 뇌 기능에 커다란 영향을 미친다는 걸 알고 있었는가? 호르몬이 균형을 이룰 때 우리는 행복감과 활력을 느낀다. 호르몬이 불균형을 이루면 삶의 모든 것, 모든 사람들로부터 고통을 느낀다. 가령 갑상선호르몬의 수치가 낮으면 뇌 활동이 전반적으로 감소하여, 우울해지고 화가 나며 사고력에 심각한 장애가 올 수 있다.(영상 7-1)

마찬가지로 테스토스테론 수치가 낮으면 성욕 감퇴, 우울증, 기억력장애 등에 시달릴 수 있고 알츠하이머병에 걸릴 위험성도 커진다. 우리는 남성의 갱년기에 관해서는 쉽게 얘기를 꺼내는 편인데, 사실 많은 남성들에게 그것은 꼭 치료해야만 하는 실질적인 문제이다. 낮은 테스토스테론 수치는 중년의 위기와 이혼의 중요한 원인이 될 수도 있다. 테스토스테론 수치가 떨어지면서 중년 남성은 부정적인 사고에 빠지고 호르몬에 문제가 생긴 아내를 책망하고 회춘해 보려는 생각으로 외도를 저지르기도 한다.

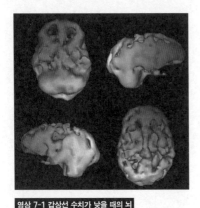

영상 7-1 갑상선 수치가 낮을 때의 뇌

갑상선호르몬 수치가 낮으면 뇌 활동이 전반적으로 감소한다.

낮은 테스토스테론 수치는 여성들에게도 영향을 미친다. 언젠가 강의 중에 한 여성 의사가 내게 자신의 이야기를 들려 준 적이 있었다. 그녀는 51세 때 섹스에 전혀 관심이 없게 되었고, 결혼 생활에 위기가 찾아왔으며, 얼마전에는 어머니가 알츠하이머병으로 세상을 떠났다고 말했다. 그녀는 낮은 테스토스테론 수치가 그녀가 겪는 문제의 일부분을 차지한다는 걸 전혀 깨닫지 못했다. 이후 그녀는 내게 이메일을 보내 왔다. 그녀의 테스토스테론 수치는 0에 가까웠는데, 테스토스테론을 복용했더니 성욕과 기억력이 개선되었고 결혼 생활이 완전히 달라졌다고 했다.

테스토스테론 수치가 너무 높으면 남자든 여자든 '지나치게 경쟁적인' 성향을 보이고 책임감이 결여되며 과도하게 성욕을 느끼고 여드름에 시달리거나 지나치게 공격적인 태도를 보일 수 있다. 테스토스테론 수치가 지나치게 높을 때 여성들은 다낭성난소증후군Polycystic Ovarian Syndrome, PCOS이라는 질환을 흔히 겪는다. 이 증후군에 대해 좀 더 살펴보자.

월경전증후군(PMS)을 믿는가? 내게는 누이 다섯과 딸 셋이 있다. 나는 PMS를 믿는다! 나는 베키라는 환자를 만난 후 PMS가 사실상 뇌 장애라는 증거를 얻을 수 있었다. 베키가 나를 찾아온 것은 감옥을 다녀온 후였다. 베키는 월경 전 주가 되면 종종 우울하고 불안한 기분이 들었고, 공격

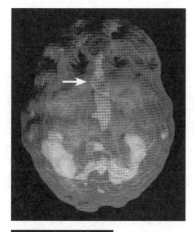 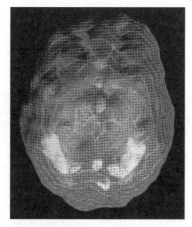

영상 7-2 최악의 PMS의 시기   영상 7-3 가장 양호한 PMS의 시기

이 영상은 뇌를 위에서 내려다본 모습이다. 영상에서 보이는 회색은 평균적인 활성도를, 흰색은 상위 15퍼센트의 활성도를 나타낸다. 화살표가 가리킨 흰색 영역은 전측 대상회의 활성도 증가와 주의 전환에 어려움이 있음을 나타낸다. 스캔 앞부분의 구멍들은 전전두엽의 활성도가 낮으며 판단력이 부족함을 보여 준다.

적인 성향을 보이거나 지나치게 과음을 하기도 했다. 나를 만나기 직전, 베키는 월경주기 중 최악의 시기 동안에 남편과 싸움을 크게 벌이고 말았다. 그녀는 칼로 남편을 공격했고, 결국 체포되고 말았다. 나는 우선 그녀의 월경주기 중 최악의 시기 동안에 그녀의 뇌를 스캔해 보고, 2주 후 가장 양호한 시기에 다시 스캔해 보기로 결정했다. 두 스캔 결과는 근본적으로 달랐다. 힘든 시기 동안에 베키의 걱정 중추는 영상 7-2에서 보듯이 과도하게 활성화되어 있었고,(화살표 부분을 참고하라.) 판단 중추의 활성도는 낮았다. 바로 그런 이유로 베키가 칼을 집어 들었던 것이다. 영상을 보면 뇌 앞부분에 생긴 구멍을 확인할 수 있다. 반면 영상 7-3에서 보이듯 가장 좋은 시기 동안에는 뇌가 훨씬 더 좋아 보인다. 베키의 뇌 스캔 영상을 관찰하여 우리는 많은 도움을 얻었고, 그녀는 치료를 받고 훨씬 더 좋아졌다. 베키의 사례에서 알 수 있듯이, 호르몬의 변동이 뇌를 변화시켜서 실제로 한 가정을 파괴할 수도 있다.

폐경기에도 역시 뇌의 활성화가 전반적으로 낮다. 이런 증상은 우울증, 불안장애, 불면증, 그리고 집중력 및 기억력장애로 이어질 수 있다. 영상 7-4와 영상 7-5는 한 여성의 호르몬에 이상이 있을 때와 정상일 때의 SPECT 스캔 영상이다.

한편 이러한 호르몬 변동은 대인 관계에 심각한 문제를 야기할 수 있다. 성별에 관계 없이, 호르몬 문제를 주의 깊게 검사하고 치료하는 것이 뇌 건강뿐만 아니라 건전한 대인 관계를 이루는 데도 매우 중요하다. 호르몬 문제가 대인 관계에 얼마나 영향을 미치는지 개인적인 사례를 통해 이야기해 보자면 이렇다.

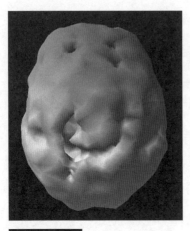
영상 7-4 호르몬 이상

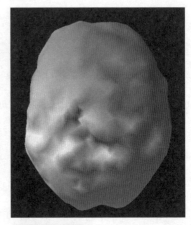
영상 7-5 호르몬 정상

이 영상은 위에서 내려다본 모습이다. 구멍들은 활성도가 낮은 영역을 나타낸다. 뇌로 가는 전반적인 혈류량은 호르몬에 이상이 있을 때보다 호르몬이 정상일 때 훨씬 좋다.

나는 신경외과 중환자실 간호사와 결혼했다. 타나는 아름답고 영리하며 매우 적극적이기도 해서 신경외과 의사들을 도와 하루 종일 분주하게 일한다. 그녀는 종종 이런 농담을 하곤 한다. "신경외과 의사와 신이 다른 게 뭔지 알아요? 적어도 신은 자신이 신경외과 의사가 아니라는 걸 알지." 타나는 태권도 검은 띠를 따기도 했다. 연애 방식이 전형적인 남자에 가까워서 나와 포옹한 후에는 이렇게 말하고는 한다. "좋아, 이제 됐어, 난 일하러 가야 해." 그녀는 또 우람한 개들만 좋아해서 맥이라는 이름의 덩치 큰 개를 키우고 있었다.

우리의 첫 싸움은 함께 구하려는 개 종류를 놓고 벌어졌다. 나는 캐버리어 킹 찰스 스파니엘을 원했다. 귀엽고 작고 복슬복슬하고 영리하고 예쁘게 생긴 종이다. 아내는 그런 개를 전혀 좋아하지 않았다. 타나는 큰 개들에게 작은 개들은 씹는 장난감에 지나지 않는다고 실제로 말하기도 했다. 그래서 우리는 영국산 불도그를 키우기로 타협을 보았다. 프레이저는 물론 귀여웠지만, 내가 찾는 종은 아니었다.

38세가 거의 다 되었을 때, 타나는 피임약 복용을 중단한 뒤 얼굴에 부스럼이 나고 월경주기가 매우 불규칙하게 변했다는 걸 알게 됐다. 젊은 나이였지만 타나는 자신이 폐경전후증후군을 앓고 있는 게 분명하다고 생각했다. 폐경전후증후군은 폐경 전 일정한 시기에 수년간

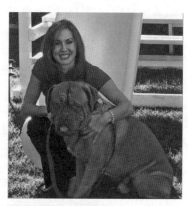

사진 7-1 타나와 그녀의 개, 맥

지속될 수도 있다. 무슨 일이 일어나는지 파악하려고 그녀는 의사를 찾아 갔다. 놀랍게도 콜레스테롤과 트리글리세리드 수치가 높게 나왔으며 당 뇨병 전증 환자라는 진단을 받았다. 충격이었다. 타나는 키 167센티미터 에 체중이 53킬로그램이었는데, 체지방은 약 15퍼센트에 불과했다. 그녀 는 운동을 아주 열심히 했고 좋은 음식만 먹었다. 타나는 이렇게 생각했 다. '정말 말도 안 돼. 난 누구보다도 건강한 사람이라고.'

모두가 그녀의 건강을 걱정하고 있으려니, 한 친구가 산타모니카의 부 인과 의사인 크리스틴 파울레티 박사를 소개해 주었다. 파울레티 박사는 단 10분 만에 타나가 다낭성난소증후군(PCOS)이라는 질환을 앓고 있다 고 진단했다. 이 질환에 걸린 여성은 테스토스테론을 과도하게 분비한다. 또한 이 질환에 걸리면 불규칙한 월경주기, 피부 부스럼, 높은 콜레스테 롤 수치, 인슐린 저항성 등의 증상을 보인다. 타나는 곧 초음파 검사를 통 해 확진을 받았다. 왜 다른 의사들은 이 질환을 알아내지 못했을까? 타나 는 PCOS를 앓는 일반적인 여성의 신체적 특성을 보이지 않았던 것이다. PCOS를 앓는 여성들은 대부분 과체중이며, 얼굴과 몸에 털이 많이 나는 경향이 있다.

파울레티 박사는 인슐린의 균형을 잡고 테스토스테론 수치를 낮추는 데 이용하는 약물인 글루코페이지Glucophage로 타나를 치료했다. 그러자 극적인 변화가 일어났다. 몇 달 지나지 않아 타나의 콜레스테롤 수치가 50포인트나 떨어지고 인슐린 수치는 정상이 되었다. 더불어 피부도 깨끗 해지고 월경주기는 완전히 규칙적인 상태로 돌아왔다. 이보다 훨씬 더 극 적인 변화는 그녀의 성격에 나타났다. 타나는 갑자기 나와 포옹을 더 자주 하고 싶어 했고, 격한 감정과 불안감이 줄어들었다. 6개월 후에는 작은 암컷 푸들을 입양하고는 '팅커벨'이라는 이름을 지어 주었다.

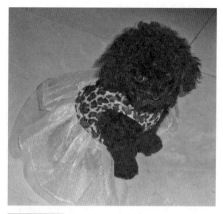

사진 7-2 팅커벨

이제 이렇게 말하고 싶다. 호르몬을 변화시키라. 그러면 뇌가 달라지고 몸이 달라지고, 성격이 달라지고, 대인 관계가 달라지고… 심지어 당신이 키우는 개 종류도 달라진다. 호르몬이 현재의 우리 모습을 만드는 데 깊이 관련되어 있는 건 분명한 사실이다.

당신의 뇌와 몸, 그리고 호르몬 폭포

특히 호르몬에 관해서는 근거 없는 믿음과 오해가 많은 것 같다. 우선, 사람들은 대개 호르몬 문제가 여성의 전유물이라고 생각하지만 사실은 그렇지 않다. 호르몬은 남녀 모두의 건강과 활력에 필수적인 요소이다. 둘째, 대부분의 사람들, 심지어 일부 의사들마저도 호르몬 분비선을 호르몬 문제의 유일한 원인으로 생각하고 있다. 이 역시도 틀렸다. 사실 체내의 모든 호르몬을 통제하는 것은 뇌다. 호르몬은 비행기에, 뇌는 항공 관제사에 비유할 수 있다. 뇌는 호르몬에게 비행 속도, 착륙 시간, 착륙 장소를 지시한다. 만일 갑상선이 호르몬을 과도하게 생산할 경우, 갑상선 자체는 그 사실을 모른다. 그럴 때 뇌가 혈류를 여과해서 갑상선 수치가 정상인지 확인하고, 지나치게 높다는 것이 확인되면 갑상선에게 생산량을 줄이라고 지시한다. 호르몬 분비선들은 서로 소통하지 않고, 오로지 자신들을 전적으로 통제하는 뇌하고만 소통한다.

셋째, 우리는 대부분 에스트로겐, 테스토스테론, 갑상선호르몬을 비롯한 다양한 호르몬들을 독립적인 개별 체계라고 생각한다. 이 역시도 틀렸다. 예컨대 폐경기에 가까워지는 나이의 여성이라면, 많은 의사들은 난소만을 검사한다. 갑상선 수치에 이상이 있는 경우라면 갑상선만을 검진하고 치료한다. 이러한 접근 방법은 잘못되었다. 왜냐하면 호르몬들은 모두 균형을 유지하기 위해 서로 협력하기 때문이다. 호르몬계는 뇌가 지휘하는 교향악단이다. 만일 모든 연주자들이 정확한 순간에 정확한 음을 연주하고 있다면, 훌륭한 연주회가 될 것이다. 하지만 지휘자가 한눈을 팔고, 연주자가 단 한 명이라도 실수를 저지른다면, 합주를 망치고 말 것이다. 이와 마찬가지로 어떤 호르몬계가 균형을 잃으면 다른 호르몬계와 불균형을 일으키고 말 것이다.

호르몬이 조화를 이루면 훌륭한 생각, 날씬한 몸, 깨끗한 피부, 활기 있는 에너지, 행복한 전망, 더욱 좋아진 건강 등을 보상으로 받는다. 호르몬이 불균형을 이루면 우울한 사고로 이어지고, 살이 찌고, 여드름과 주름이 생기고, 활력이 저하되고, 마음이 삐뚤어지고, 사망의 위험성이 높아진다.

호르몬이란 정확히 무엇인가? 호르몬은 혈류 속을 여행하며 뇌와 신체 기관들이 소통할 수 있게 해 주는 작은 화학적 전령이다. 호르몬이 콜레스테롤로부터 생성된다는 사실을 알고 있는가? 대중매체로부터 부당한 평가를 받고 있지만, 콜레스테롤은 사실 적이 아니다. 콜레스테롤 수치가 높으면 심장병에 걸릴 위험도 높아지는 게 사실이다. 하지만 콜레스테롤 수치가 너무 낮아도 문제다. 그런 상태에서는 살인을 범할 확률이 높아지고 자살을 하거나 심각한 우울증에 빠져들 수 있다. 뇌와 몸은 어느 정도의 콜레스테롤을 필요로 한다. 뇌의 고체 질량 가운데 대략 60퍼센트가 지방이다. 그러니 최적의 기능을 하기 위해서는 건강한 수치로 콜레스테롤이 유지되어야 한다. 우리 몸은 콜레스테롤로부터 호르몬의 어머니인 화학물질 프레그네놀론Pregnenolone을 만든다. 그리고 그 화학물질에서 다른 모든 호르몬이 생성된다. 이 호르몬 계도를 '호르몬 폭포Hormanal Cascade'라고 부른다. (그림 7-1)

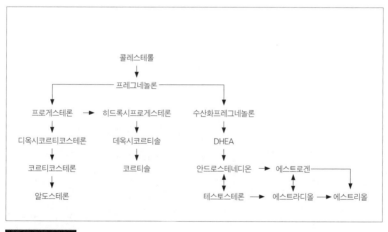

그림 7-1 호르몬 폭포

생식 호르몬인 에스트로겐, 프로게스테론, 테스토스테론에는 익숙할 것이다. 하지만 이 호르몬들은 뇌와 몸의 균형을 유지하는 데 기여하는 많은 호르몬 중 일부일 뿐이다. 이 장에서 당신은 뇌 건강에 아주 중요한 역할을 하는 호르몬이 얼마나 많은지, 당신의 몸이 어떻게 보고 느끼고 기능하는지는 알게 될 것이다.

갑상선호르몬의 균형을 맞추라 날씬한 몸매 유지, 활력 관리

목 아래쪽에 자리 잡고 있는 나비 모양의 작은 갑상선은 방송인 오프라 윈프리가 갑상선기능저하증을 앓고 있다고 밝힌 이후로 줄곧 뉴스 거리가 되고는 한다. 오프라만이 아니다. 세계 전역에 걸쳐 수천만에 이르는 사람들이 갑상선 질환을 앓고 있는 것으로 알려져 있다. 갑상선호르몬은 신진대사 호르몬으로, 몸속에서 일어나는 대사의 속도를 조절한다. 차의 공회전과 유사하다.

갑상선 활동의 저하(갑상선기능저하증) 갑상선 수치가 낮으면 신체의 여러 작용은 느리거나 부진해진다. 보통 심박률과 사고력이 떨어지고, 내장 활동은 느려지며, 소화율은 저하된다. 갑상선기능저하증을 앓고 있는 사람들의 SPECT 스캔 영상을 보면 뇌 활동이 감소되었음을 알 수 있다. 여러 연구에 따르면 갑상선기능저하증일 경우 뇌 기능이 전반적으로 저하되고, 그 때문에 우울증과 인지력 손상, 불안장애를 겪을 수 있으며 정신이 혼미해지거나 멍해질 수도 있다. '준临상적 갑상선기능저하증'이라는 증상도 있는데, 이는 갑상선호르몬의 수치가 정상 범위 내에 있지만, 갑상선기능저하증의 증상을 보이는 경우다. 몸속 다른 호르몬계가 균형에서 벗어나면 갑상선의 활동에 영향을 미쳐서 갑상선에 변화가 올 수 있다.

갑상선기능저하증의 일반적인 증세 피로, 체중 증가, 피부 건조, 37도 씨 이하의 만성적인 저체온, 불명료한 사고, 우울증 등의 증상이 나타난다. 다른 사람들은 괜찮아 하는 상황에서 추위를 느끼기도 한다.

갑상선 활동의 증가(갑상선기능항진증) 갑상선이 너무 많은 갑상선호르몬을 분비하면, 체내의 모든 것이 너무 빠르게 작용한다. 심장박동, 내장 활동, 소화 활동이 빨라진다. 카페인을 과다 섭취했을 때 초조해지거나 신경이 날카로워지는 것과 같다.

갑상선기능항진증의 일반적인 증세 불면증, 불안감, 신경과민, 사고의 폭주 같은 증상이 나타나고 다른 사람들은 괜찮아 하는 상황에서 더위를 느낀다.

호르몬 균형 찾기 갑상선에 문제가 있는지 확인하는 방법은 간단한 혈액검사가 전부다. 불행히도 많은 의사들은 갑상선자극호르몬Thyroid Stimulating Hormone, TSH 검사로 갑상선의 전반적인 기능만을 검진한다. 갑상선의 문제가 진단되지 않는 경우도 흔하다. 왜냐하면 문제가 있을 때도 TSH 수치가 정상일 수 있기 때문이다. 담당 의사에게, 당신의 몸속 기관을 떠다니는 갑상선의 실제 수치인 'T4'와 'free T3' 수치 확인 검사를 해 달고 요구하기 바란다. 이 수치가 의미하는 바는? 매우 단순하다. 혈류를 따라 떠다니는 인체의 거의 모든 호르몬은 단백질과 결합한다. 그러나 단백질과 결합한 호르몬은 유용하지 않다. 활동적이거나 유용한 호르몬은 단백질에 달라붙기보다는 혈류를 따라 자유롭게 떠다니기 때문이다. 'T4'와 'free T3' 수치 검사가 매우 중요한 이유이다.

> **행동 지침**
> 갑상선호르몬 수치를 검사할 때, 반드시 의사에게 당신의 'T4' 수치라 'free T3' 수치를 검사해 달라고 요구하라.

갑상선 불균형 진단을 받으면 많은 약물 처방을 받게 된다. 일반적으로 평생 동안 약물을 복용해야 할 수도 있다. 요오드와 셀레늄을 비롯한 많은 보조제가 갑상선 기능 개선에 도움을 준다.

부신 호르몬의 균형을 맞추라 스트레스 해소, 복부 지방·질병 관리

신장의 맨 위에 있는 삼각형 모양의 부신은 인체가 스트레스를 해결하는 데 아주 중요한 기여를 한다. 부신은 DHEA와 스트레스 호르몬으로 알려진 코르티솔을 생산한다. 부신은 우리를 '싸움 또는 도주' 방식으로 전환시키는 능력을 가지고 있다. 예를 들어 등산 중에 곰과 마주쳤다고 하자. 당신의 몸은 아드레날린을 생산하는데 그것은 당신에게 곰과 싸우거나(보통 좋은 생각이 아니다.) 곰에게서 달아날 힘을 준다. DHEA는 대처연료와 '보편적인 이점의 촉진자'로 불린다. DHEA는 체내에서 가장 풍부한 호르몬들 중 하나로 콜레스테롤 다음으로 많다. DHEA의 결핍이나 부족은 스트레스 처리 능력에 나쁜 영향을 미치며, 손상과 행동의 변화는 물론 궁극적으로는 정서의 소진, 조기 노화, 극심한 신체의 피로 등을 일으킬 수 있다. DHEA는 나이가 들면서 줄어든다.

부신 피로   오늘날의 혼잡한 세계에서 우리는 일상적으로 스트레스에 직면한다. 러시아워의 교통 혼잡, 가정 문제, 그리고 일에서 오는 부담감 등 우리는 잠에서 깨어나는 순간부터 잠들기 전까지 스트레스를 받는다. 이러한 스트레스는 부신

행동 지침
허리둘레가 여성의 경우 31.5인치, 남성의 경우 37인치가 넘는다면, DHEA와 코르티솔 수치를 검사해 보는 게 좋다.

을 혹사시키며, 코르티솔 생산을 부추긴다. 몇 달간, 심지어 몇 년간 계속해서 스트레스를 받으면 부신이 소진될 수도 있다. 우리는 이러한 현상을 '부신 피로'라고 부른다. 부신 피로는 당신의 몸이 더 이상 일상적인 스트레스를 처리하지 못한다는 걸 의미한다. 당신은 침대에서 쉽게 일어나지 못하고 제대로 능력을 발휘하는 게 힘겹고 심지어 일하기 곤란할지도 모른다. 부신 피로는 또한 비만의 원인이다. 특히 복부 비만을 일으키는데, 보기도 좋지 않을 뿐더러 심혈관계 질환의 위험을 높인다. 스트레스 호르몬에 만성적으로 노출되면 뇌의 중요한 기억 구조인 '해마'의 뇌세포가 죽기도 한다.

부신 피로가 그토록 흔히 일어나는 이유 중 하나는 우리들 대부분이 수면이 부족하기 때문이다. 최소한 7시간의 수면을 취하지 못하면, 신체 기관은 자동적으로 과중한 스트레스를 받게 될 것이다. 수면 부족을 벌충하기 위한 후속 조치들은 상황을 더욱 악화시킨다. 정신을 차리려고 커피를 마시면 오히려 스트레스를 유발할 뿐이다. 마음을 진정시키고자 와인을 마실 수도 있다. 그러나 알코올 기운이 가시고 나면 당신의 몸은 또 다른 스트레스 반응을 일으킬 테고, 새벽 2시에 깨어나고 말 것이다. 이러한 스

트레스의 순환은 결코 끝나지 않는다.

부신 피로의 일반적인 증세와 증상 복부 비만, 피로, 스트레스 저항력 저하, 단것에 대한 욕구, 주의 집중의 어려움, 정신 혼미, 성욕 감퇴, 기억력 감퇴 등이 있다.

부신계의 과도한 활동 부신계가 너무 과도하게 활동하면 '크롬 친화성세포종'이라는 비암성 질환에 걸릴 수 있다. 이는 희귀 종양으로 이어질 수 있는 매우 심각한 질환이다.

과도한 부신 활동의 일반적인 증세 고혈압과 높은 심박률을 보인다.

호르몬 균형 찾기 부신 피로나 부신의 과도한 활동은 혈액검사로 진단하며, 동시에 코르티솔과 DHEA-S 수치도 체크한다. 부신 피로를 극복하는 방법으로는 스트레스 관리 기술 습득, 명상, 자기 최면의 이용 등이 있다. 또한 자동적인 부정적 사고(ANTs)에 반박하기 위해서 머릿속에 'ANT핥기ANTeater'를 키우는 것도 좋다. ANTs와 ANT핥기에 대해 더 많은 정보를 얻고 싶다면 13장을 참고하기 바란다. 녹색 잎채소 음식이나 보조제에 첨가되어 있는 비타민 B는 부신계를 원조하고 우리 몸이 스트레스에 대처하도록 돕는다. 5-HTP는 수면에 도움이 되고, 뇌 속의 세로토닌 수치를 향상시킨다. 바로 그런 변화는 스트레스를 진정시켜 체중을 감량하는 데 효과가 있다. 포스파티딜세린Phosphatidylserine역시 부신 피로를 치료하는 데 효과가 있다.

DHEA 수치가 낮을 경우에는 DHEA를 섭취하여 부신 피로를 치유한다. DHEA는 성호르몬(안드로겐과 에스트로겐)의 전구체 기능을 한다. 몸속의 DHEA 수치는 보통 30세 이후로 감소하기 시작하는데, 식욕 부진, 말기 신장병, 제2형당뇨병, 에이즈, 부신기능부전에 시달리거나 위독한 질병을 앓고 있는 일부 사람들의 경우 DHEA 수치가 낮은 것으로 알려져 있다. 또한 인슐린, 스테로이드, 아편제, 다나졸 등을 비롯해 다양한 약물의 사용 때문에 크게 감소할 수도 있다. 국제 대체의학 표준 기구(www.NaturalStandrard.com)에 따르면, 명확한 과학적 증거가 뒷받침해 주듯이 DHEA는 부신기능부전, 우울증, 전신성 홍반성 루푸스, 비만 등의 치료에 효과가 있다. 일반적인 DHEA 권장량은 25~200밀리그램이다. 보통은 내약성이 좋지만, 체내 테스토스테론 수치가 증가하기 때문에 흔히 여드름이 나거나 얼굴에 털이 나는 부작용이 있을 수 있다. 이런 부작용을 막기 위해 많은 의사들이 7-케토-DHEA(7-keto-DHEA)라고 하는 DHEA 대사 물질을 처방하고는 한다. 비용은 무척 비싼 편이지만 부작용을 막기 위해서라면 그만한 돈을 들일 가치가 있다.

일부 전문가들이 DHEA에 대해 주로 우려하는 것은 DHEA가 부분적으로 테스토스테론이나 에스트로겐 같은 성호르몬으로 변한다는 점이다. 이런 점은 나이가 들어 감에 따라 호르몬이 감퇴하는 것에 맞서려는 건강한 사람에게는 분명히 장점 같아 보인다. 하지만 이런 점 때문에 호르몬 의존성 암(전립선 암, 유방암, 난소암)에 걸릴 위험에 있는 사람들에게는 DHEA를 복용하지 말라고 권해야 한다. 이들에게는 7-케토-DHEA가 좋은 해법이다.

테스토스테론의 균형을 맞추라 성 기능·뇌 기능 강화

우리는 일반적으로 테스토스테론을 성호르몬으로 생각하는데, 테스토스테론은 단순히 성욕을 부추기는 것 이상으로 많은 기능을 한다. 아버지로부터 Y염색체를 받으면 자궁 속 태아의 테스토스테론이 급증하여 뇌가 보다 남성적으로 변모한다. 아버지로부터 X염색체를 받을 경우에는 테스토스테론이 별로 늘어나지 않는다. 바로 이런 차이 때문에 당신의 뇌 유형이 다른 사람과 완전히 다를 수 있는 것이다. 여성의 뇌는 언어 능력이 더 뛰어나고, 더 상호 연관적이고, 더 소통적이며 더 관계 지향적이고, 덜 경쟁적인 특성을 지닌다. 반면에 남성의 뇌는 헌신보다는 경쟁과 지배력에 어울리게 조성되어 있다.

테스토스테론이 뇌에 미치는 영향은 남녀의 차이를 만드는 일반적인 기능을 훨씬 뛰어넘는다. 최근에 밝혀진 과학적 증거에 의하면 테스토스테론은 신경을 보호하며, 인지력 손상이나 알츠하이머병, 혹은 우울증을 예방하는 데 기여한다. 또한 연구자들은 체내의 낮은 테스토스테론 수치와 만성적인 통증 사이의 연관성을 밝혀내고 있다. 최근에는 체내 테스토스테론 수치의 균형이 통증 저항력을 향상시키고 통증 지각력을 감소시킬 수 있는지 판단하는 연구들이 진행 중이다.

흔히 남성호르몬으로만 여겨지는 테스토스테론은 여성에게도 대단히 중요한 호르몬이다. 여성의 성 충동은 물론, 근육을 만드는 능력, 인생관, 기억력에도 관여한다.

남성의 테스토스테론 저하 남성의 경우 테스토스테론 수치는 22세경 최고치에 올랐다가 그 이후로 서서히 감퇴한다. 대체로 30세 이후로 10년마다 10퍼센트씩, 혹은 매년 1~3퍼센트씩 줄어든다. 최근의 연구에서는 테스토스테론 수치가 낮으면 알츠하이머병에 걸릴 위험이 높은 것으로 나타나기도 했다. 또한 테스토스테론 수치가 떨어지면 뇌로 가는 혈류량이 줄어들고, 그로 인해 성기능과 인지 기능에 문제가 발생한다. 뿐만 아니라 테스토스테론은 체중, 근육량, 성 충동, 기분, 활력 등에도 영향을 미칠 수 있다. 이처럼 테스토스테론 수치가 저하되어 문제가 생길 수 있는 시기를 '남성 갱년기'라고 부른다.

남성의 테스토스테론 수치 저하의 일반적인 증세 성욕 감퇴, 발기부전, 우울증, 활력 부족, 그리고 기억력장애가 있다.

여성의 테스토스테론 수치 저하 테스토스테론이 충분하지 않으면 여성의 성욕이 사라져 버릴 수도 있다. 나는 이혼에 직면한 많은 여성들을 치료했다. 많은 경우, 그런 여성들의 테스토스테론 수치가 아주 낮거나 남편들의 테스토스테론 수치가 낮았다. 낮은 테스토스테론 수치는 실제로 불만족스런 결혼 생활의 원인이 될 수 있다. 나는 사람들이 배우자에게 "당신은 내가 결혼했던 그 사람과 달라."라고 말하는 걸 아주 자주 듣는다. 사실, 배우자들이 예전과 같을 순 없다. 그 이유는 배우자의 호르몬 수치가 그들이 결혼했을 당시의 수치에 못 미치기 때문이다. 나는 이혼 소송을 제기하거나 20, 30년간의 좋은 결혼 생활을 청산하기에 앞서 부부가 각자 호르몬 검사를 해 봐야 한다고 생각한다.

여성의 테스토스테론 저하의 일반적인 증세 성욕과 기억력 감퇴, 우울증을 보인다.

테스토스테론 수치가 높은 남성 테스토스테론이 지나치게 많이 분비될 경우 남성들은 아무런 이유 없이 화를 내는 경향을 보인다. 또한 테스토스테론 수치가 아주 높은 남성들은 결혼을 해도 결혼 생활을 계속 유지할 가능성이 낮은 편이다. 바로 그것이 그토록 많은 남성들이 결혼을 더 늦은 나이로 미루려는 이유일 수도 있다.

테스토스테론 수치가 높은 남성의 일반적인 증세 공격성과 극단적인 경쟁심을 보인다. 이런 사람들은 보통 침울하고 외적으로는 여드름이 난다.

테스토스테론 수치가 높은 여성 일부 여성들은 지나치게 많은 테스토스테론을 분비하는데, 이런 증상은 내 아내도 앓았던 질환인 PCOS와 연관이 있다. PCOS는 몸에 큰 변화를 일으켜 체중, 피부, 기분, 전반적인 건강에 악영향을 미칠 수 있다.

테스토스테론 수치가 높고 PCOS를 앓는 여성의 일반적인 증세 비만, 불규칙한 월경주기, 여드름, 지성 피부, 공격성, 고혈압, 당뇨병 등의 증상이 나타난다. 또한 얼굴과 몸에 과도하게 털이 많이 날 수도 있고, 콜레스테롤 수치가 높을 수도 있다.

호르몬 균형 찾기 혈액검사를 통해 가장 정확한 결과를 얻으려면, 반드시 의사에게 두 가지 수치, 즉 총 테스토스테론 수치와 자유 테스토스테론 수치를 검사해 달라고 하기 바란다. 새로운 연구 결과에 의하면, 혈당의 급격한 상승으로 남자의 테스토스테론 수치가 25퍼센트나 떨어질 수 있다. 그러니 검사를 통해 정확한 수치를 알고 싶다면, 혈액검사 전 최소 몇 시간 동안은 도넛, 사탕, 이온 음료 따위는 조금도 먹지 않는 게 좋다. 테스토스테론 수치가 낮은 남자들이 택할 수 있는 치료 방법으로는 크림, 젤, 투약 등을 이용한 방법이 있다. 호르몬이 부족한 여성들에게는 크림이 가장 일반적인 치료 방법이다. 테스토스테론 수치가 높거나 PCOS를 앓는 여성들에 대한 치료는 대단히 개별적이며, 치료제로는 피임약, 당뇨병 치료약, 임신촉진제, 항안드로겐제 등이 있다. DHEA는 테스토스테론 수치를 높이는 데 종종 효과가 있다.

에스트로겐의 균형을 맞추라 체중과 기분 통제, 뼈·심장·기억력 강화

에스트로겐은 뼈, 심혈관계, 생식계, 뇌 같은 몸속의 모든 기관계에 영향을 미치는 놀라운 호르몬이다. 에스트로겐은 대개 여성호르몬으로 여겨지지만, 여성에 비해 비록 훨씬 적은 양이지만 남자에게도 에스트로겐이 필요하다. 여성의 경우, 처음 월경이 시작되면서 에스트로겐 수치가 증가했다가 떨어지기 시작하는 순환성을 보인다. 통상적인 월경주기인 28일 동안 에스트로겐 수치는 완만한 언덕처럼 높아졌다가 뚝 떨어진다.(그림 7-2 참조.)

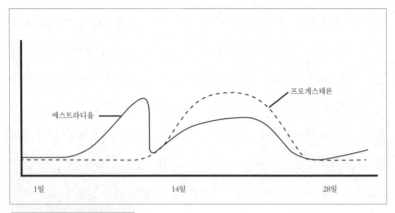

프로게스테론

에스트라디올

1일   14일   28일

그림 7-2 월경주기에 따른 호르몬 변화

여성들의 폐경전후증후군이 시작되는 시기인 30~40세 때가 되면, 호르몬계는 효과적으로 활동하지 못하고, 호르몬 패턴에 변화가 생기기 시작한다. 에스트로겐은 완만하게 상승했다가 하락하기보다는 급격하게 상승했다가 월경이 시작되기 직전에 급격하게 뚝 떨어진다. 바로 이런 이유로 심각한 PMS 증상이 일어날 수도 있는 것이다. 에스트로겐 우세에서 소실에 이르는 '이 시소 효과'는 결코 우습게 여길 것이 아니다. 이 문제로 정말 미칠 지경에 이를 수도 있다. 한 놀랄 만한 연구 결과에 의하면 정신병원에 입원한 여성 가운데 40퍼센트가 월경이 시작되기 전 이틀 사이에 입원하였다. 한편, 폐경기가 시작될 무렵이 되면 에스트로겐이 가장 크게 소실되는데, 그것은 체중, 인지 기능, 건강에 영향을 미친다.

여성들에게는 세 가지 종류의 에스트로겐, 즉 에스트론, 에스트라디올,

에스트리올이 있다. 가임기간에는 이들 중 에스트라디올이 가장 풍부하다. 에스트라디올은 마치 젊음의 샘처럼 뇌와 심장, 뼈를 보호하고 피부의 노화를 방지하며 체중 증가를 예방하는 데 도움을 준다. 예일 대학교 연구진은 에스트라디올이 뇌에서, 식욕을 조절하는 데 관여하는 호르몬들 중 하나인 렙틴과 동일한 경로를 이용해 식욕을 억제한다고 밝혔다. (이 장의 마지막 부분에서 렙틴에 관한 더 많은 정보를 얻을 수 있다.) 과학자들은 폐경기 중에 일어날 수 있는 에스트로겐 신호 체계의 손상이 폐경기의 체중 증가와 비만의 원인이 될 수 있다고 결론 내렸다. 폐경전후 증후군과 폐경기가 찾아오면 에스트라디올이 소실되기 시작하며, 그 호르몬의 '보호 기능'은 사라진다.

에스트로겐의 감소　월경주기나 폐경전후증후군 때나 폐경기 동안 에스트로겐 수치가 감소하면, 여성들은 단기기억장애를 겪을 수 있고, 울음 발작을 일으키거나 우울증에 빠질 수도 있다. 여성들은 '내가 차를 어디에 주차시켰더라?' 혹은 '내가 왜 이 방에 들어왔지?' 같은 말을 내뱉는 의아한 지경에 놓이게 될지도 모른다. 에스트로겐 수치가 저하되면 통증에 더 민감해 질 수도 있다. 통증에 미치는 에스트라디올의 효과에 초점을 맞춘 연구가 《신경과학 저널Journal of Neuroscience》에 실린 일이 있다. 연구자들은 월경주기 동안 서로 다른 시기에 여성들을 검사했다. 에스트라디올이 가장 낮은 월경 시기에 처음 검사를 한 후 호르몬으로 그 수치를 높이고서 다시 검사했다. 참가 여성들에게는 통제된 일정한 수준의 통증에 노출한 뒤 통증을 평가해 달라고 요구했다. 그 결과, 여성들은 에스

행동 지침
어유나 달맞이꽃 종자유나 아마인유처럼 에스트로겐 감소 증상을 완화할 수 있는 보조제 섭취를 고려하기 바란다.

트라디올 수치가 가장 높을 때보다 가장 낮을 때 훨씬 더 심한 통증을 느꼈다고 말했다. 이 결과는 폐경기나 월경주기의 특정한 시기처럼, 에스트로겐 수치가 낮을 때 여성들이 통증을 더 심하게 느낀다는 걸 보여 준다.

에스트로겐 감소의 일반적인 증세 불명료한 사고, 집중력장애, 우울증이나 불쾌감을 보인다.

에스트로겐 우세현상 프로게스테론 수치가 낮은 반면 에스트로겐 수치가 높으면 월경 양이 많아지고 월경통이 심해지고 월경주기가 더 짧아질 수 있다. 일부 여성들의 경우, 이런 증상은 월경이 멈추지 않는 증세로 이어질 수도 있다.

에스트로겐 우세현상의 일반적인 증세 에스토로겐 우세현상이 나타나는 사람들은 위세를 부리거나 공격적인 행동을 보인다. 또한 우울증이 나타나기도 한다. 외적으로는 수분이 정체되고 체중이 증가한다.

호르몬 균형 찾기 간단한 혈액검사로 세 가지 유형의 에스트로겐 수치를 판단할 수 있다. 에스트로겐 대체 요법으로 에스트로겐제, 피임약, 크림, 질 좌약 등을 선택할 수 있다. 운동을 통해 뇌 건강을 유지하거나 카페인,

설탕, 알코올 등을 제한하는 것도 증상 완화에 도움이 된다. 어유, 달맞이 꽃 종자유, 아마인유도 증상을 완화시킬 수 있다.

프로게스테론의 균형을 맞추라 기분 안정, 숙면, 인지 기능 향상

자, 이번에는 '기분을 좋게 하는' 호르몬과 인사를 하자.

프로게스테론은 마음을 진정시키고 편안한 기분이 들게 해 주며 수면을 돕는 자연의 재낵스Xanax*인 셈이다. 재낵스를 쓰면 뇌가 몽롱해질 수 있지만 프로게스테론은 오히려 예리한 사고를 할 수 있게 해 준다. 프로게스테론은 임신 호르몬으로도 불린다. 임신을 촉진하기 때문이다. 임신하면 프로게스테론 수치가 치솟으면서 활력이 넘치고, 열정과 사랑으로 충만하게 되기 마련이다.

에스트로겐처럼, 프로게스테론은 월경주기의 후반기에 완만하게 경사진 언덕 패턴을 따르며 에스트로겐과 함께 치솟았다가 뚝 떨어진다. 30대에 접어들면서 여성들의 몸은 프로게스테론을 생산하는 효율성이 떨어지기 시작한다. 30대 후반이나 40대에 접어들면, 완만하게 경사진 이 프로게스테론 언덕은 그저 융기에 지나지 않은 패턴으로 줄어든다. 프로게스테론 소실 증상이 시작되는 것이다. 만일 에스트로겐의 수치가 최고치거나 급상승하고 있을 때 프로게스테론의 수치가 낮다면, 에스트로겐 우세 현상으로 인한 증상이 악화될 것이다.

----

* 신경안정제의 일종

프로게스테론 저하 프로게스테론이 충분하지 않으면, 뇌의 천연 수면제인 항불안 호르몬도 함께 감소한다. 이 호르몬의 결핍은 중독으로 이어질 수도 있다. 술을 끊지 않으면 이혼하겠다는 남편의 말을 듣고 나서야 45세의 웬디는 에이멘 클리닉을 찾아왔다. 그녀는 점점 더 커 가는 불안장애와 불면증에 시달리다가 결국 40세 무렵에 술을 엄청나게 많이 마시기 시작했다. 검사를 해 보니 프로게스테론 수치가 너무 낮았다. 연구 결과에 의하면, 프로게스테론 수치는 여성이 폐경기에 접어들기 8년 전부터 감소하기 시작한다. 프로게스테론 수치가 균형을 이루면 불안을 진정시키고 수면을 개선하고 중독증을 없애는 데 도움이 된다.

프로게스테론 저하의 일반적인 증세 수면장애, 두통, 불안장애, 불명료한 사고, 기억력 감퇴, 기분의 두드러진 변화, 그리고 집중력장애가 주요 증세다. 에스트로겐의 증가와 겹칠 경우 위세 부림, 공격성, 수분 정체 등의 증세가 나타날 수 있다.

프로게스테론 과다 임신을 하거나 호르몬 대체 요법의 투약량이 과다하지 않는 한 프로게스테론 수치가 높은 경우는 드물다. 프로게스테론 수치가 너무 높으면, 임신 초기에 일반적으로 나타나는 증상을 느낄 수도 있다.

프로게스테론 과다의 일반적인 증세 입덧과 극심한 피로감, 요통이 나타난다.

호르몬 균형 찾기 대부분의 의사들은 타액이나 혈액이나 소변 검사를 이용하여 프로게스테론 수치를 체크한다. 가장 정확한 결과를 얻기 위해서는 일반적으로 월경주기 중 21일째에 검사해야 한다. 프로게스테론 과다나 저하는 합성호르몬 및 인체 친화형 호르몬 대체 요법을 이용해 치료할 수 있다.

월경전증후군(PMS)

불미스런 사랑의 삼각관계에 빠진 미국의 우주 비행사 리사 노박은 애인의 여자 친구와 대면하기 위해 자동차를 몰고 약 1,500킬로미터를 달렸다. 화장실에 가는 시간마저 아끼기 위해 기저귀까지 착용한 상태였다. 그녀는 이후에 납치 미수범으로 기소되었다. 공판 전 이의 신청 기간 동안, 나는 「폭스 뉴스Fox News」에 출연하여 성공한 여성이 그런 미친 짓을 범할 수 있는 원인에 대해 이야기했다. 나는 여성 패널 다섯과 함께 출연했다. 리사의 변호인은 정신이상을 범행 동기로 제기한 상태였다. 범행 동기가 정신이상이라면 죄가 성립되지 않았다. 사회자가 내게 "당신이 만일 리사 측 변호단의 자문의였다면, 무엇을 알고 싶나요?"라고 물었을 때, 나는 그녀가 사건 당시 월경주기 중 어느 시점에 있었는지 알고 싶다고 대답했다. 여성 패널 모두는 질겁했고, 그중 한 여성이 말문을 열었다. "오, 세상에! 저런 말을 하다니 믿을 수가 없군요!" 나는 우리 클리닉에서 월경주기 중 각각 다른 시기에 놓인 많은 여성들의 뇌 영상을 스캔했고, 그 결과 PMS을 앓고 있는 여성들의 경우 월경주기 중 최악의 시기 동안 뇌에 변화가 온다고 설명했다. 호르몬에 따라 여성이 변할 수 있다는 말에 미국 사회가 반응하는 방식은 너무 빤해서 어리석어 보일 정도였다.

월경전증후군(PMS)은 분명히 존재하는 증상이다. 호르몬의 관점에서 보면, 월경 전 며칠간은 에스트로겐과 프로게스테론 수치가 바닥으로 뚝 떨어지는 시기와 일치한다. 뇌 스캔 영상에는 월경주기의 마지막 2주 동안 전측 대상회가 활성화되기 시작하는 현상이 나타난다. 전측 대상회는 주의를 전환하거나 융통성을 발휘하거나 시류에 순응하는 데 기여하는 뇌 영역이다.

PMS가 발생하는 이유는 우리 몸의 천연 항우울제, 즉 기분을 좋게 하는 화학물질인 세로토닌이 부족해서다. 우리 연구진은 에스트로겐 수치가 떨어지면 세로토닌 수치도 함께 떨어지는 걸 확인했다. 또한 월경주기 중 가장 힘든 시기 동안 전전두엽의 활동이 낮아지는 경향이 있는데, 여성들이 집중력과 충동 통제에 어려움을 겪는 이유가 바로 여기에 있다.

PMS의 일반적인 증세　PMS는 정서적인 문제를 일으키고, 더욱더 우울한 기분에 빠져들게 하며, 수면에 악영향을 미칠 수 있다. PMS가 불필요한 살을 찌우는 나쁜 식습관의 전조일 수 있다는 사실은 많이 알려져 있다. 또한 PMS는 피부에 꼭 필요한 밤사이의 회복력을 빼앗는다. 그 밖의 증상으로는 복부 팽창, 유방통, 신경과민, 분노, 걱정, 부정적 사고에 대한 집착, 집중력장애, 충동적 행동 등이 나타날 수 있다.

균형 찾기　월경주기 후반기에 대체 요법으로 소량의 프로게스테론을 처방하면 증상이 완화될 수 있다. 프로작이나 졸로프트처럼 세로토닌 수치를 증가시키는 약물은 걱정, 우울증, 불안 등의 전측 대상회 이상 증상을 진정시키는 데 도움이 되는 것으로 밝혀졌다. 나는 또한 임상 경험을 통해, 5-HTP가 PMS 증상을 완화시키는 걸 확인했다.

폐경전후증후군

폐경전후증후군은 폐경기에 이를 때까지 10년에서 15년 동안 이어질 수 있다. 이 시기는 호르몬 변동이 규칙적인 월경주기로부터 점차 변하기 시작할 때로, 이 시기가 찾아오면 어느 날에 호르몬 수치가 얼마나 되는지 알 수 없다. 대부분의 여성들은 일과성 열감熱感과 식은땀 등의 가장 일반적인 증상을 보이는 상태까지 에스트로겐 수치가 떨어지기 전까지는 폐경전후증후군에 대해 인식하지 못한다. 하지만 일과성 열감 증상이 나타날 때까지 환자는 10여 년 동안 폐경전후증후군을 겪어 왔을 것이다. 그리고 이미 에스트로겐 우세현상으로 인한 문제들에 시달리고 있을 것이다.

폐경전후증후군의 일반적인 증세 일과성 열감, 식은땀, 체중 증가, 우울증, 불안, 신경과민, 기억력 감퇴가 주요 증상이다.

호르몬 균형 찾기 기준 시점인 35세 정도가 됐을 때 호르몬 수치를 체크해 보는 게 좋다. 그 후로는 2, 3년마다 호르몬 수치를 체크하기 바란다. 크림, 약, 질 좌약 등을 이용한 합성호르몬이나 인체 친화형 호르몬 요법이 효과가 있다. 일과성 열감을 치료하는 가장 좋은 방법은 에스트라디올

행동 지침
35세를 기점으로 몇 년마다
호르몬 수치 검사를 받으라.

요법과 에스트리올 요법을 병행하는 것이다. 자연치료법으로는 비타민 B, 어유, 달맞이꽃 종자유, 아마인유와 같은 보조제의 섭취를 생각할 수 있다. 그 외에 뇌 건강에 좋은 생활 습관을 가지기 바란다. 충분히 운동하고, 충분히 잠자고, 충분히 물을 마시고, 건강에 좋은 자연 식품을 먹고, 명상을 하면 도움이 된다.

폐경기

폐경은 여성의 마지막 월경을 의미하며, 그 이후는 '폐경 후'라고 한다. 자궁 절제술을 받는 중에 난소가 없어지는 경우처럼 외과적으로도 폐경이 유발될 수 있다. '폐경 후' 시기에 들어선 경우라면, 폐경전후증후군과 관련 있는 부작용 같은 증상들을 계속해서 경험할지도 모른다. 이때가 되면, 보통 에스트로겐과 프로게스테론이 아주 낮은 수치까지 떨어지기 때문에 심장병, 뇌졸중, 알츠하이머병 같은 질환을 겪기가 더 쉽다.

폐경기의 일반적인 증세 폐경기에는 전반적인 뇌 활동이 저하될 수 있기 때문에 흔히 우울증, 불안, 불면증, 체중 증가, 그리고 집중력 및 기억력장애 등의 증상을 보인다. 일과성 열감과 식은땀이 지속될 수도 있다.

균형 찾기 일반적으로 마지막 월경 이후 12개월이 지난 후에야 폐경기로 진단받는다. 보통 폐경기 진단이 내려지면 합성 또는 인체 친화형 호르몬 대체 요법이 처방된다. 비타민 B, 어유, 그리고 달맞이꽃 종자유는 증상을 완화시킬 수 있는 천연 치료제이다. 인지 기능을 보호하고 신체의 젊음을 유지하기 위해서 뇌 건강에 좋은 생활 습관을 갖는 것도 무엇보다 중요하다. 운동, 숙면, 좋은 영양 섭취 그리고 명상이 도움을 줄 수 있다.

호르몬 대체 요법

호르몬 대체 요법Hormone Replacement Therapy, HRT을 두고 큰 논란이 일고 있다. 2002년, 세계 보건 기초 연구World Health Initiative Study는 호르몬 대체 약물인 프렘프로PremPro가 유방암과 심장병, 뇌졸중, 혈전 등의 위험성을 높인다는 사실을 밝혔다. 그러자 여성들 수백만이 사용 중이던 HRT 관련 약물을 쓰레기통에 버리는 등 즉각적이고 광범위한 반응이 잇따랐다.

그런데 이 연구에서는 프렘프로 단 한 가지만 조사했다는 것이 문제였다. 프렘프로는 합성에스트로겐(말의 오줌에서 추출)에 약간의 에스트론과 합성 프로게스테론인 프로게스틴Progestin을 배합한 호르몬으로, 인체에서 생성되는 호르몬과는 다르다. 게다가 합성 약물에 들어 있는 에스트로겐은 인체에서 자연적으로 생성되는 에스트로겐보다 훨씬 강력하다.

말하자면 호르몬 대체 요법 문제에 있어서는 다시 원점으로 돌아온 셈이다. 요즘은 인체에서 생성되는 호르몬에 아주 가까운 호르몬으로 여성을 치료하는 추세다. 이러한 약물들은 '인체 친화형 호르몬'이라고 불리며, 인지 기능을 보호해 줄 뿐만 아니라 활력을 높이는 데도 도움을 준다. 또한 심혈관계 질환과 뇌졸중과 알츠하이머병을 비롯한 심각한 질병으로부터 보호해 준다. 여러 연구 결과, 호르몬 대체 없이 난소 절제를 포함해 전체 자궁 절제술을 받은 여성들은 알츠하이머병에 걸릴 위험성이 두 배 높은 것으로 밝혀졌다. 이런 결과는 이 호르몬들이 뇌 건강에 매우 중요하다는 사실을 확증해 준다. UCLA에서 시행된 최근의 한 연구에서는 뇌 스캔을 이용하여 한 여성 집단의 뇌 건강을 연구했다. 연구진은 호르몬 대체 요법을 받은 경우와 그렇지 않은 경우의 뇌 상태를 비교 검사했다. 2년 동안, 호르몬 대체 요법을 받지 않은 여성들은 알츠하이머병에 의해 맨 먼저 기능이 상실되는 뇌 영역 중 하나인 '후측 대상회'의 활동이 감소한 것으로 나타났다. 반면에 호르몬 대체 요법을 받는 여성들은 그 영역의 활동이 감소하지 않았다.

통증에 대한 연구도 병행되었는데, 호르몬 대체 요법을 받지 않는 폐경기에 들어선 여성들은 더 심한 통증에 시달릴 수 있다는 것이 밝혀졌다. 나 역시 임상 경험을 통해 이 사실을 알게 되었다. 나는 만성요통이나 목 이상, 섬유근육통, 혹은 질환에 상관없이 통증에 시달리는 폐경 후의 여성들을 많이 치료한다. 만일 당신이 호르몬 대체 요법을 고려 중이라면 이 요법은 개인의 특성에 맞춘 매우 개별화된 치료법이기 때문에, 모든 사람들에게 똑같이 적용할 수 있는 한 가지 치료 방법은 없다는 사실을 명심하기 바란다. 당신의 뇌가 그렇듯이 당신의 호르몬도 아주 독특하다.

식욕을 통제하고 체중을 줄이려면 렙틴과 그렐린을 조화시키라

렙틴과 그렐린은 체중 감량의 열쇠를 쥐고 있다. 수면으로 조절되는 이 두 호르몬은 서로 협력해서 허기와 포만감을 통제한다. 그렐린 수치가 상승하면 뇌에게 당신이 배가 고프다는 신호를 보내고, 밥을 먹어서 배가 부르면 렙틴 수치가 올라가서 뇌에게 배가 부르다는 신호를 보낸다. 충분히 수면을 취하면, 이 두 호르몬의 균형이 잘 유지된다. 하지만 충분한 수면을 취하지 못하면 두 호르몬이 균형을 잃어 탄수화물, 쿠키, 사탕에 대한 욕구와 식욕이 증가한다. 10장에는 이 두 호르몬이 체중에 어떠한 영향을 미치는지에 관한 최근의 연구가 실려 있다. 이에 대해 알고 싶다면 10장 '수면 솔루션'을 참조하라.

렙틴의 저하 렙틴이 충분하지 않을 때 우리는 아무리 먹어도 충분히 먹었다는 느낌을 받지 못한다. 과체중인 사람들의 뇌는 렙틴에 내성이 생겨서 렙틴 수치가 높다. 몸에 지방이 적을수록 좋다.

그렐린의 과다 여러 연구 결과, 이 호르몬의 수치가 높으면 당신의 몸이 속아 넘어가게 되고 결국 당신은 배고픔을 느껴서 과일이 담긴 그릇보다 도넛과 사탕 통에 손을 뻗고 싶어진다. 만성적으로 그렐린 수치가 높으면, 체중이 증가할 가능성이 매우 높다.

> **행동 지침**
> 렙틴과 그렐린의 균형을
> 잡는 가장 좋은 방법들 중
> 하나는 매일 밤 7시간 이상
> 잠을 자는 것이다.

렙틴 저하와 그렐린 과다의 일반적은 증세 과체중, 비만, 과식, 단순탄수화물에 대한 욕구를 보인다.

호르몬 균형 찾기 현재 시행되는 이 두 호르몬의 균형을 맞추는 치료는 대부분 행동 치료이다. 허기를 느끼지 않고 건강한 혈당을 유지하고 스트레스성 섭식을 줄이고 스트레스를 줄이려면, 숙면을 취하고 하루 종일 여러 차례에 걸쳐 조금씩 먹는 습관을 들이기 바란다. 렙틴과 그렐린은 수면 중에 조절되기 때문이다.

비만을 벗어나려면 인슐린의 균형을 유지하라

인슐린은 주로 혈당의 증가에 대한 췌장의 반응으로 생성된다. 인슐린의 주요한 기능 가운데 하나는 저장 호르몬으로서의 기능으로, 인슐린은 혈류에서 영양물을 흡수해 몸속의 세포들에 저장한다. 이때, 포도당을 글리코겐으로 바꿔 저장하기 위해서 간과 근육으로의 포도당 흡수를 증가시키며, 지방세포에 여분의 포도당을 저장하는 걸 돕기도 한다. 인슐린은 또한 동원 호르몬이 아닌 저장 호르몬이기 때문에, 몸이 연료로 쓰기 위해 지방을 동원하고 이용하는 것을 막는다. 즉 너무 많은 인슐린은 지방 연소를 막는다. 사탕이나 케이크나 흰 빵 같은 단순탄수화물을 너무 많이 섭취하면 혈당이 급상승할 수 있는데, 그것은 인슐린의 과도한 생산을 부추겨 혈류에서 포도당을 없애 버리는 결과를 초래한다. 인슐린이 혈액에서 포도당을 빼앗으면 혈당이 뚝 떨어지면서 설탕에 대한 훨씬 더 많은 욕구가 생긴다. 이것이 비만과 인슐린 저항성을 거쳐 결국에는 제2형당뇨병으로 이어지는 악순환을 낳는다.

인슐린의 불균형 이 호르몬의 균형이 깨지면 체중 증가, 치료 지연, 알츠하이머병, 뇌졸중, 심장병을 비롯해 많은 건강 문제가 생길 수 있다.

인슐린 불균형의 일반적인 증세 비만, 복부 지방, 당뇨병, 고혈압, 대사 증후군(복부 지방, 고콜레스테롤, 고혈압)을 보인다.

인슐린 균형 찾기 포도당을 확인하는 가장 일반적인 혈액검사는 특정한 날을 정해 몸이 신진대사에 이용하는 포도당을 살펴보는 것이다. 더 좋은 검사 방식으로는 2, 3개월에 걸쳐, 포도당 대사량을 보여 주는 헤모글로빈 A1C 수치를 체크한다. 체중 감량이나 운동, 인슐린이나 글루코파지 Glucophage 같은 특정한 약물 복용은 혈당치의 균형을 잡는 데 도움을 줄수 있다. 알파 리포익 산Alpha Lipoic Acid, 계피, 그리고 인삼은 혈당의 균형을 찾는 데 도움이 되는 것으로 밝혀졌다. 설탕이 든 단것과 단순탄수화물 섭취를 줄이면 인슐린 수치의 균형을 유지하는 데 도움이 된다.

노화 과정을 늦추려면 성장호르몬의 균형을 맞추라

뇌의 심장부에 있는 완두콩 크기의 뇌하수체는 성장호르몬을 생산한다. 이름이 의미하는 바처럼, 성장호르몬은 아이들을 거쳐 성인으로 성장하는 데 필요한 연료를 공급한다. 성장호르몬은 또한 신체 조직과 기관이 최상의 기능에 맞게 회복되도록 돕는다. 하지만 중년기로 접어들면서 뇌하수체의 성장호르몬인 '인슐린 유사 성장 인자 1Insulinlike Growth Factor-1, IGF-1'의 생산량이 줄어든다. 성장호르몬의 감소는 신체의 회복 능력을 손상시키며, 세포의 죽음과 노화를 촉진시킨다.

1990년,《뉴잉글랜드 의학저널》에 발표된 한 획기적인 연구는 현실성 있는 노화 방지 요법으로서 성장호르몬에 대한 관심에 불을 붙였다. 그 연구는 60세 이상의 남성 12명을 대상으로 6개월간 시행되었다. 그 기간 동안 한 집단은 성장호르몬 요법을 받은 반면에 다른 집단은 성장호르몬 요법을 받지 않았다. 성장호르몬 요법을 받은 남성들의 경우 체지방이 14.4퍼센트 감소했고, 무지방 신체 질량이 8.8퍼센트 증가했다. 작은 규모였지만 이 획기적인 연구는 노화 과정을 촉진하는 낮은 수치의 성장호르몬 범위와 노화를 방지할 수 있는 높은 수치의 성장호르몬 범위를 결정하는 데 목적을 둔, 수많은 새로운 연구를 촉발했다.

낮은 성장호르몬 수치 웨일 코넬 의대의 통합 의학 임상 조교수 에릭 브레이버만 박사는 성장호르몬에 관한 의학 문헌에 대해 전반적인 조사를 벌였다. 그가 밝힌 사실에 의하면 IGF-1 수치가 낮을 경우 다음과 같은 결과가 초래될 수 있다.

- 인지 처리 속도 지연 (10년에서 20년의 노화에 상응한다.): 이는 불안장애 및 우울증과 같은 정서장애뿐만 아니라 기억력과 IQ와 주의 범위의 감퇴로 이어진다.
- 뇌로 가는 혈류량 감소
- 비만
- 근육량과 골밀도 감소
- 심혈관계 질환, 고혈압, 당뇨병

브레이버만 박사의 조사 결과, IGF-1 수치가 증가하면 이러한 장애나 문제들을 해소하는 데 도움이 된다. 또한 성장호르몬은 일부 암과 뇌에서 발견되는 이상 단백질인 베타 아밀로이드(알츠하이머병을 일으키는 주요한 물질들 중 하나)로부터 우리를 보호하는 것으로 밝혀졌다.

성장호르몬이 불충분할 때의 일반적인 증세

IGF-1 수치가 낮으면 골다공증, 근 기능 저하, 기억력장애, 비만, 불안장애, 우울증, 심혈관계 질환, 고혈압, 당뇨병 등의 증상이 나타날 수 있다.

> **행동 지침**
>
> 만일 당신이 비만이거나 노화 관련 장애를 앓고 있다면 우선 생활 양식과 식습관부터 바꾸라. 그 다음으로 IGF-1 수치를 체크해 보기 바란다.

호르몬 균형 찾기 성장호르몬 수치를 측정할 때 보통 혈액검사를 이용한다. 성장호르몬 대체 요법을 받으려면 수천 달러가 드는 투약이 필요한데, 바로 그 비용 문제 때문에 많은 사람들이 치료받을 엄두를 내지 못한다. 이 치료 방법은 매우 논쟁적인 문제이며, 성장호르몬 대체 요법과 암사이의 연관성과 관련해 다소 우려스러운 점이 제기되어 왔다. 하지만 브레이버만 박사의 조사에 근거해 보면, 성장호르몬 요법이 암의 위험성을 높인다는 결과를 보여 주는 연구는 없었다.

성장호르몬 투약이 체내 성장호르몬의 양을 증가시키는 유일한 방법은 아니라는 점을 주목하기 바란다. 성장호르몬의 분비를 촉진하는 자연스러운 방법으로는 충분한 수면과 강도 높은 신체적 활동을 생각할 수 있다. 또한 설탕과 혈당 지수가 높은 탄수화물의 소비를 줄이는 한편, 매 끼니마다 단백질을 섭취하는 것도 좋은 방법이다.

호르몬 솔루션

호르몬의 균형을 저해하는 요인	호르몬의 균형을 유지시켜주는 요인
갑상선 저하	갑상선호르몬 대체 요법, 아이오딘과 셀렌 같은 보조제
부신 피로	충분한 수면(최소 7시간), 카페인 섭취 금지, 금주, 비타민 B, 5-HTP, 포스파티딜세린, DHEA 혹은 7-keto DHEA
테스토스테론 수치의 저하	테스토스테론 대체 요법, DHEA
여성의 높은 테스토스테론 수치 (PCOS)	글루코파지 또는 그 외 약물
에스트라디올 수치의 저하	에스트로겐 대체 요법, 어유, 달맞이꽃 종자유, 아마인유
프로게스테론 수치의 저하	프로게스테론 대체 요법
PMS	5-HTP, 세로토닌 수치를 높이는 약물, 운동, 풍부한 영양소, 명상, 충분한 수면
폐경전후증후군	호르몬 대체요법, 비타민 B, 달맞이꽃 종자유, 아마인유, 운동, 어유, 명상, 풍부한 영양소 섭취, 충분한 수면
폐경기	호르몬 대체 요법, 비타민 B, 어유, 운동, 달맞이꽃 종자유, 아마인유, 명상, 풍부한 영양소 섭취, 충분한 수면
렙틴 수치의 저하/그렐린 수치의 저하	충분한 수면, 자주하는 소식小食, 5-HTP, L-트립토판, 발레리안, 카바 카바, 멜라토닌
인슐린 불균형	체중 감량, 운동, 알파 리포익 산, 계피, 인삼, 단순탄수화물 섭취 줄임, 약물치료

CHAPTER 8

심장 솔루션

뇌 건강이 곧 심장 건강이다

심장에 좋은 것은 무엇이든 뇌에도 좋고, 뇌에 좋은 것은 무엇이든 심장에도 좋다.

나는 살아오면서 극심한 가슴 통증, 즉 마치 NFL의 라인맨*이 흉곽 위에 앉아 있는 것처럼 느껴지는 통증을 세 번 경험했다. 가슴 통증을 처음 경험한 것은 26세 때, 오클라호마 의대에 다닐 때였다. 내 이름은 할아버지의 이름을 따서 지은 것인데, 내 유년기 최고의 친구였던 할아버지는 75세 때 두 번째로 심장마비를 일으키셨다. 할아버지는 다른 사람들과 대화하는 것을 무척 좋아하시던, 마음씨 따뜻하고 친절하며 행복한 분이셨다. 친구들이 정말 많았고, 오랜 세월 동안 로스앤젤레스의 윌셔 불러바드에 가게를 소유하고 있던 사탕 제조업자셨다. 사탕이나 과다한 설탕이 유발하는 염증은 심장병의 원인이 될 수 있다.

심장마비를 일으킨 이후, 할아버지는 인생에서 처음으로 매우 우울해

---

* 미식축구에서 공격의 최전방에서 공수를 진두지휘한다.

지셨다. 할아버지를 사랑했던 사람들은 할아버지의 그런 변화에 무척 놀랐다. 할아버지는 밤에 쉽게 잠들지 못하셨고, 눈물이 많아지셨고, 체중도 많이 줄었다. 1980년대였던 당시, 할아버지에게 항우울제는 별 도움이 되지 못했다. 할아버지는 얼마 지나지 않아 결국 세상을 떠나셨다. 장례식 날 나는 극심한 가슴 통증을 느꼈다. 할아버지의 죽음은 내게 엄청난 슬픔을 안겼고 나는 난생처음으로 흐느껴 울었다. 이후에 알게 된 바로는, 심장마비 후에 우울증을 겪는 사람들이 이후 2년 6개월 내에 사망할 확률이 우울증을 겪지 않는 사람들보다 3배 더 높다고 한다. 정말 슬프고 당황스러운 일이다. 만일 내가 그 사실을 알았더라면, 할아버지의 우울증을 보다 적극적으로 치료하는 데 온 힘을 기울였을 것이다. 이 책을 쓰는 동안 내 첫 손자인 엘리아스가 태어났다. 그 아이가 태어나던 날, 나는 할아버지와 내 인생에서 할아버지가 얼마나 중요한 인물이었던가를 내내 생각했다. 그때 그렇게 할아버지에 대해 깊이 생각했던 덕분에, 사탕 없이도 좋은 할아버지가 될 수 있었다고 확신한다.

나는 45세 때 두 번째로 가슴 통증을 경험했다. 어느 날 새벽 3시경이었다. 가슴을 움켜쥐며 잠에서 깨어난 나는 불안감이 엄습하며 숨을 쉴 수가 없었다. 그날 밤 나는 마침 침대 맡에서 딘 오니시Dean Ornish의 책, 『관계의 연금술Love and Survival』을 읽었더랬다. 그 책에는 남자들 10,000명에게 "당신의 아내는 당신에게 사랑을 보여 주나요?"라는 질문을 던진 연구에 대해 언급한 부분이 있었다. "아니오."라고 대답했던 남자들은 질병에 걸릴 확률, 사실상 일찍 사망할 확률이 상당히 높았다. 그 당시 나는 결혼 20년차였는데, 결혼 생활은 스트레스와 만성적인 불행감으로 가득

했었다. 나는 그 질문에 단호히 "아니오."라고 대답할 수밖에 없었다. 가슴 통증은 사랑의 결핍이 나를 죽이고 있다는 걸 알려 주는 내 무의식의 반영이었다.

51세 때, 아주 친한 친구를 잃고 또 한 번 슬픔에 빠져 있던 나는 세 번째 가슴 통증을 겪었다. 더 이상 그 친구와 말할 수 없다는 사실에 가슴이 무척 아팠다. 잠을 이룰 수 없었고 가슴은 쿵쾅거렸다. 그러고는 극심한 가슴 통증이 다시 찾아왔다. 나는 할아버지가 돌아가셨을 때, 할머니가 가슴을 움켜쥔 채 고통과 슬픔에 못 이겨 흐느끼시던 것을 기억하고 있다. 슬픔은 종종 가슴 통증을 통해 신체적으로 나타난다. 이런 경험 이후 나는 슬픔이 신체에 미치는 영향을 연구하기 시작했다.

과학적인 연구들은 슬픔이 거센 호르몬 활동을 촉발한다고 보고했다. 슬픔은 아드레날린이나 코르티솔 같은 스트레스 화학물질을 혈류로 주입한다. 그 화학물질로 인해 심장이 불규칙하게 뛰고 가슴이 두근거리는 것이다. 그리고 심장에 혈액을 공급하는 혈관에 경련을 일으키며 통증을 유발하기도 한다. 만일 이미 동맥경화증에 시달리고 있다면(다행히도 나는 그렇지 않았다.), 혈관이 수축되고 죽상경화판이 파열되고 혈전이 형성되고 비정상적으로 위험스런 심장박동이 촉발되면서 곧 심장마비로 이어질 수 있다.

지난 경험에서 너무 끔찍한 고통을 느꼈던 나는 슬픔에 빠져 있는 동안 나의 뇌 SPECT 스캔 검사를 해 보기로 결심했다. 이미 수년 동안 10번이나 스캔을 받아 보았기 때문에, 이미 나의 뇌 패턴을 잘 알고 있었다. 그런데 이번 연구에서는 나의 정서적인 뇌, 특히 전측 대상회 영역이 아주 과도하게 활성화되어 있는 결과가 나왔다. 내 의식이 친구를 잃은 상실감에 집착하고 있었기 때문이다. 뿐만 아니라 종종 신체의 다른 부분들, 특히 심장에 스트레스 신호를 보내는 뇌 영역인 도피질도 과도하게 활성화되어 있는 걸 확인할 수 있었다. 나는 심장을 안정시키기 위해 뇌를 진정시켜야만 했다. 뇌의 스트레스가 일으키는 영향은 분명 신체의 모든 기관에서 나타나지만, 특히 심장에서 가장 심하게 나타난다. 심장과 뇌는 서로 완벽하게 엮여 있다.

뇌와 심장의 연관성은 우리의 언어생활 중에도 지속적으로, 아름답게 드러난다.

"내 심장(가슴)이 찢어지는 것만 같아."

"너 때문에 내 심장이 마구 뛰어."

"진심으로(온 마음을 다해, with all my heart.) 네가 그리워."

"그는 가슴을 뛰게 하는 남자야."

"그녀는 남의 마음을 아프게 하는 여자야."

"그녀가 내 마음을 갈기갈기 찢어 놨어."

"얼마나 떨리는지 심장이 가슴 밖으로 튀어나올 것만 같아."

"그는 심장이 몇 개는 되는 것 같아."

"내가 심장마비를 일으킨 게 아니라, 나 때문에 (그 사람이) 심장마비를 일으킨 거야."

이 장에서는 뇌와 심장의 관계, 그리고 전반적인 심장 건강을 향상시키기 위해 뇌와 심장의 관계를 최상으로 유지하는 방법을 살펴볼 것이다. 뇌 건강을 증진하면 심장의 건강이 개선된다. 심장 건강의 개선도 뇌 건강을 향상시킨다. 우선 신체의 '뇌-심장 계', 자율신경계와 심박 변이율을 검토하는 것부터 시작하자. 그 다음으로 우리는 다양한 '뇌와 심장 관계의 저해 요인 및 향상 요인'을 살펴볼 것이다.

자율신경계

자율신경계Autonomic Nervous System, ANS는 뇌와 심장을 연결하는 신경들로, 뇌와 위, 장, 신장, 피부 같은 다른 기관들을 연결하기도 한다. 훈련되지 않는 한 무의식적이거나 반사적인 방식으로 작용하는데, 대개 의식적인 통제를 요하지 않는 신체의 활동을 감독한다. 즉 자율신경계란 일을 자동적이거나 무의식적으로 일어나도록 하는 기관이라고 보면 된다. 예를 들어 시금치, 블루베리, 호두 샐러드를 먹고 난 뒤에 소화를 시키라는 당신의 지시가 없어도, "이제 위와 장, 뇌 건강에 좋은 음식에서 영양물을 얻으라."라고 당신이 명령하지 않아도 자율신경계가 스스로 알아서 기능한다. 혹은 무서운 영화를 보고 있을 때, 당신은 심장에게 흥분해서 빨리 뛰라고 명령할 필요가 없다. 그저 자율신경계의 작용 결과로 그런 신체 활동이 자동적으로 일어나는 것이다.

자율신경계는 신체의 반응을 조절하는 두 개의 신경계, 즉 교감신경계와 부교감신경계로 이루어져 있다. 이 두 신경계는 길항拮抗하는 힘이라고 생각할 수 있다. 교감신경계는 심장에게 심장박동률을 높이고, 근육세포에게 수축하는 힘을 높이라고 신호를 보낸다. 반면 부교감신경계는 심장박동률을 낮추고 근육을 이완시키라고 신호를 보낸다. 교감신경 섬유는 스트레스 상황이나 비상 사태인 '싸움 또는 도주' 상황에 처했을 때 활발해진다. 부교감신경계 섬유는 심장박동률을 낮추고 '휴식'과 '소화'를 허용한다.

교감신경계가 과도하게 흥분하면 협심증이나 가슴 통증, 고혈압, 부정맥, 그리고 심지어 심장마비를 비롯한 심각한 심장 및 혈관 장애가 일어날 수 있다. 교감신경계의 과도한 흥분은 훈련을 통해 진정시킬 수 있고 나아가 심장 건강을 개선하는 법을 터득할 수 있다.

월터 리드 육군의료센터 수련의 시절, 나는 한 달 동안 심장병 중환자실에서 보냈다. 비상 대기 당번이던 어느 날 밤, 심각한 부정맥을 앓고 있던 한 군목軍牧을 돌볼 때였다. 환자의 심장박동을 통제하기가 어려웠고, 그는 잠을 이루지 못했다. 그 군목은 심장병 때문에 의가사제대를 할 수밖에 없어서 불안감에 사로잡혀 있었다. 수면장애를 앓고 있는 이에게 으레 그러듯이, 나는 환자에게 수면에 도움이 될 수 있을지도 모르니 최면을 이용해 보면 어떻겠느냐고 물었다. 군목의 동의를 받고서 그를 간호하길 원했던 한 간호사가 우리 곁에 앉았다. 환자는 즉시 최면 상태에 빠져들었고, 우리는 그의 불안증이 상당히 진정되는 것을 목격했다. 최면을 계속 진행하던 중, 간호사가 내 팔을 잡으며 깜짝 놀란 시선으로 심장박동 모니터를 보라고 신호했다. 환자의 심장박동이 정상화되었던 것이다. 그는 그때 평화로운 수면 상태에 빠져들었다. 내 친구인 간호사는 그때 일을 만나는 모든 사람들에게 이야기했고, 병원은 그 일로 한동안 떠들썩했다.

다음 날 아침, 친절하지만 회의적인 성향의 심장병 전문의 빌 윗젠Bill Oetgen이 회진을 돌던 중 내게 무슨 일이 있었느냐고 물었다. 윗젠 박사가 호기심을 보여, 나는 박사와 함께, 깨어 있는 상태와 최면 상태 모두에서 군목의 심장을 살펴보았다. 그의 심장박동률은 최면 상태에서 훨씬 더 건강했다. 우리는 병례病例 검토회에 이 환자의 사례를 제출하고, 그 사례를 《임상 최면 저널Journal of Clinical Hypnosis》에 발표했다.

> **행동 지침**
> 자율신경계를 안정시켜서 심장의 건강을 개선하려면 최면, 명상, 심호흡 요법, 심상 유도 요법, 그리고 바이오피드백을 활용하라.

부정맥의 경우 교감신경계와 부교감 신경계의 활동성을 심장에 맞게 균형 잡아 줌으로써 치료가 가능하다. 《클리블랜드 임상 의학 저널Cleveland Clinic Medical Journal》에 발표된 2008년 보고서에는 관상 동맥 바이패스 수술을 받은 사람들 100명에 관한 연구가 실렸다. 50명은 수술 직후 최면 상태에 빠지게 했던 반면, 50명은 최면 없이 일반적인 치료를 받았다. 통제 집단과 비교해 보니 최면 집단에서 부정맥을 비롯한 합병증이 훨씬 적게 나타났다. 최면은 자율신경계의 균형을 유도하여 심장 건강에 긍정적인 영향을 미치는 훈련 중 하나다. 도움이 되는 다른 방법으로는 명상, 심호흡 요법, 심상 유도 요법, 바이오피드백 등이 있다.

심박 변이율

심박 변이율Heart Rate Variability, HRV은 뇌와 심장의 관계를 최상으로 유지하는 데 있어 이해해야 하는 또 하나의 중요한 현상으로, 심장박동의 주기적인 변화율을 나타낸다. 대개 건강한 심장은 완벽히 일정하게 박동한다고 생각하지만, 그렇지 않다. 건강한 환경에서도 우리의 심장박동은 보통 일정하지 않다. 심장박동은 조금씩 요동친다. 높은 HRV는 심장 건강과 낮은 HRV는 질병과 연관이 있다.

HRV 문제는 어머니가 아기를 낳을 때 가장 분명하게 나타난다. 산부인과 의사들은 일반적으로 두피 모니터를 통해 분만 전 아기의 HRV를 체크한다. 건강한 아기의 심박률은 큰 폭으로 변동한다. 만일 아기의 심박률이 너무 일정하다면, 그 아기가 곤경에 처해 있다는 신호다. HRV가 낮다는 것은 고통의 징후를 나타낸다. 태어난 이후에도 마찬가지다. 낮은 HRV는 심장과 뇌 모두에 생길 수 있는 스트레스와 질환의 징후이다. HRV가 심장마비 이후의 생존 여부를 예견해 주는 것으로 밝혀지기도 했다. 잘 설계된 6건 이상의 연구 결과, 심장마비를 일으켰던 환자들의 돌연사를 HRV 감소를 통해 예견할 수 있었다. 감소한 HRV는 죽음을 초래하는 부정맥의 증후로 볼 수 있다. 또한 여러 연구 결과들이 제시한 사실에 의하면 심지어 심장병에서 자유로운 사람들조차도 HRV가 감소할 경우 사망 위험성이 그만큼 높아진다.

여러 연구들은 (불안과 적대감과 같은) 부정적인 감정과 HRV 저하 사이의 연관성을 제시했다. 한 연구진은 남성 581명에게서 불안과 HRV 저하 사이에 상관관계가 있는 것으로 나타났다고 보고했고, 다른 연구진은 '불안 수준이 높은' 개인들에게서 HRV가 낮게 나타났다고 보고했다. 최소 3건의 잘 설계된 연구가 높은 불안 수준과 심장병 간의 관계를 밝히기도 했다.

HRV와 관련해 생각해 보아야 할 한 가지 중요한 점은 바로 '용서'이다. 상처와 분노에 집착하다 보면 HRV가 낮아지고 심장병에 걸릴 위험성이 높아지기 마련이다. 당신에게 상처를 준 사람들을 놓아주고 용서하는 법을 배우는 것이 심장박동의 능력을 확장시키는 방법이다.

행동 지침

적대감, 분노, 우울증, 외로움, 좌절감, 수면 부족, 비만, 당뇨병, 공기 오염, 그리고 만성적인 스트레스가 모두 HRV를 감소시킨다. 과학적인 증거가 보여 주듯이 긍정적인 감정, 감사, 존중, 용서, 강아지 안아 주기, 마음을 달래 주는 음악 듣기, 라벤더 향기 맡기, 체중 감량, 운동, 과일과 야채 많이 섭취하기 등이 HRV를 높여 주고 전반적인 건강을 증진시켜 준다. 뇌의 결단력이 당신의 심장 기능을 개선할 수 있다!

나의 가장 친한 친구인 윌은 어릴 시절에 전쟁터나 다름없는 환경에서 성장했다. 특히 윌의 아버지가 술에 취할 때면 불같이 화를 터뜨리는 통에 윌의 어머니는 다치지 않는 날이 없었다. 쉴 새 없이 쏟아지는 고함과 혼란은 윌의 가족 모두에게 아주 부정적인 영향을 미쳤다. 윌은 공황발작과 두통에 자주 시달렸고, 학교에 가지 못하는 날이 많았다. 아버지가 어머니에게 상처를 입히고는 했기 때문에 윌은 아버지를 무척 미워했다. 경찰관이 문 앞에 나타날 때면 소름이 돋았다. 수십 년이 지나는 동안 윌은 누구도 쉽게 믿지 않게 되었고 그 때문에 타인과 친밀한 관계를 형성하는 데 어려움을 겪었다.

그 후로 몇 년 뒤, 윌의 아버지가 심장 절개수술을 받았다. 수술 후에 그의 아버지는 정신착란 증세를 보이면서 자신에게 말을 거는 작은 녹색 인간들의 환영을 보기 시작했다. 윌은 결국 내게 도움을 요청했다. 진단을 위해 나는 윌의 아버지의 뇌를 스캔했다. 그의 뇌 스캔 영상을 확인해 보니, 왼쪽 측두엽 영역에 큰 결함이 발견되었다. 그 결함이 종종 폭력을 유발했던 것이다. 나는 윌의 아버지에게 뇌 손상을 입은 적이 있는지 물었다.

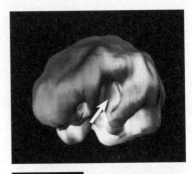

영상 8-1 윌의 아버지
왼쪽 전전두엽과 측두엽의 손상이 발견되었다 (화살표 방향)

"맙소사, 대니. 뇌 손상을 입은 적이 있어. 스무 살 무렵이었어. 나는 낡은 우유 트럭을 운전하고 있었지. 그 트럭은 백미러가 없어서 뒤를 돌아보려면 머리를 창밖으로 내밀어야만 했다네. 한데 어느 날 그렇게 머리를 창밖으로 내밀었다가 그만 나무 전봇대에 들이박고는 의식을 잃고 말았지. 그 부상 이후로 기억력과 성격에 문제가 생긴 것 같아."

스캔 영상을 보고, 뇌 손상에 관한 일화를 들은 윌과 가족들은 이전과는 다른 관점으로 아버지를 보게 되었다. 치료를 받은 윌의 아버지는 훨씬 더 좋아졌다. 윌의 아버지는 오랜 세월 그저 나쁜 사람으로 보일 수밖에 없었지만, 뇌 영상을 통해 그의 행동을 지켜본다면 이해와 도움, 용서라는 새로운 세계가 열릴 것이다. 윌은 아버지에 대한 깊은 증오심에 완고히 집착하기보다 아버지를 용서함으로써 그의 마음과 삶이 활짝 열렸다.

뇌-심장 관계의 저해 요인

혈류량 감소 심장에 좋은 것은 무엇이든 뇌에 좋고, 심장에 나쁜 것은 무엇이든 뇌에 나쁘다. 혈류량은 두 기관 모두에 아주 중요할 뿐더러 결정적으로 당신의 생존에 중요한 요인이다. 심장이나 뇌나 몸으로 가는 혈류량을 감소시키는 요인은 건강한 기능까지도 약화시킨다. 담배, 과도한 카페인, 과도한 스트레스, 특정한 약물이나 약물 남용, 그리고 운동 부족은 모두 뇌와 심장의 건강을 해칠 수 있는 잠재 요인들이다.

과도한 스트레스 스트레스 호르몬에 지속적으로 노출되면, 뇌의 기억 중추에 있는 세포들이 죽고 HRV가 낮아져 심장 건강도 나빠질 수 있다. 연구 결과, 불안증과 스트레스에 대한 한 주 동안의 자기 평가 결과가 높으면 HRV가 낮은 것으로 나타났다. 스트레스를 관리하는 습관은 뇌와 심장 건강에 아주 중요하다. 스트레스 호르몬이 좁은 혈관을 수축시킬 수도 있기 때문이다. 듀크 대학교에서 진행한 연구에서 연구자들은 관상 동맥 질병을 앓고 있는 남녀 58명에게 이틀 동안 휴대용 심장 모니터를 착용하게 했다. 그리고 환자들은 연구진의 지시에 따라 일기장에 자신이 했던 행동과 느꼈던 점을 기록했다. 긴장, 좌절, 그 외 부정적인 감정들이 종종 심장 모니터에 기록되었는데, 그 기록은 심장으로 이어진 동맥에서의 혈류량 감소를 시사했다. 이처럼 혈류량이 감소하면 심장마비를 일으킬 수 있다.

> **행동 지침**
> 나쁜 뇌 습관을 없애고 운동을 하고 여유를 섭취하면, 심장과 뇌로 가는 혈류량을 높이는 데 큰 효과를 볼 수 있다.

우울증 현재의 많은 연구들은 우울증이 심장마비와 돌연사의 위험성을 높인다고 보고한다. 때문에 심장 건강을 위해서라도 즉각적이고 효과적으로 우울증을 치료해야만 한다. 우울증과 밀접한 관련이 있는 부정적인 사고 패턴은 HRV를 낮추기도 한다.

슬픔 앞서 논의했듯이, 슬픔은 심장에 스트레스 신호를 보내어 혈관 경련과 비정상적인 심장박동을 일으킬 수 있다. 슬픔에 대처하는 효과적인 방법을 찾는 것으로도 자신의 생명을 구할 수 있다. 베네수엘라 카라카스의 이반 멘도사Ivan Mendoza 박사는 한 연구에서 37세에서 79세 사이 사람들의 돌연사 사례 102건을 검토한 결과, 사망 사건들 중 13건이 부모의 기일忌日에 일어났다고 밝혔다. 10건은 자신의 감정을 마음속에 묻어 두는 사람들에게서 일어났고, 13명 중 4명은 부모가 사망했던 나이와 같은 나이에 사망했다. 대화, 울음, 감정의 처리, 나쁜 사고 습관의 교정 등을 통해 슬픔에 대처하는 법을 터득하는 것이야말로 당신의 생명을 구할 수 있는 길이다.

불안장애 공황발작, 혐오증, 공포, 강박관념, 강박충동은 모두 심장에 스트레스를 주고, 심장병에 걸릴 확률을 높인다. 심장의 승모판이 비효율적으로 활동하는 질환인 '승모판 탈출증'은 불안장애와 밀접한 관련이 있는 것으로 오래전부터 알려져 왔다.

치료하지 않은 ADD 항상 지각하는 습관, 일을 마무리 짓지 못하거나 항상 마지막 순간에 일을 취소하는 습관, 정신이 산만하고 부주의하며 무계획적인 습관, 대인 관계상의 장애, 갈등 조장, 학교나 직장이나 대인 관계에서 문제를 일으키는 습관 등은 일반적으로 ADD와 관련 있는 증상이다. 항상 불편한 감정을 가지고 누군가와 아슬아슬하게 살아가거나 심하게 다투면 뇌와 심장에 압박이 간다. 메이오 클리닉Mayo Clinic의 연구 결과에 의하면 ADD를 앓고 있는 사람들은 비정신과 의료 서비스를 보통 사람들의 3배나 이용하는 것으로 나타났다.

지속적인 흥분 우리는 현재 비디오게임, 무서운 영화, 휴대 전화를 이용한 문자 메시지 주고받기, 이메일, 컴퓨터 이용 등에 너무 과도하게 빠져 있다. 이처럼 죽을 때까지 흥분해 있을 수밖에 없는 세상에서 뇌와 심장의 건강을 해치고 있는 것이다. 몸은 휴식과 성찰의 시간이 필요하다. 너무 자극적인 활동은 전부 줄이는 것이 좋다.

> **행동 지침**
> ADD를 효과적으로 치료하는 것은 뇌뿐만 아니라 심장에도 틀림없이 도움이 된다.

대인 관계의 문제 인생에서 중요한 사람들과의 불화는 우울증, 불안장애, 심장병을 일으키기 쉽다. 과학적인 연구 결과에 의하면 활발한 대인 관계는 우울증 치료와 심장을 안정시키는 데 도움이 된다.

치매 고혈압, 심장마비, 부정맥 같은 많은 유형의 심장병은 모두 알츠하이머병을 비롯한 여러 종류의 치매의 위험성을 높인다. 심장을 돌보는 것은 뇌를 돌보는 방향으로 가는 매우 긍정적인 진전이다.

염증 어떤 원인 때문이든 만성적인 염증은 심장과 뇌로 가는 혈류를 억제한다. 현재 많은 과학자들은 염증이 심혈관계 질환과 알츠하이머병의 주요한 원인 중 하나라고 생각하고 있다. 혈중 호모시스테인 Homocysteine* 검사와 C반응성 단백검사**를 통해 염증을 측정할 수 있다. 올바른 식습관과 어유 섭취처럼 염증을 감소시키는 조치는 몸속 모든 기관의 건강을 위해 아주 중요하다.

혈당의 이상 당뇨병이나 혈당의 이상은 인체에 치명적이다. 당뇨병과 혈당의 이상이 결국 작은 혈관들에 상처를 입히고 파열시켜 뇌졸중과 치매와 심장마비를 일으킬 수 있기 때문이다. 반드시 운동을 하고 뇌와 몸에 좋은 건강식을 먹는 것이 뇌와 심장의 관계에 아주 중요하다.

의사들은 흰 빵과 콘플레이크처럼 탄수화물이 너무 많은 음식들이 심장 건강에 유해하다는 사실을 수십 년 전부터 알고 있었다. 최근에 진행한 중요한 연구에서 연구자들은 탄수화물 수치가 높은 음식이 심장병의 위험성을 얼마나 높이는지를 밝혔다. 텔 아비브 대학교의 마이클 쉑터Michael Shechter 박사와 동료들

> **행동 지침**
> 혈당치가 급격히 증가하는 것을 예방하려면 저혈당 음식이며 뇌에도 아주 좋은 오트밀, 과일, 야채, 콩류, 그리고 견과류를 지속적으로 먹으라.

* 단백질의 기본 구성물인 아미노산의 일종으로, 혈액 속의 농도가 높을 경우 동맥 내벽에 손상을 주게 되고 피의 응고를 부추긴다.

** 염증과 조직의 붕괴를 초래하는 C반응성단백이 혈청 중에 나타나는지 알아보는 검사

은 건강한 심장을 유지하는 데 방해되는 음식을 먹을 때 몸 안에서 어떤 일이 일어나는지를 명확히 보여 주었다. 그가 밝힌 연구 결과에 의하면, 혈당 지수가 높은 음식은 몇 시간 만에 상박동맥을 팽창시킨다. 몸 어디에서든 동맥의 탄력성은 심장 건강의 척도가 될 수 있다. 하지만 동맥 내벽의 갑작스런 팽창이 지나치게 오랜 시간 지속되면 심장병이나 돌연사를 일으킬 수 있는 탄력성의 감소를 비롯해, 건강에 부정적인 많은 결과를 초래할 수 있다. 설탕이 뿌려진 시리얼이나 아이스크림 섭취를 금하기 바란다.

쉑터 박사는 이렇게 말한다.

"의사들은 고혈당 음식이 혈당치를 급격히 높인다는 걸 안다. 이런 음식이라면 사족을 못 쓰며 먹어대는 사람들은 심장마비로 돌연사할 확률이 일반인보다 훨씬 더 높다. 우리의 연구로 유추해 보면, 음식물 섭취와 동맥에서 즉시 일어나는 현상 사이에 밀접한 관계가 있다는 것을 알 수 있다."

비만 3장 '체중 관리 솔루션'에서 보았듯이, 지나치게 많은 지방은 염증과 체내에 많은 독소 축적, 고혈압, 치매와 밀접한 연관성이 있다. 또한 살찐 사람들은 HRV가 낮은 것으로 밝혀졌다. 주의를 기울여 체지방을 줄이는 것이 뇌와 심장에 도움을 줄 것이다.

알코올 과다 소량이나 적당한 양의 음주는 심장에 좋은 것으로 알려져 있다. 일부 연구 결과에 의하면 뇌에도 좋은 것으로 보인다. 소량의 와인은 HRV를 개선해 주지만 맥주나 증류주는 그렇지 않다. 물론 문제는 알코올을 너무 과하게 마시는 데 있다. 매일 음주를 하면 뇌가 작아질 수 있다. 뇌가 작아진다는 것은 의사 결정력이 약해지고, 스트레스와 가슴 통증을 겪을 수 있다는 걸 의미한다. 하버드 보건대학원에서는 예방할 수 있는 사망 원인에 대한 흥미로운 연구가 진행된 일이 있다. 연구 결과, 한 해 동안 90,000명이 교통사고와 그 외 상해, 폭행, 만성 간질환, 암, 알코올성 장애, 뇌졸중, 부정맥, 고혈압 질환 등 음주로 인해 사망하는 것으로 나타났다. 반면, 알코올이 심장 건강에 미치는 긍정적인 효과로 26,000명의 사망을 예방한 것으로 나타났다. 모든 점을 감안해 볼 때, 술은 가급적 마시지 않는 게 좋다.

불균형한 호르몬 남자의 테스토스테론 수치 저하와 여자의 에스트로겐 수치 저하는 낮은 HRV 및 심장병과 관련 있다. 적절히 균형 잡힌 호르몬을 유지하고 싶다면 7장 '호르몬 솔루션'을 참조하기 바란다.

뇌-심장의 관계를 향상시키는 요인들

사랑과 긍정적인 감정 만성적인 분노 표출과 부정적인 감정이 뇌와 심장에 악영향을 끼칠 수 있는 반면, 긍정적인 감정은 HRV와 전반적인 뇌와 심장의 건강을 향상시킬 수 있다. 당신 스스로의 삶이나 주변 사람들과 관련해 좋아하는 것에 관심을 가지라. 그러면 당신의 심장이 더 건강해지고 마음은 더 행복해질 것이다. 나는 수년 동안 스스로가 염세주의자이기 때문에 결코 실망하는 법이 없을 거라고 말하는 환자들을 많이 보았다. 뇌와 심장의 관계를 이해한 지금은, 그들이 결코 실망하지는 않을 테지만, 그들이 일찍 사망할 가능성이 높다는 것을 확신할 수 있다.

웃음 웃음은 뇌와 심장과 혈관의 기능에 영향을 미칠 수 있는 또 다른 종류의 긍정적인 감정이다. 메릴랜드 대학교의 연구진은 20명을 대상으로 독특한 연구를 진행했다. 실험 참가자들에게 「메리에겐 뭔가 특별한 것이 있다There's Something About Mary」 같은 코미디 영화를 보여 주었더니 영화를 보는 중 19명에게서 심장으로 가는 혈류량이 증가한 것을 발견했다. 반면 「라이언 일병 구하기Saving Private Ryan」의 첫 장면처럼 긴장을 유발하는 영화를 보여 준 경우, 20명 중 14명에게서 혈류량이 감소했다. 보다 구체적으로 말하면, 긴장감을 느낀 이후에는 혈류량이 약 35퍼센트 감소한 반면에 웃고 난 이후에는 혈류량이 22퍼센트 증가했다. 그 증가 수치는 15~30분간 격한 운동을 한 이후에 증가한 혈류량의 수치와 같다.

혈관 확장 능력이 곧 심장 건강의 신호이다. 혈류량의 감소는 신체적이거나 정서적인 스트레스에 대한 몸의 반응 능력을 제한하고, 결국 심장마비와 뇌졸중의 위험을 증가시킨다. 예전의 연구들은 스트레스를 받았을 때 분비되는 아드레날린과 코르티솔 같은 스트레스 호르몬이 면역 체계를 억제하고 혈관을 수축시켜 몸에 해를 끼칠 수 있다는 사실을 이미 밝혔다. 반면에 웃으면 몸에서 엔도르핀이라고 하는 화학물질이 분비되는데, 엔드로핀은 스트레스 호르몬의 효과를 약화시키고 혈관을 확장시킨다. 유사한 방식으로, 웃음은 면역 체계를 향상시킨다. 또한 여러 건강 장애의 위험성을 높이는 것으로 보이는 염증을 감소시킨다.

명상 및 요가 심장박동은 우리가 숨을 들이마실 때 빨라지고 내쉴 때 느려진다. 대부분의 명상과 요가 기술들은 숨을 천천히 내쉬는 방법으로 심장박동수를 줄이고 몸 전체를 안정시킬 수 있다. 이는 불안증을 진정시키고 HRV를 높일 수 있는 놀라운 기술이다. 때문에 정기적인 명상은 뇌와 심장의 건강 증진에 도움이 된다. 아주 타당한 과학적 증거를 통해 명상과 요가가 모두 혈압을 낮추는 데 효과가 있음이 증명되었다.

은퇴한 NFL 선수들을 대상으로 한 연구에서 자신의 기억력에 대해 몹시 염려하는 환자가 하나 있었다. 그런 염려는 곧 심각한 불안장애로 이어졌다. 그는 현재 전문 강사인데, 강연 도중 머릿속이 텅 빈 것 같은 순간을 여러 차례 경험한다고 했다. 게다가 불안감이 점점 고조되는 것도 느꼈다고 한다. 나는 그에게 말하기 전에 열 번 정도 심호흡을 하고, 심호흡할 때는 매번 정신을 집중해서 아주 천천히 숨을 내쉬라고 말했다. 그리고 말하는 동안 머릿속이 텅 빈 느낌이 들 때는 천천히 숨을 내쉬어서 한숨을 돌리라고 말해 주었다. 불안으로 인해 심장박동이 빨라지고 머릿속이 텅 빌 수 있다. 나중에 그는 내게 이 단순한 기술이 매우 도움이 되었다고 말했다.

> **행동 지침**
> 호흡 통제는 심장과 정신을 통제하는 길로 가는 첫 단계이다.

손 따뜻하게 하기 HRV를 높이고 긴장을 풀어 주는 아주 흥미로운 바이오피드백 기술로, 뇌를 이용해 손을 따뜻하게 하는 법이 있다. 따뜻한 난로 앞에서 불에 쬐거나 뜨거운 녹차 한 잔을 손에 쥐고 있거나 연인의 따뜻한 피부를 만지거나 따뜻한 욕조 속에 앉아 있거나 하는 것처럼, 따뜻한 심상을 떠올리며 손으로 주의를 돌리면 대부분의 경우 실제로 손의 온도가 올라가고 뇌와 몸 상태가 전반적으로 이완된다.

우리의 손은 스트레스를 받으면 차가워진다. 스트레스 상황에서 싸우거나 도망치기 용이하도록, 혈액이 손과 발에서 어깨와 골반 부위의 큰 근육으로 몰리기 때문이다. 손을 따뜻하게 하면, 스트레스 반응을 약화시키고 부교감신경의 긴장도와 이완 능력을 향상시킬 수 있다. 심리적인 방법으로 손을 따뜻하게 함으로써 혈압을 낮출 수 있다는 사실이 많은 연구를 통해 보고되었다. 한국의 한 연구는 손을 따뜻하게 하는 기술을 고혈압 환자 치료에도 이용할 수 있음을 보여 주었다. 치료 집단에서 수축기 혈압이 20.6토르(mmHg)나 크게 떨어졌고, 확장기 혈압이 14.4토르(mmHg)가 떨어진 것으로 나타났다.

최면 이 장의 앞부분에서 언급했듯이, 최면은 빠르게 변화하는 현대 사회에서 심장의 건강을 증진하고 뇌를 깊이 이완시키는 데 유용한 아주 강력한 도구일 수 있다. 캘리포니아 대학교 어바인 캠퍼스 의대에서 의학박사 도널드 쉐이퍼Donald Shafer의 지도 아래 최면술을 배울 때, 나는 최면술의 대가들이 자신들의 혈류량 패턴을 바꾸는 모습을 영상으로 접할 수 있었다. 비디오에는 동인도의 한 여의사가 최면에 빠진 상태에서 바늘로 자신의 손을 찔러 정맥을 관통시켰다가 빼는 광경이 담겨 있었다. 정맥 양쪽에서 피가 흘러나오자 그녀는 스스로를 통제하여 한쪽의 출혈을 멎게 하더니, 곧 피가 다시 흐르게 했다. 그러고는 곧 양쪽 모두 출혈을 멎게 하더니 다시 피가 흘러나오게 했다가, 또다시 양쪽 모두 출혈을 멎게 했다. 뇌와 몸을 통제하는 놀라운 광경이었다. 그 광경을 보자, 내 머릿속에 최면 상태와 이완, 혈관의 통제에 관한 생각이 떠올랐다. 수련의 시절 환자의 혈액을 뽑는 데 어려움을 겪을 때면 나는 환자들에게 가벼운 최면을 걸었다. 그러면 나와 환자 모두가 편해졌다.

감정 조절 능력 생각과 감정을 통제하는 것은 기분과 감정을 개선시키는 핵심적인 기술이다. 브라질의 한 연구는 그러한 기술이 HRV의 조절과 심장 건강을 위해 꼭 필요하다고 보고했다. 사고가 머릿속에서 제멋대로 설치도록 방치하면, 심장이 거칠게 뛰고 가슴 통증이 일어나고 혈압이 급격하게 상승하면서 공황발작이 일어날 수 있다. 13장의 'ANT 통제 솔루션'에서 소개하는 기술들을 이용하여 생각과 감정을 통제하는 법을 배우면 뇌와 심장의 건강에 도움이 될 것이다.

운동 신체적 활동은 뇌로 가는 혈류량에 긍정적인 영향을 미치고 심장 기능을 강화하는 데 도움이 된다. 더 많은 정보를 원하면 5장 '운동 솔루션'을 참고하기 바란다.

어유 어유가 심장과 뇌 건강에 좋은 것으로 밝혀졌다. 많은 연구 보고에 의하면 어유를 섭취해 오메가-3 지방산 수치를 증가시키면 HRV가 높아지고, 그 덕분에 뇌와 심장의 건강이 좋아질 수 있는 것으로 보인다. 또한 매우 타당한 과학적 증거가 보여 주듯이, 오메가-3 지방산은 혈액의 높은 콜레스테롤과 트리글리세리드 수치를 줄여 주고 심장질환으로 인한 돌연사의 위험성을 감소시키며 혈압을 낮춰 준다.

적당한 호르몬 수치 뇌와 심장의 건강을 위해선 반드시 호르몬의 균형을 유지해야 한다.

손을 따뜻하게 하는 것은 마음(심장)을 따뜻하게 하는 것과 같다

잠시 당신 손의 감각을 느껴 보라. 손의 에너지와 온기를 느껴 보라. 앞에서 언급했듯이, 손을 따뜻하게 하는 법을 비롯한 간단한 바이오피드백 기술이 있다. 뇌를 활용하여, 난로 앞에서 손을 쬐는 것 같은 따뜻한 심상에 정신을 집중함으로써 손을 따뜻하게 하는 방법을 배우면, 몸은 평정을 찾을 수 있다. 이 기술을 이용해 혈압을 낮추는 데 기여하고 불안증을 감소시킬 수 있다는 과학적인 증거가 있다. 또한 새로운 과학적 증거로 밝혀진 사실에 의하면, 당신의 따뜻한 손처럼 따뜻한 것을 잡을 때 당신의 연인은 당신에게 더욱 신뢰감을 느끼고, 당신을 더 가깝게 느끼고, 더욱더 포용력을 보이게 된다. 차가운 손은 반대의 효과를 낳는다.

콜로라도 대학교 조교수인 로렌스 윌리엄스Lawrence Williams 박사와 예일 대학교의 심리학과 교수인 존 A. 바그John A. Bargh 박사는 대학생들을 대상으로 온도가 감정에 어떤 영향을 끼치는지 평가하는 두 가지 연구를 시행했다. 연구 결과, 따뜻한 것을 쥐고 있을 때 사람들은 실제로 다른 사람들을 더 호의적으로 판단하고, 더 관대한 태도를 보였다.

첫 번째 연구에는 평균 나이가 18.5세인 대학생 41명이 실험에 참여했다. 시험관 한 사람이 실험이 시행되고 있던 건물 로비에서 각각의 실험 참여자를 만났다. 엘리베이터 안에서 시험관이 클립보드에 정보를 기록할 게 있어서 그러니 잠시 커피 잔을 들고 있어 달라고 실험 참여자에게 부탁했다. 실험 참여자는 그것이 실험의 일부분인 것을 몰랐다. 참여자들 중 절반은 따뜻한 커피를 들고 있어 달라는 부탁, 나머지 절반은 차가운 커피를 들고 있어 달라는 부탁을 받았다.

실험실에서는 실험 참여자들이 '지적인', '능숙한', '근면한', '경험이 풍부한', '신중한' 등과 같은 말로 기술되어 있는, 모르는 사람에 대한 정보를 받았다. 이어, 실험 참여자들은 질문지를 이용해 그 사람의 성격을 평가하도록 요청받았다. 따뜻한 커피를 손에 쥐었던 실험 참여자들은, 가공의 인물을 따뜻한 사람이라고 우호적으로 평가할 가능성이, 차가운 커피를 손에 쥐고 있던 사람들에 비해 훨씬 더 높았다.

"우리가 어떤 사람이 따뜻한 사람인지 아니면 차가운 사람인지 물었을 때, 실험 참여자들의 체온은 양쪽 다 37도 씨였다. 질문에 사용된 '따뜻하다'거나 '차갑다'는 표현은 따뜻하고 차갑다는 것이 의미하는 바에 대한 원초적인 경험을 건드렸다."

논문의 공동 저자인 바그 박사의 말이다.

두 번째 실험에서 참여자 53명은 뜨겁거나 차가운 치료용 패드를 손에 쥐라는 요청을 받았다. 실험 참여자들은 그 제품을 평가하는 게 본인들의 역할이라고 생각했다. 그 '테스트'를 받은 이후에 그들은 직접 보수를 받거나 아니면 친구에게 한턱 낼 수 있는 기회가 생겼다. 따뜻한 패드를 손에 쥐고 있던 사람들은 친구에게 보상하는 쪽을 선택하는 확률이 높았다.

"신체 온도의 효과는 우리가 다른 사람을 어떻게 지각하는지뿐만 아니라, 우리 자신의 행동에까지 영향을 미친다. 신체의 온기는 우리가 다른 사람들을 더 따뜻한 사람들로 평가하게 할 수 있을 뿐만 아니라 우리를 더 따뜻한 사람으로, 더 관대하고 더 신뢰감을 갖는 사람으로도 만들 수 있다. 예컨대, 이사회에서 기꺼이 손을 내밀어 다른 사람과 접촉하며 악수를 하는 것, 바로 그런 경험이 중요하다. 비록 우리가 항상 의식적으로 그런 행동을 하는 것은 아니지만 말이다." 역시 바그 박사의 말이다.

다른 사람들과의 친밀성과 접근성을 감소시키는 특성, 즉 손이 차가우면 상대방이 초조함과 두려움을 느낄 가능성이 높다는 걸 우리도 알고 있지 않은가. 그런 점에서 이 연구들이 무척 흥미롭다.

친한 사이에 친밀한 감정을 더욱 북돋울 수 있는 간단한 훈련이 있다. 연인의 손을 잡았을 때, 당신의 손에서 연인의 손으로 전해지는 따뜻하고 애정이 깃든 에너지를 상상해 보라. 매번 숨을 내쉴 때마다, 사랑과 감사한 마음을 일부러 머릿속에 떠올리고 그 따뜻한 생각을 연인에게 전하라. 하루에 단 몇 분간만 이 훈련을 실행해 보기 바란다. 그러면 곧 관계가 긍정적으로 변화된 걸 느끼기 시작할 것이다. 나는 우리의 뇌 영상 연구를 통해, 애정이 깃든 감사한 마음의 에너지에 정신을 집중하면 매우 강력한 힘을 발휘할 수 있다는 사실을 알게 되었다.

뇌를 돌보면 마음(심장)을 사랑하는 데 도움이 된다는 것, 뇌를 돌보려면 반드시 심장을 돌봐야 한다는 사실을 이해하는 것이 뇌와 심장 솔루션의 핵심이다.

심장 솔루션

심장을 해치는 요인들

적대감, 분노

슬픔

관계성 문제, 외로움

좌절감

만성적인 스트레스, 흥분의 욕구

우울증

불안

ADD

수면 부족

비만

당뇨병/혈당의 급격한 상승

공기 오염

어떤 원인에서든 혈류량의 감소

나쁜 식습관

치매

염증

알코올 과다

호르몬 수치의 불균형

심장을 강화하는 요인들

긍정적인 감정, 사랑, 감사, 존중

기분과 감정을 조절하는 능력

접촉

용서

명상/요가

손 따뜻하게 하기

최면

강아지 안아 주기

건강한 수면

체중 감량

마음을 편안하게 해 주는 음악

라벤더 향기 맡기

운동

과일과 야채 충분히 섭취하기

어유

웃음

알코올 제한

호르몬 수치의 균형

CHAPTER 9

집중력 및 활력 솔루션

목표를 향해 전진하려면 활력을 증진시키라

활력 없는 사람은 뭐란 말인가? 아무것도 아니다. 아무런 쓸모가 없다.
―마크 트웨인Mark Twain

가장 친한 친구 중 하나인 드웨인이 뇌 스캔을 받으러 클리닉을 찾아왔
다. 45세의 드웨인은 점차 활력을 잃어 갔고, 외모에 비해 정신적으로 훨
씬 늙어 버린 기분을 느꼈다. 뭔가에 집중하는 데 어려움을 겪었고, 이름
들을 혼동하기 시작했으며, 잘 잊었다. 또한 하루 온종일, 특히 오후 중반
과 저녁에 정신적 피로감에 시달리고 있었다. 당시 드웨인은 두 가지 일
을 병행하고 있었는데, 저녁이면 심리치료사로 일하는 것이 그중 하나였
다. 그러다 보니 아내에게 신경 쓸 여력이 차츰 없어지게 되었고 드웨인
의 아내는 그에게 크게 실망했다. 드웨인의 뇌 SPECT 스캔 영상을 보니,
그의 뇌 활동이 전반적으로 감소된 것으로 나타났다.

드웨인은 뇌에 나쁜 습관이 많았다. 5시간 이상 자는 경우가 드물었고,
커피를 하루에 여덟 잔에서 열 잔가량 마셨으며, 운동을 전혀 하지 않았
고, 대부분 패스트푸드를 급하게 먹었다. 심리치료사로 일하며 뇌 스캔을

받아야 할 환자를 내게 많이 보냈던 터라, 드웨인은 자신의 뇌 영상을 직접 보았을 때 뭔가 변화가 필요하다는 걸 알아챘다.

"하지만 나는 카페인을 끊을 수가 없어."

그가 말했다.

"카페인 없이는 밤에 일할 수 없을 거라고. 그러면 곤란해지겠지."

"그건 카페인 섭취를 정당화하려는 자네의 왜곡된 생각일 뿐이야."

내가 말했다. 우리가 친한 사이이고, 드웨인은 내 일을 이해하는 심리치료 전문의였기 때문에 나는 솔직하게 말할 수 있었다.

"자네는 금단현상에서 오는 고통을 원치 않기 때문에, 독성으로 몸을 계속 망치는 게 더 쉽다고 합리화하는 거야. 어리석게도 말이야."

"아니야. 진지하게 말하는데, 나는 카페인이 없으면 엉망이 되고 말 거야."

"정말 그럴까?"

드웨인의 대답에 내가 되물었다.

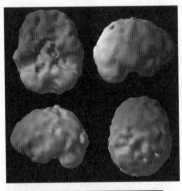

영상 9-1 카페인에 중독된 드웨인의 SPECT 스캔
독성이 있는, 가리비 모양의 영상

"그게 진실인지 자네가 정말로 알 수 있느냐는 말이야."

나는 내 친구 바이런 케이티Byron Katie가 쓴, 스스로의 생각에 질문을 던지는 법을 가르쳐 주는 책『네 가지 질문Loving What Is』에 나오는 문구를 빌려 말했다.

드웨인은 잠시 생각에 잠기더니

마침내 말문을 열었다.

"잘 모르겠지만, 뭔가 고치긴 해야겠지."

드웨인은 자신의 잘못된 생각 때문에 생활 습관을 바꾸지 못했다는 걸 깨닫고는 이제부터 카페인 섭취를 줄이고, 충분한 수면을 취하고, 뇌 건강 음식을 먹겠다고 약속했다. 한 달 후 나는 드웨인으로부터 전화 한 통을 받았다. 그는 들뜬 목소리로 카페인을 완전히 끊고 잠을 잘 자고 식사를 잘 하고 있다고 말했다.

"10년은 젊어진 것 같아."

그가 말했다.

"자네가 옳았어. 고마워."

나는 드웨인의 이야기를 좋아한다. 왜냐하면 우리가 우리 자신에게 하는 작은 거짓말들이 우리의 뇌와 몸의 건강을 얼마나 망치고 있는지 드웨인의 사례가 여실히 보여 주기 때문이다. 뇌 건강에 신경을 쓴다면 당신은 더 나은 활력과 집중력을 가질 수 있다.

한번은 또 다른 친구인 테드가 밤늦게 전화를 했다. 테드는 지친 목소리로 복받쳐 오르는 슬프고 혼란스런 감정을 토로했다. 그런 모습은 15년 동안 알아 온 테드의 평소 모습과는 완전히 달랐다. 그는 막 건강진단을 받았지만, 의사는 테드가 그토록 불안정한 심리 상태를 보이는 이유를 발견하지 못했다. 나는 테드에게 혹시 의사가 테스토스테론 수치를 확인했느냐고 물었다. 그가 아니라고 대답했다. 나는 다시 그에게 의사에게 가서 종합 및 자유 테스토스테론 수치를 검사해 달라고 요구하라고 말했다. 검사 결과, 두 수치가 매우 낮은 것으로 나타났다. 테스토스테론 대체 요법을 사용한 이후 테드의 건강과 전반적인 활력 수치에 매우 긍정적인 변화가 일어났다. 7장 '호르몬 솔루션'에서 보았듯이, 테스토스테론 수치가 낮으면 남녀 모두 활력이 저하되고, 집중력이 떨어지고, 우울증에 빠져들고, 성욕이 감퇴되고, 기억력 장애가 오기 쉽다.

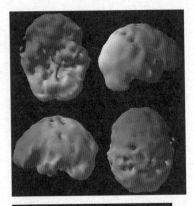

영상 9-2 낮은 테스토스테론 수치를 보이는 테드의 SPECT 스캔

전반적인 활동성 저하를 보인다.

당신의 활력과 집중력은 당신의 뇌 건강에 달려 있다. 목표를 향해 계속 전진하고 가능한 한 최고의 몸을 만들려면, 뇌를 최상의 상태로 가꿔 집중력을 높이고 활력을 증진하는 것이 무엇보다도 중요하다. 우리의 일상적인 '뇌 건강에 나쁜 습관'은 더 좋은 몸을 향한 목표를 이루는 데 꼭 필요한 집중력과 활력 체감 능력을 약화시킨다. 신체적 활동을 하기 위해 침대나 소파에서 몸을 일으키려면 활력이 있어야 한다. 일상적인 스트레스를 해결하려 해도 활력의 도움이 있어야 한다. 요리하기가 힘들거나 귀찮다고 패스트푸드를 먹는 쪽을 택하기보다는 영양분이 있는 음식을 만들어 먹기 위해서도 활력이 반드시 있어야 한다. 일단 체육관에서 해야 하는 운동을 계획하려면, 아주 예리한 집중력이 필요하다. 장을 보고 아침, 점심, 저녁에 차릴 식단을 짜는 데도 집중력이 필요하다. 그 목표란 자신이 원하는 몸을 만들기 위해 꼭 해야만 하는 일을 파악하는 데 요구되는 집중력과 그 일을 실천하는 데 필요한 활력을 가지고 매일 일어나

는 것이다.

이 장에서는 더 행복하게 살고 활기 넘치게 생활하는 데 도움이 되는 집중력 및 활력 솔루션을 살펴볼 것이다. '집중력 및 활력 저해 요인'과 '집중력 및 활력 증진 요인'을 살펴보고, 누구나 이용할 수 있는 집중력 및 활력 솔루션을 소개할 것이다.

집중력 및 활력 저해 요인

집중력 및 활력 저해 요인은 다음과 같이 여러 상이한 범주로 나뉜다.

유전적인 뇌 장애

전염성 원인들

호르몬 문제들

저혈당 혹은 불규칙한 혈당 상태

빈혈증

뇌 외상

환경 독소

많은 약물

만성적인 스트레스

치료하지 않은 과거의 정서적인 외상

뇌 건강에 나쁜 습관

이러한 집중력 및 활력 저해 요인에 대해 좀 더 자세히 살펴보자.

유전적인 뇌 장애 여기에 해당하는 집중력 및 활력 저해 요인으로는 주의력결핍장애(ADD), 특정한 종류의 우울증, 불안장애, 강박장애 등과 같은 질환들이 있다. 이러한 장애들은 유전되는 경향이 있다. 물론, 문제를 개선하거나 악화시키는 많은 환경 요인들이 있지만, 이런 장애들은 유전적으로 취약한 게 사실이다.

ADD는 전형적인 집중력 및 활력 장애이다. 활력 문제는 과잉 행동이나 동요처럼, 활력이 너무 과도하거나 너무 저하될 경우 발생한다. 활력저하는 흔히 '부주의한 ADD'로 불리는 ADD의 특수형과 연관이 있다. 두 유형은 거의 언제나 어릴 적부터 시작되는데, 소녀들에게서 훨씬 더 흔히 나타나는 '부주의한 ADD'는 놓치기 일쑤다. 왜냐하면 그런 학생들은 지나치게 활동적인 다른 학생들처럼 파괴적인 성향을 보이지 않고 오히려 멍청해 보이고 활력이 부족한 경우가 흔해 ADD로 의심하기가 쉽지 않다. 게다가 두 유형의 ADD는 모두 주의가 산만하고, 혼란스럽고, 시간을 잘 지키지 못하고, 악필이며, 신체 접촉과 냄새와 빛에 지나치게 민감한 증상을 보이는 등 공통적인 증상도 있기 때문이다.

식습관의 변화가 ADD 치료에 도움이 될 수 있다. 앞서 언급했듯이, 네덜란드의 한 연구 결과 제한 식이요법을 따르며 저지방 단백질, 과일, 야채, 쌀, 배즙 따위만을 섭취한 아이들은 일반적인 ADD 치료제인 리탈린으로 치료받았을 때와 똑같이 긍정적인 반응률을 보였다. 운동 또한 효과가 있는 것으로 밝혀졌다.

> **행동 지침**
> ADD 증상을 완화시키려면 운동을 하고, 제한 식이요법을 따르고, 어유, 아연, 아세틸-L-카르니틴, SAMe 등의 보조제를 섭취하기 바란다.

어유, 아연, 아세틸-L-카르니틴, B₆, 마그네슘 등과 같은 특정한 보조제들도 ADD를 진단받은 일부 사람들에게 효과가 있는 것으로 밝혀졌다. 반면에 또 어떤 ADD 환자들은 리탈린이나 애더럴Adderall이나 프로비질Provigil 같은 약물로 치료받는 게 좋을 수도 있다.

우리는 뇌 영상 작업을 통해 ADD, 불안장애, 우울증 같은 질환은 단일하거나 단순한 장애가 아니며, 그 모두가 복합적인 유형의 특성을 지니고 있다는 사실을 알게 되었다. 정확한 치료 효과를 얻기 위해서는 자신의 질환이 어떤 유형인지 정확하게 알아야 한다.

54세인 줄리가 낮은 활력과 집중력 문제로 나를 찾아왔다. 줄리는 무슨 일을 하든 체계적이지 못했고, 쉽게 주의가 산만해졌으며, 종종 지체하거나 너무 서둘렀다. 그리고 남편과 갈등을 자주 일으켰다. 초등학교 이후로 기본적인 문제들을 안고 있었던 것 말고는, 호르몬 수치를 비롯해 실험실에서 검사한 줄리의 전반적인 상태는 정상이었다. 줄리를 가르쳤던 교사들은 그녀의 부모에게 더 열심히 노력하기만 하면 줄리가 더 좋아질 거라고 항상 말했다. 나는 뇌 SPECT 스캔 영상을 본 뒤 ADD를 앓고 있는 사람들의 뇌는 그들이 열심히 노력하면 할수록 더욱더 악화된다는 것을 알게 되었다. 우리는 일반적으로 환자의 SPECT 스캔을 두 번 시행한다. 한 번은 휴식할 때, 다른 한 번은 과제에 집중하고 있을 때다. 휴식할 때 ADD 환자의 뇌는 흔히 좋아 보인다. 하지만 그들이 집중력을 발휘할 때는, 지속적인 주의 기능을 맡고 있는 뇌 영역인 전전두엽의 앞부분에서 활성도가 특히 빈번히 감소한다. 우리는 활성화가 저하된 뇌는 각성제 작용 시간의 80퍼센트 이상, 각성제에 긍정적인 반응을 보인다는 사실을 밝

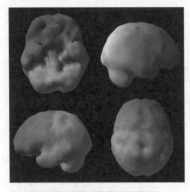

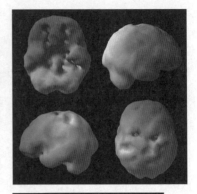

영상 9-3 ADD 환자 줄리의 휴식할 때의 스캔

전반적으로 건강한 뇌 활동

영상 9-4 집중력을 발휘할 때의 줄리의 뇌 스캔

활성도가 감소된 모습을 보이는 전전두엽

힌 새로운 연구 결과를 발표했다.

줄리의 스캔 영상 결과, 집중력을 발휘했을 때는 휴식할 때와 비교하여 전전두엽의 활동이 감소한 것으로 나타났다. 그 결과는 줄리가 노력하면 할수록 그녀의 집중력이 악화된다는 것을 의미한다. 어유, 건강에 좋은 식이요법, 운동, 아세틸-L-카르니틴, SAMe 등을 이용한 치료로 그녀는 훨씬 더 좋아졌다. 특히 활력과 집중력을 관장하는 뇌 영역이 좋아졌다.

우울증과 불안장애를 치료하지 않으면, 일반적으로 활력이 저하되고 집중력장애를 겪을 수 있다. 수면장애, 섭식장애, 그리고 절망감, 무익함, 긴장감, 두려움, 불안 등을 비롯한 지속적인 부정적인 사고와 함께 생기는 지속적인 슬픈 감정은 불안장애와 우울증의 일반적인 증상이다. 그러니 꼭 검진을 받아 봐야 한다. 우울증을 치료하지 않으면, 알츠하이머병에 걸릴 위험성이 실제로 두 배 증가한다. 이 문제를 더 상세히 살펴보고 싶다면 15장 '뇌 건강 솔루션'을 참고하기 바란다.

전염성 원인들 만성피로증후군Chronic Fatigue Syndrome, CFS이나 라임병 Lyme Disease 같은 전염병은 사람들에게서 활력과 집중력을 빼앗는다. 내가 처음 병원을 개업했을 당시 만성피로증후군은 흔히 '늙은말 병'으로 알려져 있었다. 이 병을 진단할 수 있는 신뢰할 만한 단일한 검사는 없다. 그래서 이 환자들이 '정신질환'을 앓고 있다고 생각해 내게 진료를 의뢰하는 의사들이 많았다. 나는 그런 일을 싫어했다. 일부 의사는 환자를 어떻게 치료해야 할지 모를 때마다 그 알 수 없는 병에 '심신증心身症'이라고 이름을 붙이고는 정신과 의사나 심리학자에게 환자를 보낸다. 처음 만성피로증후군 환자 10여 명의 뇌를 스캔했을 때, 나는 스캔에 나타난 손상 수준을 보고 소름이 돋았다.

그 중에 조앤이라는 환자가 있었다. 조앤이 앓고 있는 '피로 및 집중력 장애'의 원인을 전적으로 그녀의 심리적 요인으로 돌렸던 조앤의 가족 주치의가 내게 그녀를 보냈다. 주치의가 했던 제한적인 검사 결과는 정상이었다. 하지만 SPECT 스캔을 통해 조앤의 뇌를 확인해 본 결과, 그녀의 뇌 활동은 전반적으로 현저히 떨어져 있었다.(영상 9-5)

이 손상의 수준은 부정적인 사고나 과거의 정서적 외상 때문에 나타는 게 아니다. (비록 그런 요인들은 모두 그녀의 뇌에 전혀 도움이 되지 않지만 말이다.) CFS가 생길 수 있는 원인은 아마 많을 것이다. 때문

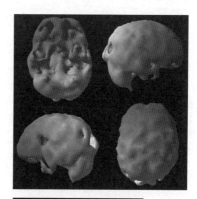

영상 9-5 만성피로증후군 환자의 뇌 영상
전반적으로 감소된 뇌 활동

문에 유능한 전문의에게 정밀 검사를 받아야만 한다. 하지만 만일 당신이 끔찍한 기분이 드는데 누군가가 그건 당신의 머릿속 상상일뿐이라고 말한다면, 그 말은 어쩌면 맞는 말일지도 모른다. 조앤의 경우처럼, 당신의 뇌에 영향을 미치는 것은 질환이거나 전염병일지도 모른다. 최근 몇 년 동안 우리는 뇌가 항상 그렇지는 않지만, 종종 라임병으로부터 악영향을 받는 것을 확인하기도 했다. 수막염이나 인간 면역결핍 바이러스Human Immunodeficiency Virus, HIV 감염 같은 다른 전염병도 뇌에 대단히 부정적인 영향을 미칠 수 있다.

호르몬 문제들 앞서 언급했던 테드의 이야기에서 볼 수 있듯이, 낮은 호르몬 수치는 활력 수준, 집중력, 그리고 뇌 기능에 심각한 영향을 미칠 수 있다. 내가 본 최악의 스캔 영상들 중 일부는 갑상선호르몬 수치가 낮을 때 뇌의 모습이었다. 갑상선기능저하증 때문에 활동이 심각할 정도로 저하된 모습을 보여 주는 일련의 과학적 연구들도 있다. 또한 에스트로겐 수치가 낮아도 뇌 활동이 감소될 수 있다. 특히 알츠하이머병의 위험성을 높일 수 있는 뇌 영역의 활동이 감소될 수 있다. 호르몬에 관해서는 7장 '호르몬 솔루션'에 상세히 논의되어 있다.

저혈당 혹은 불규칙한 혈당 상태 저혈당증, 나쁜 식습관, 당뇨병 등은 활력과 집중력에 대단히 부정적인 영향을 미친다. 바로 이런 점이 내가 직원들에게, 사탕을 책상 위에 꺼내 놓지 말라고 하는 이유이다. 아무 데서나 사탕을 밝히는 사람들은 엉뚱한 곳에서 사랑을 찾고 있는 것이나 같다.

사람들은 대부분 설탕을 많이 섭취하면, 혈당치가 급격히 증가했다가 뚝 떨어질 수 있다는 걸 알고 있다. 최근, 오바마 정부에 관한 텔레비전 프로그램에서 오바마의 많은 참모들이 책상 위에 초콜릿을 놓아둔 장면을 보여 주었다. 나는 백악관이 참모들에게 더 좋은 식습관 지침을 마련해 놓지 않은 걸 보고는 깜짝 놀랐다. 국민들이라면 누구라도 집중력을 잘 발휘할 수 있고 활력이 넘치는 사람들이 국정을 운영하길 바라지 않을까? 오바마 정부 사람들이 채소밭을 가꾸고 있다는 데에는 갈채를 보낸다. 하지만 흡연을 하고 사탕을 많이 먹는 대통령의 습관은 뇌 건강에 좋은 본보기는 아니다.

> **행동 지침**
> 혈당치의 급격한 상승과 갑작스러운 저하를 막으려면, 최소한의 단백질이 함유된 소량의 음식을 자주 먹으라.

빈혈증 빈혈증처럼 적혈구 수를 줄이는 상태는 피로감을 유발하고 집중력을 떨어뜨린다. 과다한 알코올 섭취는 적혈구의 크기를 증가시켜 그 기능을 떨어뜨린다. 그러니 음주를 삼가기 바란다.

언젠가 친구가 나를 찾아와 마음이 산란하고 피로하고 우울하다고 토로했다. 그녀의 뇌를 스캔해 보니, 마치 알코올중독자나 마약 중독자의 뇌처럼 보였다. 나는 그녀를 오랜 세월 동안 알아 왔기에 그녀가 그런 중독자가 아니라는 것은 잘 알고 있었다. 피로의 원인을 의학적으로 정밀 검사해서, 우리는 그녀가 비타민 B_{12} 결핍(영상 9-6)으로 인한 '악성 빈혈'을 앓고 있다고 밝혀냈다. 그녀의 뇌는 치료를 받고서 훨씬 더 좋아졌다. 예전처럼 활력이 넘쳐 보였고, 스스로도 집중력이 좋아진 것을 느꼈다.

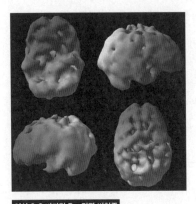

영상 9-6 비타민 B₁₂ 결핍 빈혈증
전반적인 뇌 활동의 감소를 보인다.

뇌 외상 신체적인 손상, 뇌졸중, 산소의 부족, 기타 외상은 심각한 뇌 손상을 일으키고 활력과 집중력에 악영향을 미칠 수 있다.

나의 누이 메리는 매우 성공한 보험 설계사로, 지난 28년 동안 실적이 높은 보험 설계사들의 모임인 '백만불원탁회의Million Dollar Roundtable'의 일원이었다. 메리는 1994년에 남편인 오스카를 위암으로 잃었다. 그 일로 메리와 아이들 넷은 엄청난 스트레스를 받았고, 홀로 아이를 길러야 하는 메리는 만성적인 스트레스를 겪었다. 14개월 후 메리는 교통사고를 당했다. 그 후로 그녀는 집중력, 수행 능력, 활력, 충동, 동기 등에 걸쳐 문제가 있다는 걸 인식하게 됐다. 메리의 뇌 스캔 영상을 확인해 보니, 왼쪽 뇌에 손상이 보였다. 오스카의 사망과 교통사고가 메리의 뇌의 예비 능력을 전부 고갈시킨 것이었다.

인지 기능 재교육과 함께, 전반적인 뇌 기능을 향상시켜 주는 어유, 아세틸-L-카르니틴, 징코 빌로바Gingko Biloba 등과 같은 보조제 섭취와 강도 높은 운동을 포함한 뇌 건강 프로그램을 시행하고서, 메리는 눈에 띌 정도로 크게 호전되었다. 순

> **행동 지침**
> 만일 당신이 어떤 형태로든
> 뇌 외상을 입었다면,
> 뇌 기능 향상을 위한 뇌 건강
> 프로그램을 따르는 것이
> 무엇보다도 중요하다.

차적으로 스캔을 해 보았더니 뇌 기능이 크게 향상되는 모습을 확인할 수 있었다.

환경 독소 곰팡이 노출과 같은 독소 문제가 해를 끼칠 수 있다. 1998년, 내 동료인 캐롤린이 한때 홍수 피해를 입었던 집으로 이사를 했다. 한데 이사를 한 직후, 캐롤린과 가족들의 건강에 이상이 생기기 시작했다. 캐롤린은 기관염에 계속해서 시달렸고 피부 발진도 계속되었다. 그 뒤로 2년 사이에 증상은 악화되었다. 수년 동안 치료 전문가로 일했던 캐롤린은 자신이 더 이상 환자들의 말에 집중할 수 없으며, 환자들에게 적절한 치료 계획을 전할 수 있을 만큼 명확히 생각할 수도 없다는 것을 깨달았다. 그녀는 자주 불안감을 느꼈고 때로는 좌측과 우측도 구별할 수 없어, 운전하기도 매우 힘들었다.

캐롤린의 막내아들은 그 당시 고등학교에 다니고 있었는데, 집에서는 주의나 집중이 안 돼 공부가 되지 않는다고 계속 불평했다. 그래서 곧잘 친구 집으로 가고

> **행동 지침**
> 집이 홍수에 잠겼거나
> 수해를 입었다면, 곰팡이
> 검사를 하기 바란다.

는 했는데, 친구의 집에서는 책과 씨름하는 데 문제가 없었다고 한다. 한편 집에서는 아침에 등교할 힘조차 없었고 어느새 지각이 일상이 되었다. 그런데 친구의 집에서 밤을 보낼 때면, 활기가 있었고 아침에 아무런 문제없이 침대에서 벌떡 일어나 제 시간에 등교할 수 있었다.

2001년 무렵, 캐롤린은 뭔가 큰 문제가 있다는 걸 깨달았지만 그것이 무엇인지는 알지 못했다. 어느 날, 그녀는 TV에서 독성이 있는 곰팡이에

관한 특집 프로그램을 보았고, 바로 그것이 문제일지 모른다는 생각이 들었다. 그녀는 한 의사와 곰팡이 알레르기 검사를 하기로 약속을 정하고, 곰팡이 검사관을 고용해 집을 점검했다. 검사 결과 양성 반응이 나왔다. 곰팡이가 범인이었던 것이다. 그해 그녀와 가족은 그 집에서 다른 집으로 이사를 했고 그 집으로 다시는 돌아가지 않았다. 아이들은 대부분 잘 회복했지만, 캐롤린은 여전히 일터로 돌아가지 못했고, 남아 있는 민감성의 문제를 그대로 안고 살고 있다. 캐롤린은 뇌 기능이 좋을 때는 운수 좋은 날이고 집중력과 사고에 문제가 있을 때는 운수 나쁜 날이라고 말한다.

약물 화학요법, 베타 차단제, 항불안제, 항우울제, 진통제 등을 비롯한 많은 약물로 인해 활력이 약화되거나 집중력을 발휘하기가 어려울 수 있다. 화학요법과 방사선요법 같은 대부분의 암 치료는 암세포뿐만 아니라 정상적인 세포도 함께 죽인다. 화학요법이나 방사선요법, 혹은 두 요법을 모두 받은 후에 뇌를 스캔해 보면 독성 물질이 나타난다. 즉 뇌 또한 두 치료 요법의 영향을 받는 것이다. 많은 환자들이 화학요법이나 방사선요법을 받은 이후에 실제로 활력 저하, 집중력 저하, 기억력장애, 그리고 전반적인 인지 능력의 저하를 호소한다. 바로 이러한 점을 이해하고 뇌를 보호하는 것이 최상의 뇌와 몸을 가꾸는 데 절대적으로 필요한 일이다. 암화학요법에 쓰이는 많은 약물들은 곧장 뇌로 향해서, 분열하는 암세포뿐만 아니라 정상적인 뇌세포까지 표적으로 삼는다. 문제가 있는 영역이 파괴되는 동안에 '무고한 구경꾼들'도 항상 덩달아 십자포화에 휩싸이고 마는 것이다.

우리 환자 중 하나인 안젤로가 백혈병 치료를 집중적으로 받은 이후에 재차 스캔을 받기 위해 에이멘 클리닉에 찾아왔다. 그는 5개월 전에 결혼 관련 문제로 우리를 찾은 환자였다. 안젤로는 이제 기억력장애, 집중력장애, 그리고 활력 저하를 호소했다. SPECT 스캔을 해 본 결과, 뇌 영상에서 이전 스캔에서는 볼 수 없었던 심각한 수준의 독성이 나타났고, 전반적인 뇌 활동성이 저하되어 있었다. 우리의 뇌 회복 프로그램을 따르고 나서 안젤로는 기분이 훨씬 좋아졌음을 느꼈고, 활력과 집중력이 향상되었다.

만성적인 스트레스 내 여동생 메리의 예를 통해 봤듯이, 만성적인 스트레스는 집중력장애와 활력의 문제로 이어질 수 있다.

치료하지 않은 과거의 정서적인 외상 당신을 여전히 괴롭히고 있는 과거에 생긴 외상은 또 하나의 활력 및 집중력 저해 요인이니, 치료하는 게 좋다.

뇌 건강에 나쁜 습관 과도한 카페인이나 알코올이나 설탕 섭취, 마약 복용, 운동 부족, 수면 부족, 나쁜 식습관, 그리고 부정적인 사고 패턴은 집중력과 주의력을 크게 악화시킨다. 가령, 매일 와인 네 잔 이상이나 그 정도에 해당되는 증류주를 마시는 것 같은 과도한 알코올 섭취는 치매의 위험성을 높인다. 최근 연구 결과, 적당한 양의 알코올도 뇌에 부정적인 양향을 미치는 것으로 나타났

> **행동 지침**
> 지속적으로 더 좋은 활력과 집중력을 원한다면, 먼저 활력을 빼앗는 질환을 치료하고 활력을 빼앗는 습관을 없애라.

다. 한 연구에서는 일주일에 세 번 술을 마시는 사람들은 술을 마시지 않은 사람들에 비해 뇌가 작다는 것이 밝혀졌다.

뇌 스캔을 이용한 새로운 연구는 마리화나 흡연이 뇌에 해를 끼친다는 것을 입증한다. 《정신의학 연구 저널Journal of Psychiatric Research》에 실린 한 연구에서는 청소년들과 젊은이들의 지나친 마리화나 흡연이 정상적인 뇌 발달에 악영향을 끼칠 수 있으며, 수초형성髓鞘形成이라고 하는 중요한 과정을 저해할 수 있음을 밝혔다. 수초형성 덕분에 뇌 세포는 뇌의 처리 속도를 높이는 보호초로 감싸인다. 약 25세까지 계속되는 그 과정은 뇌의 뒤쪽에서 시작하여 전진해 나간 후, 보호층을 얻을 수 있는 마지막 영역인 전전두엽을 형성한다. 바로 이런 이유로 이 연구의 실험 대상자들이 의사 결정, 주의, 집행 기능, 기억력, 언어 등을 관장하는 뇌 영역인 전전두엽과 측두엽에서 이상을 보인 것이다. 뇌가 제대로 발달하지 못하면 집중력을 유지하는 것도, 건강을 위해서 최상의 결정을 하는 것도 힘들다.

집중력 및 활력 증진 요인

내 어머니는 '에너자이저 버니'*로 통한다. 78세인 어머니는 그 절반 나이의 사람들보다 골프를 더 잘 치고, 쇼핑을 더 즐기며, 요리를 더 잘하고, 사람들을 더 즐겁게 해 주신다. 어머니는 아침부터 밤늦게까지 대단히 건전한 마음가짐과 너그러운 마음을 안고 보내신다. 어머니는 자식 7명과 손자손녀 21명, 증손주 8명을 두고 계시다. 내가 저녁이 다되어서 전화를 걸어 저녁 식사에 5명을 데려가고 싶다고 말해도 받아들이시는 분이다.

---

* 건전지 에너자이저의 마스코트인 검은 선글라스를 쓰고 북을 치는 핑크색 토끼

내게서 그런 전화를 받으면, 어머니는 장을 보러 갈 테니 어떤 음식을 먹고 싶으냐고 물으실 것이다. 어머니는 놀라운 정도로 활력이 넘치고, 대단히 건전한 마음가짐을 갖고 계시며, 항상 기꺼이 놀고 즐기신다. 어머니의 생활양식은 활력을 증진시킨다. 어머니는 골프로 규칙적인 운동을 하고, 커피나 담배, 술을 거의 하지 않으며, 건강에 좋은 음식을 드신다.

다음은 활력 및 집중력장애를 일으킬 수 있는 의학적인 원인들을 제거하려는 목적으로, 그런 장애에 시달리는 환자들을 위해 내가 마련한 전형적인 실험 검사이다. 이 검사와 관련해서는 전문 의료인과 상담해 보는 게 좋다.

- 완전 혈구 측정―빈혈증, 쓸모없는 적혈구, 너무 적거나 많은 백혈구 등의 문제를 해결하려는 목적
- 공복시 화학 신진대사 검사―신장, 간, 혈당치 등의 건강을 체크할 목적
- B12 검사―B12의 결핍은 변혈증과 무기력증의 일반적인 원인이다.
- 엽산 검사―엽산은 필수 뇌 영양소
- 25-히드록시-비타민 D 검사―우울증, 기억력장애, 그리고 면역 체계의 문제가 있는 경우, 일반적으로 25-히드록시-비타민 D의 수치가 낮다.
- C반응성 단백질 검사―염증 측정
- 호모시스테인 검사―염증 측정
- 혈청지질(脂質) 검사
- 공복시 인슐린 검사
- 당뇨병의 위험성을 체크하기 위한 당화혈색소 검사
- 식후 2시간 지난 시점에 포도당 검사―저혈당이나 저당혈증의 소견이 있는 사람들을 위해
- TSH, free T3, free T4, 갑상선 항체, 갑상선 항체 호르몬 등의 갑상선 검사
- DHEA-S 검사
- 남녀의 혈청 자유 및 종합 테스토스테론 검사
- 45세 이상 여성의 에스트라디올 및 프로게스테론 검사
- 음식 알레르기 검사
- 오메가-3 지방산의 수치 체크를 위한 지방산 검사

자신에게 필요한 활력과 집중력을 얻는 첫 단계는 앞서 기술한 집중력

및 활력 저해 요인을 제거하고 치료하는 것이다. 동시에 이 책에서 설명했던 뇌 건강에 좋은 생활양식을 몸에 익히고 계속 유지하며, 반드시 충분한 수면을 취하고, 온종일 같은 수치의 혈당을 유지하기 위해 뇌 건강에 좋은 음식을 섭취하라. 더불어 일주일에 네다섯 번 운동하고, (불안과 스트레스는 활력과 집중력을 빼앗기 때문에) 스트레스 완화 프로그램을 사용하고, 호르몬 수치를 검사하여 최상의 상태를 유지하기 바란다.

행동 지침
활력을 증진하고 싶으면 명상을 하기 바란다. 하루에 잠시 명상하는 것만으로도 활력을 향상시킬 수 있을 것이다.

이상한 얘기로 들릴지 모르지만, 특히 명상은 최고의 활력 증진 요인들 중 하나이다. 우리 연구소의 연구자들을 비롯해 세계 곳곳의 연구자들은 명상이 전전두엽의 활동성을 향상시킨다는 것을 입증했다. 심지어 뇌세포의 수까지도 늘려 준다. 전전두엽 기능이 향상될수록 집중력과 활력도 좋아지는 것을 느끼게 될 것이다. 매일 10분만 명상하는 데 투자해도 당신의 활력이 향상될 것이다. 간단한 명상 기술을 알고 싶다면 11장을 참고하기 바란다.

어떤 음식들은 강장제 역할을 한다. 특히 저칼로리 음식이나 섬유질과 단백질이 풍부한 음식이 그렇다. (과일, 야채, 콩, 전곡 등은 섬유질이 풍부하다.) 내가 어릴 때부터 어머니는, 질병 예방을 위해 식이요법과 생활양식을 강조했던 혁신적인 의사 헨리 빌러Henry Biehler 박사의 추종자셨다. 1965년에 쓴 저서 『음식이 최고의 보약이다Food Is Your Best Medicine』에서 헨리 빌러 박사는 몸에 이로운 알칼리성 PH와 몸에 해로운 산성 PH, 그리고 체내 PH의 균형에 관해 논했다. 만일 산성이 너무 높으면 몸은 균형을 유지하기 위해 뼈와 연조직으로부터 칼슘과 마그네슘과 같은 알칼리성 미네랄을 빼낸다. 설탕, 카페인, 알코올, 붉은색 육류 등을 과도하게 섭취하면 몸이 산성화될 수 있는데, 산성화된 몸은 질병의 번식지나 다름없다. 정신의학의 관점에서 보면 이러한 결과는, 마그네슘을 감소시키는 어떤 것이든 사람들로 하여금 불안감과 초조함을 느끼게 하고, 심리적인 동요와 스트레스를 겪게 한다는 점에서 타당한 사실이다. 빌러 박사가 권장하는 수프가 우리 가족의 주식이었다. 그 수프의 주재료는 호박, 껍질 콩, 셀러리, 파슬리, 신선한 허브와 물이었다.

녹차는 또 하나의 잠재적인 강장제이다. 녹차에 함유된 카페인은 커피의 절반 수준일 뿐이며, 녹차에는 집중력 발휘에 도움이 되는 테아닌Theanine성분이 들어 있다. 녹차가 또한 체중 감량에 도움이 되고, 운동 능력을 향상시켜 주고, 운동 후 근육이 빨리 회복하는 데 기여하며, 주의 범위를 향상시킨다는 것이 과학적 증거를 통해 밝혀지기도 했다.

그 외에 타당성 있는 과학적 증거에 의하면, 일부 보조제는 기분과 집중력, 활력 등의 향상에 도움이 된다. 하지만 카페인이 함유되어 있는 강장 음료는 스트레스 호르몬인 코르티솔 분비를 촉진하고, 비만을 불러올 수 있으니 피하기 바란다. 또한 카페인 보조제들은 중독, 내성(내성이 생기면 동일한 효과를 얻기 위해 점점 더 많은 양이 필요하다.), 금단증상을 일으킬 수도 있다. 테아닌 성분이 카페인 효과를 상쇄하기 때문에 적당한 양의 녹차는 몸에 좋다.

집중력 및 활력 솔루션

활력 저해 요인	활력 증진 요인
뇌 장애들	전반적인 뇌 건강 프로그램
뇌 외상	뇌 보호에 주의를 기울이기
수면 부족	충분한 수면(최소 7시간)
저혈당	건강한 혈당을 유지하기 위해 최소한의 단백질이 함유된 소량의 음식을 자주 섭취함
나쁜 식습관	뇌 건강식 섭취
알코올/약물 남용	알코올이나 약물로부터 해방
우울증	우울증 치료
불안장애	긴장을 풀어 주고 전전두엽 기능을 향상시켜 주는 명상
만성 스트레스	스트레스 해소책
운동 부족	운동
호르몬 장애(즉, 갑상선, 테스토스테론, 에스트로겐, 코르티솔 등의 문제)	최상 상태의 호르몬 수치 유지
B_{12}의 결핍 같은 건강상의 문제	어떤 근원적인 건강상의 문제든 치료
재낵스나 옥시콘틴과 같은 약물	염증을 경감시키고 혈류량을 증가시켜 주는 어유
당뇨병	식이요법 및 운동
환경 독소	확실한 통풍과 독소의 제거
기관의 염증	어유, 건강에 좋은 음식, 엽산, 그리고 (일부 사람들을 위한) 저단위 이부프로펜이나 유아용 아스피린 등을 포함한 항염증 프로그램
화학요법	비타민 B_3, B_6, L-티로신, DL-페닐 알라닌, L-테아닌이 함유된 찻잎 추출물, 인삼, 홍경천, 에쉬와간다, SAMe, 소량의 카페인 등과 같은 보조제
카페인 과다	카페인의 항진 효과를 원하면, 체중 감소, 운동 능력 강화, 운동 후 빠른 근육 회복력에 도움이 되며, 주의 범위를 향상시켜 주고 긴장을 해소시켜 주는 것으로 밝혀진 차를 통해 섭취하기 바란다.

PART 4

뇌가 달라지면
사랑과 활력이
넘친다

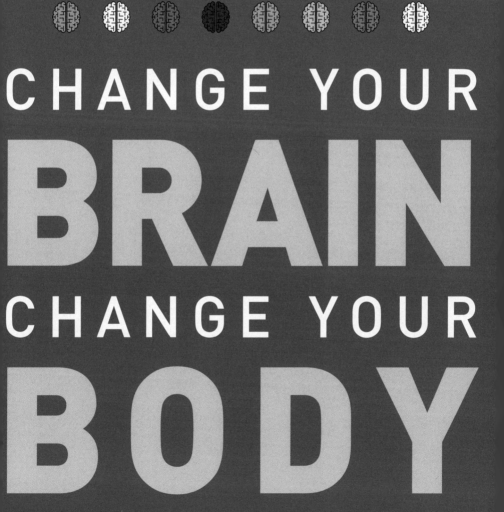

CHANGE YOUR
BRAIN
CHANGE YOUR
BODY

CHAPTER 10

수면 솔루션

날씬한 몸매와 매끈한 피부를 원한다면 뇌에 휴식을 주라

수면은 몸과 뇌가 민첩하고 생산적이며, 심리적, 생리적으로
건강한 내일을 준비하는 데 중요한 역할을 한다.
— 제임스 마스James Maas 박사, 『달콤한 수면으로 상쾌한 아침을 여는 책Power Sleep』

당신은 밤에 잠을 제대로 못 잔 다음 날에 얼마나 피곤하고 기분이 개운치 못한지 알고 있을 것이다. 아침에 눈을 떠도 머리를 베개에서 떼고 싶지 않고, 침대에서 몸을 일으킬 만한 기운도 거의 내지 못할 때가 있지 않은가. 발을 질질 끌며 욕실로 걸어가 불을 켜고는, 눈 밑에 부어오른 처진 살과 다크서클이 선명한 얼굴과 대면하게 된다. 평소처럼 조깅을 하려고 밖으로 나가 보지만, 고작 30분 만에 기진맥진해 걸음을 멈추고 만다. 출근해서도 기분이 안 좋은 탓에 동료들이나 고객들에게 투덜대기 일쑤다. 이런 상황이 멋진 모습일 리 없다. 그렇지 않은가?

숙면은 최고의 뇌와 몸 건강을 위해 꼭 필요하다. 숙면은 몸 안의 모든 세포를 재생시키는 데 관여하고 뇌세포에게 회복 기회를 주며, 뉴런 사이의 연결—그렇지 않으면 활동성이 둔화돼 약해질 수밖에 없는—을 활성화시킨다. 또한 깨끗한 피부와 활력 넘치는 생활, 상쾌한 기분, 좋은 건강

상태, 안정적인 체중을 원한다면 숙면은 꼭 필요하다. 불행히도 700만에 이르는 미국인들이 수면장애를 겪고 있다. 당신이 수면장애를 겪고 있다면, 당신의 뇌와 몸은 곤경에 처해 있을 것이다.

충분히 자고 있는가?

현대인들은 필요한 만큼 수면을 취하지 않고 있다. 수면에 관한 2009년 미국의 설문 조사에 따르면, 미국인들은 야간 근무와 공부 등의 이유로 평균적 수면 시간이 6시간 40분밖에 되지 않는 것으로 나타났다. 사람들은 일주일간 매일 모자랐던 20분씩의 잠을 주말에 몰아 보충하는 경향이 있다. 이보다 훨씬 더 당혹스러운 결과는 8시간 숙면을 취하는 미국인들이 1998년에 35퍼센트에서 2009년에 28퍼센트로 줄어든 반면에, 수면 시간이 6시간 이하인 사람들은 1998년에 12퍼센트에서 2009년에는 20퍼센트로 상승했다. 이 수치를 보면, 밤에 숙면을 취하는 것이 많은 미국인들에게는 허황된 꿈에 지나지 않는다는 걸 알 수 있다. 만성적인 수면장애는 수백만의 미국인들에게 악영향을 끼치고 있다. 살아가는 동안 어느 한 순간에 발생하는 일시적인 수면장애는 훨씬 흔하고, 거의 모든 사람들에게 악영향을 끼칠 것이다.

연령에 따른 평균적인 필요 수면 시간

연령대	수면 시간
1~3세	12~14시간
3~5세	11~13시간
5~12세	10~11시간
13~19세	9시간

성인	7~8시간
노인	7~8시간

출처: 미국 국립수면재단(National Sleep Foundation), 미국 국립신경질환 및 뇌졸중 연구소(National Institute of Neurological Disorders and Stroke)

당신의 수면 습관을 생각해 보라. 곤히 잠에 들고, 밤새 숙면을 취하여 상쾌하고 맑은 기분으로 깨어났던 것이 마지막으로 언제인가? 아침에 침대에서 후딱 빠져나와 어서 일을 시작하고 싶었던 날은 마지막으로 언제인가? 영화를 보면서 꾸벅꾸벅 졸지 않았던 날은 마지막으로 언제인가? 만일 당신이 충분히 잠을 자고 있지 않다면, 당신의 뇌와 몸은 위험 상태에 놓여 있을 것이다.

수면장애는 아주 다양하게 나타난다. 당신은 잠드는 데 어려움을 겪고 있는가? 혹은 쉽게 잠들지만 밤새 몇 번이고 반복적으로 깨어나는가? 아침에 침대에서 몸을 일으키기가 힘든가? 당신이나 당신의 배우자는 코를 고는가? 이 모든 문제들은 뇌 기능 저하와 체력 저하로 이어질 수 있다. 밤에 6시간도 못 자게 되면 뇌 활동이 전반적으로 저하될 수 있고, 그로 인해 체중, 피부, 기분, 건강, 그리고 운동 수행 능력에 악영향을 끼칠 수 있다.

> **행동 지침**
> 매일 밤 5시간만 자면 된다고 스스로를 설득시키려 하지 말라. 자신의 연령대에 해당하는 기본적인 필요 수면 시간을 알아 두기 바란다.

수면 부족이 당신을 뚱보로 만들 수 있는 이유

당신은 어쩌면, 사탕과 쿠키에 대한 욕구가 그저 자신의 나약한 정신과 의지력 부족의 신호일 뿐이라고 생각할지도 모른다. 그 생각은 틀렸다. 축적된 많은 증거들이 보여 주듯이, 수면 부족은 체중 증가와 비만으로 이어질 수 있다. 미 전역의 여러 연구자들이 수면과 체중의 관련성에 대해 밝힌 연구 결과들이 이미 많이 나와 있다.

예컨대 시카고 대학교의 한 연구 결과, 수면이 부족한 사람들은 충분한 수면을 취하는 사람들에 비해 단순탄수화물을 더 많이 섭취한다. 연구진은 20대의 건강한 남성 12명을 연구했는데, 연구 결과 그들은 밤에 4시간밖에 못 잘 경우 과일과 야채, 유제품보다는 사탕이나 쿠키, 케이크를 더 선호하는 것으로 나타났다.

《내과 연보Annals of Internal Medicine》에 실린 이 연구를 시행하는 동안 연구진은, 수면을 통해 조절되며 식욕에 관여하는 두 가지 호르몬, 즉 렙틴과 그렐린을 관찰하기도 했다. 앞서 논의했듯이, 렙틴과 그렐린은 허기와 포만감을 통제한다. 그렐린 수치가 높아지면 뇌에게 당신이 배가 고프다는 신호를 보내고, 렙틴 수치가 높아지면 뇌에게 당신이 포만감을 느낀다는 신호를 보낸다. 연구자들은 연구에 앞서, 이틀 밤 연속으로 매일 4시간만 수면을 취한 이후와 이틀 밤 연속으로 매일 10시간 수면을 취한 이후에 렙틴 및 그렐린 수치를 측정했다. 4시간만 잔 경우, 더 오랜 시간 잠을 잤던 경우와 비교하여 그렐린의 수치가 71퍼센트나 상승했다. 그래서 사람들이 허기를 더 느끼고 단순탄수화물을 섭취하고 싶은 욕구를 더 느낀 것이다. 앞선 장에서 설명했듯이 단순탄수화물을 섭취하면 혈당치가 급상승했다가 뚝 떨어지는데, 이런 현상이 활력을 약화시키고 피로감을 유발한다.

《미국 임상 영양 저널American Journal of Clinical Nutrition》에 발표된 한 연구에서, 연구진은 사람들에게 2주 동안 매일 5시간 30분을 자게 한 다음, 무작위로 선정한 2주 동안에는 매일 8시간 30분을 자게 했다. 그 다음에 연구진은 실험 참여자들이 수면 실험실에 머무는 동안 간식을 얼마나 많이 먹는지 측정했다. 참여자들은 8시간 30분을 잤을 때보다 5시간 30분만을 잤을 때, 탄수화물 수치가 높은 간식을 평균 221칼로리 더 많이 섭취했다.

이러한 패턴은 수면 실험에서뿐만 아니라 현실에서도 나타나고 있다. 2009년 수면에 관해 실시한 미국의 설문에 따르면, 수면장애를 겪고 있는 사람들은 그날을 버텨 낼 수 있게 해 주는 감자칩 같은 단음식과 단순탄수화물을 섭취할 확률이 거의 2배나 되었다. 그들은 또한 아침이나 점심, 저녁 식사를 건너뛸 가능성이 훨씬 높았다. 그러면 혈당치가 급변하게 되면서, 뇌 기능에 악영향을 끼치고 늦은 시간에 영양분이 열악한 음식을 빈번히 찾게 된다.

수면이 부족하면 과일이나 야채, 전곡보다는 설탕이 든 인스턴트 음식을 더 많이 먹게 된다. 수면 부족은 또한 대체로 더 많은 칼로리를 섭취하게 하여 체중 증가와 비만의 위험을 높인다. 케이스 웨스턴 대학교의 연구진은 16년 동안 여성 68,183명의 수면 습관과 체중의 변동을 추적했다. 연구진은 여성들을 세 범주, 즉 밤에 취하는 수면 시간이 7시간인 여성들, 6시간인 여성들, 그리고 5시간 이하인 여성들로 나눴다. 연구 결과, 수면 시간이 5시간 이하인 여성들은 시간이 흐르면서 체중이 가장 많이 늘어났고, 비만이 될 가능성 또한 가장 높았다. 밤에 6시간밖에 못 자는 여성들은 7시간 자는 여성들보다 과체중이 될 확률이 더 높았다.

다른 많은 연구들도 수면 부족과 체중 증가, 혹은 비만 사이의 연관성을 지적한다. 예컨대 워릭 대학교의 연구진은 28,000명이 넘는 아이들과 15,000명이 넘는 성인들로부터 얻은 자료를 검토했다. 그 결과, 수면 부족이 성인과 아이들의 비만 위험성을 두 배 증가시킨 것으로 나타났다. 스탠퍼드 대학교의 연구진이 시행했던 또 다른 연구 결과, 수면이 부족한 사람들은 체질량지수가 높은 것으로 나타났다.

또한 스탠퍼드 대학교의 연구 결과에 의하면, 수면이 부족한 사람들은 렙틴 수치가 낮고 그렐린 수치가 높았다. 연구진은 1,000명을 조사하여 수면 습관을 확인하고 시험 전날 밤 수면 시간, 렙틴 및 그렐린 수치 등을 조사 · 측정했다. 그 결과, 연구진은 야간 수면 시간이 지속적으로 5시간 이하인 사람들은 (식욕을 자극하는) 그렐린 수치가 평균적으로 14.9퍼센트 높고, (뇌에 포만감을 전하는) 렙틴 수치가 15.5퍼센트 낮다는 사실을 밝혀냈다. 이 연구 결과는 충분한 수면을 취하지 않으면 허기를 더 느끼고, 음식을 아무리 많이 먹더라도 포만감을 느끼지 못한다는 것을 보여준다. 즉 당신이 이런 상태라면 더 많이 먹을 테고 그로 인해 살이 찔 수밖에 없을 것이다.

행동 지침
체중을 줄이고 싶으면
수면 시간을 늘리기 바란다.

그럼, 수면 기피는 살이 찌는 원인이고 충분한 수면은 체중 감량에 도움이 될까? 여성 잡지 《글래머Glamour》의 편집자들은 이러한 생각을 비과학적이만 흥미로운 테스트에 적용해 보기로 결정했다. 그들은 여성 독자 7명을 모집하고서 그들에게 한 가지 단순한 과제를 주었다. 그 과제란 10주 동안 매일 밤 최소

7시간 30분을 자는 것이었다. 그 조건 외에는 음식이나 운동 생활을 크게 바꾸면 안 된다고 지시했다. 결과는 놀라웠다. 여성 7명 모두의 체중이 준 것이다. 그들은 2.7킬로그램에서 6.8킬로그램에 걸쳐, 믿기 힘들 정도로 체중이 줄었다.

윤이 나는 피부를 원하면 잠을 더 자라

우리는 종종 '미인은 잠꾸러기'라는 말을 한다. 이 말보다 더 정확한 표현은 없다. 충분한 수면은 주름 제거 크림, 보습제, 여드름 치료제, 노화 방지 세럼 등 화장대에 가득한 어떤 피부 개선제들보다 피부에 훨씬 더 좋다. 수면을 적당히 취할 때 당신의 피부는 더 젊고 더 매끄러워질 수 있고, 생기를 더 찾을 수 있다. 수면 시간을 줄이려고 애쓰면 당신의 피부는 일찍 노화할 것이고, 눈 밑에는 다크서클이 생기고, 얼굴에는 여드름이 생길 수도 있다. 충분한 수면이 피부에 주는 이점은 다음과 같다.

피부의 생기를 되찾아 준다 세포 재생은 늙어 소멸된 세포가 생기 있는 새 세포로 대체되는 과정이다. 이 과정은 체내에서 항상 일어나지만, 밤에 더 빠르게 일어나기 때문에 잠자고 있는 동안 새로운 피부세포들이 다른 어느 때보다도 더 많이 생성된다. 우리가 늙어 감에 따라 세포 대체 과정은 느려진다. 때문에 나이가 들어 가면서 피부가 야위고 처지는 걸 지연시키는 데 수면의 역할이 훨씬 더 중요해진다.

> **행동 지침**
> 피부가 밤에 회복할 시간을 충분히 주라.

피부 손상을 치유한다 당신의 피부는 매일 해로운 태양 자외선, 간접흡연, 그 외 조기 노화와 손상을 일으키는 환경 오염물질 등의 요인들에 시달린다. 잠자는 동안 당신의 피부는 일상적인 손상으로부터 자연적으로 치유된다.

여드름 예방 잠자는 사이에 뇌는, 피부에 있는 여러 분비 기관에서 피지나 기름을 생성하도록 자극하는 안드로겐을 비롯한 체내 호르몬들을 조절한다. 호르몬이 균형을 유지해야, 피지의 생성이 잘 조절되어 맑고 매끄러운 피부가 유지된다. 호르몬 불균형은 여드름의 원인인 피지를 많이 생성할 수 있다.

수면이 부족하면 집중력과 의지력이 상실된다

밤에 7시간 이상을 못 자는 사람들은 전전두엽, 그리고 기억력과 학습에 관여하는 측두엽의 활동성이 떨어진다. 그 결과 주의력, 학습 및 문제 해결 능력, 중요한 정보를 기억하는 능력이 약화된다. 새로운 춤동작을 익히거나, 새로운 스포츠를 배우거나, 뇌 건강에 좋은 음식 요리법을 배우거나, 약을 복용하는 걸 잊지 않기 위해 당신에게 꼭 필요한 기술들이 있다. 이 기술들은 모두 앞서 얘기한 목적을 위해 매우 중요하다. 이 점을 생각해 볼 때, 수면이 부족한 사람들이 건강한 몸을 유지하려 애를 쓰는 게 결코 놀랄 일은 아니다.

> **행동 지침**
> 일주일 7일간의 규칙적인
> 수면 시간을 지켜서
> 의지력을 키우라.

운동 능력을 최대한 발휘하려면 잠자리에 들라

수면 부족이 운동 능력을 방해하는 것은 놀랄 일이 아니다. 잠을 제대로 못 잔 상태에서 운동이나 스포츠를 해 본 사람이라면 코트나 경기장이나 체육관에서 최선을 다하기가 아주 힘들다는 것을 알 것이다.

연구 결과에 의하면, 수면 부족이 운동신경의 기능을 손상시킨다. 그 결과 협응력이 떨어지고, 헛스윙을 하거나, 골프 코스에서는 엉뚱한 방향으로 미스 샷을 날릴 가능성이 커진다. 반응시간이 느려지기 때문에 당신은 공을 재빨리 잡지도 못할 것이다. 수면 부족으로 인해 인지 기능이 감소하면, 코트에 들어서 최선의 결정을 내리지 못할 수도 있고, 댄스 강좌에서 전 주에 배웠던 춤 동작을 기억하지 못할 수도 있다. 또한 수면 부족은 포도당 대사에 부정적인 영향을 끼칠 수 있기 때문에, 피로감을 더 빨리 느끼게 된다.

반면, 밤에 충분한 수면을 취하면 경기력이 향상될 수 있다. 이는 스탠퍼드 대학교의 남자 농구 선수 6명을 대상으로 수면 습관과 경기력 사이의 관계를 검토했던 스탠퍼드 대학교의 연구자들이 밝힌 결과이다. 연구자들은 이 실험 참여자들의 자유투 및 3점슛 성공률과 함께 단거리 전력 질주 시간을 측정했다. 첫 2주 동안, 이 대학생 농구 선수들은 일정한 수면 습관을 유지했다. 그리고 다음 2주 동안, 최대한 더 많은 시간 동안 수면을 취하라는 지시를 추가적으로 받았다. 더 오랜 시간 수면을 취한 기간 이후 측정을 다시 해

> **행동 지침**
> 빨리 잠에 빠져들고 싶다면, 잠자리에 들기 바로 전에는 운동이나 스포츠 활동을 하지 말기 바란다.

보니, 선수들은 더 빨리 달렸고, 더 정확하게 슈팅을 했다. 평균 단거리 전력 질주 기록은 1초 단축되었고, 자유투 성공률은 약 10퍼센트 올라갔으며, 3점슛 성공률은 10퍼센트 이상이나 올라갔다. 추가적인 수면은 보너스로 경기력 향상을 제공했다. 실험에 참여한 선수들은 더 큰 활력을 얻었다고 보고했다.

스탠퍼드 대학교의 남녀 수영 팀 소속 학생들을 대상으로 한 후속 연구는 유사한 경기력 향상을 보여 주었다. 그들은 2주간 더 오랜 시간 수면을 취한 이후에 수영 속도와 출발 신호에 대한 반응이 더 빨라졌고, 턴을 하는 시간이 줄었고, 킥과 스트로크 동작이 늘어났다.

수면은 NBA의 MVP선수로부터 주말에 골프 치는 사람, 사교 모임의 소프트볼 선수에 이르기까지 모든 수준의 운동선수들에게 각기 다양한 이점들을 제공했다. 하버드 의대에서 시행한 연구 결과, NBA 팀의 공격 플레이 방법을 배우든, 아니면 칩샷*을 하는 방법이나 야구 방망이를 휘두르는 방법을 배우든, 최초의 연습 이후 당신이 잠자는 동안에 뇌는 계속해서 학습을 한다. 이것은 수면이 당신을 더 뛰어난 선수로 만들어 줄 수 있다는 것을 의미한다.

수면 부족은 기분을 저하시킨다

2007년에 미국 수면 위원회Better Sleep Council가 실행한 한 조사 결과에 의하면, 노동자 중 44퍼센트가 수면이 부족할 때 기분이 불쾌하거나 불친

---

* 골프에서 공을 낮고 짧게 쳐 올리는 기술

절한 태도를 보일 가능성이 높다는 사실을 인정했다. 수면 부족 때문에 피로를 겪는 사람들은 보통 화를 내기 쉽고, 많은 일을 하기에는 활력이 부족한 경향을 보

행동 지침
수면을 인생에서 2차적인 것이 아닌 최우선적인 것으로 삼으라.

인다. 소파에 앉아 TV를 시청하거나 잡지를 뒤적이는 것 정도가 잠을 제대로 못 잔 다음 날에 발휘할 수 있는 활력의 전부일 것이다. 여러 연구 결과에 의하면 수면 부족으로 인해 의욕이 상실되면 가족 행사나 직장 내 행사를 비롯해 여러 레크리에이션 활동을 거르게 될 가능성이 높다. 사회적 관계는 뇌를 젊게 유지시키는 데 도움이 된다. 때문에 피로해서 사교 모임과 행사에 참여할 기회를 놓치는 것은 기분을 축 저지게 하거나 뇌를 빠르게 노화시킬 수 있다. 사회적 관계와 유대 관계가 부족하면, 뇌의 노화 과정이 촉진될 수 있다는 점에서 이는 특히 노인들에게 곤란한 문제이다.

또한 수면이 부족하면 운동을 기피하게 되고, 중요한 사람들과 친밀해지는 데도 어려움이 따른다. 그 결과 뇌와 몸에서 기분을 고양시키는, '기분 좋게 하는' 화학물질이 줄어들 수 있다. 기분이 좋아지려면 수면 습관을 개선하기 바란다.

수면 부족은 건강에 해롭다

수면 부족은 당신이 생각하는 것보다 훨씬 많은 면에서 건강에 악영향을 끼칠 수 있다. 수면 부족은 심지어 어린아이들의 성장을 방해할 수도 있다. 뇌에서 생성되는 성장호르몬은 일반적으로 잠자는 동안에 생성된

다. 어린아이들이 충분히 잠을 자지 않으면 성장에 연료를 공급하는 호르몬을 충분히 생성하지 못할 수도 있는 것이다. 만성적인 수면 부족은 신체적, 정신적 건강을 위험에 빠뜨리는 뇌 관련 질환 및 장애뿐만 아니라 여러 가지 나쁜 생활 습관과도 관련이 있다.

나쁜 생활 습관 충분히 수면을 취하지 못하면 카페인이 든 음료를 더 많이 마시고, 담배를 더 많이 피우고, 운동을 덜 하고 알코올을 더 많이 마시는 경향이 있다. 여러 연구 결과, 수면이 부족한 청소년들은 충분히 수면을 취한 청소년들에 비해 알코올 섭취가 많고 흡연 비율이 높고, 그 외 약물을 남용할 가능성이 높은 것으로 나타났다.

제2형당뇨병 수면 부족은 우리를 이 심각한 질환의 위험에 빠뜨릴 수도 있다. 건강한 지원자들을 대상으로 한 수면 연구에서 수면 시간이 5.5시간에 불과한 사람들은 단 2주 후에, 당뇨병의 두 가지 전조인 인슐린 저항성과 당뇨병의 전 단계인 내당능耐糖能 장애를 일으켰다.

우울증 많은 과학적인 연구 결과, 수면 부족이 정서장애 및 우울증과 밀접한 연관성이 있다는 것으로 나타났다. 《수면Sleep》이라는 잡지에 발표된 한 연구 결과에 의하면, 수면장애는 우울증의 초기 징후이다. 때문에 수면장애를 치료하면 우울증이 발달하는 것을 예방할 수도 있다. 우울증을 앓고 있는 7세에서 11세 사이의 아이들을 연구한 로마 대학교 연구진의 유사한 연구 결과, 그 아이들 중 82퍼센트가 수면장애를 겪고 있는 것으로 보고되었다. 또 다른 연구 결과, 청소년들의 불면증은 후년에 생기는 우울증의 중요한 위험 요인인 것으로 나타났다. 노년층의 수면 부족은 한바탕의 우울증으로 이어질 수 있다.

불안장애 연구 결과에 의하면 만성적인 수면장애는 쉽게 불안장애로 발달할 수 있다.

ADD 수면장애는 ADD를 가진 아이들과 성인들에게서 매우 흔하게 나타난다. ADD를 앓고 있는 많은 사람들은 그렇지 않은 사람들에 비해 잠드는 데 어려움을 겪고, 원기를 회복시켜 주는 렘Rapid Eye Movement, REM수면 시간이 짧은 편이며, 수면 시간이 전반적으로 적다. 밤에 잠을 이루지 못하면 ADD 증상이 악화되는 경향도 있다.

알츠하이머병 연구 결과, 수면성무호흡증이 있는 사람들은 알츠하이머병에 걸릴 확률이 높고, 수면성무호흡증은 치매 증상이 있는 사람들의 인지력 손상을 악화시

> **행동 지침**
> 수면성무호흡증은
> 즉시 치료하라.

킬 수 있다. 수면성무호흡증을 앓고 있는 사람들은 치료 후 인지 기능이 향상되는 것으로 나타났다.

파킨슨병 《신경학》에 실린 한 연구에 의하면, 렘 수면 행동장애REM sleep Behavior Disorder로 인해 잠자는 동안 몸부림을 치는 사람들은 파킨슨병에 걸릴 위험성이 높다.

뇌졸중 수면성무호흡증은 뇌졸중의 위험성을 크게 증가시킨다.

정신병 수면 부족 때문에 정신병에 걸릴 수도 있다. 나는 모하비 사막의 포트 어윈Fort Irwin에서 지역사회 정신 보건장으로 있을 때 이 사실을 알게 되었다. 포트 어윈은 병사들에게 사막전을 가르치는 국립훈련센터 National Training Center를 갖추고 있었다. 군인들은 기동 훈련 중 며칠간을 거의 잠을 자지 않는다. 결과적으로, 잇따라 3일 동안 잠을 자지 않은 이후에 많은 군인들이 환청을 듣고 피해망상에 시달리기 시작했다.

얼마 전, 숙부가 기억력장애를 일으키기 시작했다. 숙부는 차를 주차해 둔 장소를 기억해 내지 못했고, 사람들의 이름을 쉽게 잊고는 했다. 가족 전부가 숙부를 진정으로 걱정했다. 결국 숙부는 의사를 찾아갔는데, 알츠하이머병 진단을 받고 돌아왔다. 숙부는 망연자실했다. 숙부의 뇌 SPECT 스캔 영상을 확인해 보니, 뇌의 뒷부분 절반의 활동성이 심각한 수준으로 줄어들어 있었다. 심각한 기억력장애와 일치하는 결과였다. 그뿐만 아니라 이는 심각한 수면성무호흡증에서 보이는 것과도 일치하는 결과였다. 결국 검사를 받자마자, 숙부는 심각한 수면성무호흡증 진단을 받았다. 하지만 치료를 받자 숙부의 인지 능력은 크게 향상되었다. 이 사례는 수면 장애 치료가 뇌 건강에 얼마나 중요한지를 잘 보여 준다. 하지만 수면 부족을 겪고 있는 사람들의 대부분은 의학적 도움을 무시하고 만다. 그들은 수면장애를 의학적인 문제로 보지 않고, 그냥 그 장애를 안고 살아가는 쪽을 택한다. 그런 선택은 생명을 위협하는 중대한 실수가 될 수도 있다.

수면 부족의 위험한 결과

수면 부족은 반응속도를 떨어뜨리고, 판단력을 흐리게 하며, 시력에 악영향을 미친다. 또한 정보 처리 능력을 떨어뜨리고 공격적인 행동을 부추긴다. 수면 부족이 일으킬 수 있는 이러한 모든 문제는 고속도로의 위험 요소로 작용한다.

미국 연방 고속도로 안전 관리국(NHTSA)에 따르면 졸음과 피로로 인해 매년 100,000건 이상의 교통사고가 일어나며, 상해자가 40,000명, 사망자가 평균 1,550명 발생한다. 미국수면재단National Sleep Foundation은 그 숫자가 훨씬 더 많을 것이라고 추정한다. 즉 매년 상해자는 71,000명, 사망자는 5,500명 이상일 것이라는 얘기다. NHTSA의 통계 결과가 낮은 한 가지 이유는 피로가 충돌 사고 유발 요인으로 보고되는 경우가 너무 적기 때문이다. 보고된 피로 관련 충돌 사고들의 반 이상에서 운전자는 젊은이들이었다.

매일, 수백만의 사람들이 졸음을 떨쳐내지 못한 채 길을 나선다. 2009년 수면에 관한 미국의 설문 조사에서 응답자들 중 반 이상이 작년에 졸면서 운전을 해 봤다고 보고했고, 28퍼센트가 꾸벅꾸벅 졸거나 잠에 빠져들면서 운전을 해 봤다고 시인했다. 야간 근무자들, 치료받지 않은 수면성무호흡증 환자들, 그리고

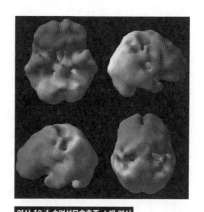

영상 10-1 수면성무호흡증 스캔 영상
두정엽과 측두엽의 활동이 감소한 것으로 나타났다.

16세에서 29세 사이의 젊은이들, 특히 젊은 남자들은 졸면서 운전을 할 가능성이 유독 높았다. 또한 비행기, 기차, 보트 등의 충돌 사고―일부는 사망 사고인―가 많이 일어나는데, 이런 사고들에서도 피로가 큰 요인이었다.

수면 부족의 원인은 무엇인가?

내가 참석했던 24~27개에 이르는 학회의 열띤 분위기 속에서 나는 간단한 질문을 던졌다.

"수면장애에 시달리지 않으려면 어떻게 해야 할까요?"

얼핏 생각해 보아도, 수백만 명의 미국인이 밤에 숙면을 취하지 못하는 이유는 수없이 많을 것이다. 다음은 수면장애를 일으킬 수 있는 많은 요인들 중 일부의 리스트다.

- 약물: 천식 치료제, 항히스타민제, 기침 약, 항경련제 등을 비롯한 수면을 방해하는 많은 약물들.
- 카페인: 커피, 차, 초콜릿, 특정한 약초, 의약품 등에 함유되어 있는 과량의 카페인은 수면을 방해할 수 있다. 특히 늦은 오후나 밤에 섭취할 때 그렇다.
- 알코올, 니코틴, 마리화나: 이 합성물들을 섭취할 경우 특정한 사람들에게 처음에는 잠을 유도할 테지만, 그 성분이 점차 사라지면서 역효과를 드러낸다. 그리고 바로 그런 이유 때문에 잠이 든 이후 몇 시간이 지난 뒤에는 깨어날 수도 있다.

- 하지불안 증후군: 밤중에 다리를 홱 움직이거나 페달을 밟는 듯한 동작으로, 이 증후군을 가진 본인은 물론이고 한 침대를 쓰는 배우자도 미칠 지경이 되고 말 것이다.

- 여성이 겪는 문제: 수면 주기를 방해할 수 있는 호르몬 수치의 변동을 일으키는 임신, 월경전증후군, 폐경기장애, 폐경전후증후군이 있다.

- 갑상선 질환

- 울혈성 심부전

- 만성 통증 질환

- 치료를 하지 않았거나 치료가 불충분했던, 강박장애나 우울증이나 불안장애와 같은 정신질환

- 알츠하이머병: 치매 환자들은 밤에 '환각'을 체험하거나 활기를 띠면서 이리저리 배회한다.

- 역류와 같은 만성 위장장애

- 남성이 겪는 장애: 양성전립선비대증으로 인해 밤에 자주 화장실에 가야 하는 남자들이 있다.

- 코골이: 코 고는 소리가 너무 크면, 그 소리 때문에 당신이나 배우자, 심지어 집안의 모든 사람들이 깨어날 수도 있다.

- 수면성무호흡증: 이 증상이 있을 경우 밤새 여러 차례 짧은 순간 동안 숨을 멈출 수 있다. 이 때문에 편안히 잠을 잘 수가 없고, 낮에는 하루 종일 활기 없이 부주의하게 보내며 건망증에 시

> **행동 지침**
> 자신의 삶에서
> 밤새 뒤척이게 만드는
> 요인들이 무엇인지
> 살펴보기 바란다.

달린다.

- 교대 근무: 간호사, 소방관, 보안요원, 고객 서비스 상담원, 트럭 운전자, 항공기 조종사, 그외 밤에 일하고 낮에 잠을 자는 직업을 가진 사람들이 많다. 이들은 설사 수면장애를 겪지 않더라도 다음 교대를 위해 잠을 자려고 애를 써야 할 수도 있다. 교대근무자들은 특히 불규칙한 수면 패턴에 노출되기 쉬우며, 그처럼 불규칙한 수면 습관은 과도한 수면, 생산성 저하, 과민성, 정서장애 등으로 이어질 수 있다.

- 스트레스가 많은 사건: 사랑하는 사람의 사망, 이혼, 마감을 앞둔 중요한 일, 혹은 코 앞에 닥친 시험은 일시적인 불면증을 일으킬 수 있다.

- 시차증: 표준시간대를 횡단하는 해외 여행은 수면 주기를 망친다.

수면 부족의 위험에 처해 있는 사람들

수면장애에 면역이 된 사람은 아무도 없다. 수면장애는 어느 때든 누구에게나 영향을 미칠 수 있다. 2007년 미국정신의학회American Psychiatric Association의 연례회에서 발표된 한 연구에 따르면 성인 79,000명 이상의 수면 습관을 분석한 결과, 아이를 둔 여성의 약 3분의 1이 충분한 수면을 취하지 못하고 있는 것으로 밝혀졌다. 나는 소아정신과 전문의로 많은 장애아들을 진료하면서, 그 아이들의 어머니들이 거의 항상 진이 빠지고 몹시 지쳐 있다는 걸 알게 되었다. 아이들의 뒷바라지에 지나치게 헌신하다 보니, 어머니들은 보통 본인의 욕구에 대해서는 무시하기 마련이다. 나는 어머니들은 스스로를 돌보는 데 좀 더 신경 써야만 하고 그러기 위해 밤에 숙면을 취하는 것부터 시작해야 한다고 생각한다.

아버지들도 사정이 다르지 않다. 앞서 언급한 연구는 기혼 상태인 아버지들 중 약 27퍼센트와 혼자서 아이를 키우는 싱글대디 중 30퍼센트 이상이 충분히 잠을 못 자는 것으로 보고했다.

수면 부족은 10대들 사이에서도 만연하고 있다. 연구자들은 10대에 들어서면서 수면 주기가 변해 밤늦게 잠을 자고 늦게 일어나는 경향이 있다고 밝혔다. 등교 시간이 아침 7시인 10대들은 특히 이런 습관 때문에 일찍 일어나 정신을 차리는 데 애를 먹는다. 1997년의 한 연구 결과, 한 고등학교가 등교 시간을 아침 7시 15분에서 8시 40분으로 늦추자 학생들이 잠을 더 많이 자게 되어 하루 동안 피로감을 덜 느꼈다고 보고했다. 게다가 학생들의 성적이 올랐고 우울한 기분이 줄어들 가능성도 높아졌다. 2009년의 한 연구에서는 등교 시간을 늦추자 10대의 일주일간 수면 시간이 증가했고, 그 지역에서 발생하는 10대 운전자 관련 자동차 사고가 16.5퍼센트나 감소한 것으로 나타났다.

대학생들도 수면장애에 시달리고 있다. 《미국 대학 보건 저널Journal of American College Health》에 발표된 한 연구에 따르면, 대학생들의 33퍼센트가 잠에 빠져드는 데 30분 이상 걸리고, 43퍼센트가 잠자는 중에 한 번 이상 깨어난다고 보고했다.

수면장애는 어린아이뿐만 아니라 노인들에게서도 흔하게 일어난다. 흔히 노인들에게는 잠이 많이 필요하지 않다고 오해하기가 쉽다. 여러 연구 결과에 의하면, 노인들도 다른 연령대의 성인들과 마찬가지로 밤에 7시간에서 8시간의 수면이 필요하다. 하지만 정상적인 노화 과정의 일부로서, 할머니와 할아버지는 더 불안정한 수면을 겪을 가능성이 높다. 나이가 들어 감에 따라 수면 패턴이 변하는 경향이 있으며, 일반적으로 잠에 들고 수면을 계속 취하기가 더 어려워지기 마련이다.

쉽게 잠들어 계속 수면을 유지하는 데 도움이 되는 솔루션

다음은 꿈나라로 떠나 숙면을 취하도록 돕는 열두 가지 방법이다. 우리 모두는 독자적인 개인이며, 따라서 어떤 사람에게 효과가 있는 것이 다른 사람에게는 효과가 없을 수도 있다는 점을 명심하기 바란다. 효과가 있는 것을 찾기 전까지 새로운 기법들을 계속해서 활용해 보라.

1. 주말을 포함해 매일 밤 같은 시간에 잠들고 같은 시간에 일어나는 규칙적 인 수면 스케줄을 유지하라. 전날 밤의 수면 시간에 관계없이 매일 같은 시간에 일어나라.

2. 밤에 수면을 촉진해 줄 만한 것, 즉 야간에 마음을 진정시켜 줄 만한 일상 적인 활동을 찾으라. 온욕溫浴이나 명상이나 안마는 긴장을 푸는 데 도움 을 줄 수 있다.

3. 어떤 사람들은 책을 읽다가 잠드는 걸 좋아한다. 책을 읽을 생각이라면, 액션 스릴러나 공포소설은 반드시 피하라. 그런 책은 잠드는 데 도움을 주지 않는다.

4. 낮잠을 자지 말라. 불면증이 있다면, 낮잠을 자는 것은 당신이 범할 수 있 는 가장 큰 실수들 중 하나이다. 낮에 졸릴 때 낮잠을 자면 밤의 수면 주 기를 망치게 된다.

5. 음향 요법은 마음을 아주 편안하게 만들어 쉽게 잠들게 해 준다. 마음을

진정시키는 자연 소리, 부드러운 음악, 풍경 소리, 혹은 심지어 선풍기 소리에도 귀를 기울여 보기 바란다.

6. 따뜻한 우유, (대용 식품이 아닌 진짜) 바닐라 한 스푼, 스티비아 몇 방울이 든 혼합 음료를 마셔 보라. 이 혼합 음료는 뇌에 세로토닌을 증가시켜 수면을 돕는다.

7. 컴퓨터와 비디오게임기와 휴대폰을 침실에서 치우라. 잠들기 1~2시간 전에는 그 기기를 모두 끄고 '긴장을 푸는 시간'을 가지라.

8. 잠자리에 들기 최소 2, 3시간 전에는 음식을 먹지 말라.

9. 규칙적인 운동은 불면증을 치유하는 데 매우 효과적이다. 하지만 잠자리에 들기 4시간 이내에는 운동을 피하는 게 좋다. 저녁 늦게 하는 격한 운동은 활력을 주기 때문에 잠드는 걸 방해할 수 있다.

10. 늦은 오후나 저녁에는 카페인이 첨가된 음료를 마시지 말라. 또한 초콜릿과 니코틴과 알코올은 특히 밤에 피하라. 알코올은 처음에는 졸음을 유발할 수도 있을 테지만, 결국에는 수면을 방해한다.

11. 만일 한밤중에 잠에서 깨어난다면, 시계를 보지 말라. 시간 체크는 수면 장애를 악화시키는 불안감을 조성할 수 있다.

12. 수면과 성생활만을 위한 침대와 침실을 이용하기 바란다. 성생활은 많은 천연 호르몬을 분비시키고, 근육의 긴장을 풀어 주고, 행복감을 증진시켜 준다. 건강한 성생활을 하는 성인들은 숙면을 취하는 경향이 있다. 잠에 잘 들지 못하거나 깨어나 다시 쉽게 잠들지 못한다면, 일어나 다른 방으로 가라.

숙면에 도움이 되는 자연치료법

의사들은 우리의 수면장애를 치료하기 위해 우리의 기분과 기억력에 놀랄 만큼 큰 영향을 끼칠 수 있는 수면제를 처방하고 있다. 수면제는 또한 모든 연령의 아이들에게 점점 더 많이 처방되고 있는 실정이다. 2007년 《수면》에 실린 한 연구에 의하면, 수면 관련 장애로 전문 의료진을 찾은 아이들의 81퍼센트가 약을 처방받았다. 나는 수면에 대한 근본적인 임상적 조치로 수면제를 처방하지는 않는다. 처음에는 환자들에게 잠자기 전에 카페인이나 알코올이나 스티븐 킹의 소설처럼, 수면을 방해하는 것을 피하도록 권장한다. 나 역시 종종 천연 보조제와 자연치료법을 활용하기도 한다. 다음은 내가 추천하는 몇몇 자연치료법이다.

> **행동 지침**
> 수면제를 먹기에 앞서 (자기) 최면을 걸어 보라. 최면의 효과는 입증되었고, 부작용도 없다.

> **행동 지침**
> 만일 수면장애를 겪고 있다면 수면 일지를 쓰고, 잠자는 시간, 잠에 드는 데 걸리는 시간, 자다가 잠에서 깨어나는 횟수, 아침에 일어나는 시간, 일어나서 드는 기분, 하루 종일 느껴지는 에너지 수준, 낮 동안의 졸음 여부 등을 확인하라. 다음의 수면 일지 한 부를 복사해서 매일 각 항목을 기입하라.

나의 수면 일지
날짜/요일 _____
(아침에 다음의 질문들에 답하라.)
지난밤, 나의 수면 의식: _____
(온욕, 명상, 독서 등등의 일을 열거하라.)

지난밤, 잠자리에 든 시간: _____ pm/am

지난밤, 잠에 빠져드는 데 걸린 시간: _____ 분

지난밤에 깨어난 횟수: _____ 번

깨어 있었던 시간: _____ 분

지난밤, 잠자리에서 일어난 횟수: _____ 번

잠을 방해하는 것들: _____

(잠에 악영향을 끼치는 신체적이거나 정신적이거나, 정서적이거나 환경적인 요인들을 열거하라.)

총 수면 시간: _____ 분

오늘 아침에 일어난 시간: _____ am/pm

깨어나자마자 드는 느낌: __상쾌함 __현기증 __피로감

(밤에 다음의 질문들에 답해라.)

낮 동안, 잠들거나 졸은 횟수: _____ 번

낮잠 신간: _____ 분

낮 동안에 느꼈던 기분: __상쾌함 __현기증 __피로감

카페인 섭취: 양 _____ 시각 _____

복용하는 약물이나 수면제: _____

최면

의대생일 때, 나는 어떤 사람이 최면에 빠지는 모습을 보았다. 그 최면 과정에 완전히 매혹되어, 급기야 나는 한 달 내내 최면술 훈련을 받았다. 침대를 1,200개 보유하고 있던 군 병원인 월터리드육군의료센터에서 수련의로 있을 때, 나는 수면장애가 있어 수면제를 원하던 많은 환자들을 상대해야 했다. 그처럼 시끄러운 거대한 병원에서 사람들이 왜 제대로 잠을 이루기 힘든지 이해하기란 어렵지 않다. 비상 대기를 하고 있던 밤이면 나는 환자들에게 수면제를 주기보다는 최면 치료를 권장했다. 거의 모

든 환자들이 긍정적으로 대답했고 최면은 효과가 있었다. 나는 내 동료 의사들에 비해 수면제 처방을 아주 적게 했다.

최면은 아주 효과가 큰 기법이다. 나는 제 2차 세계대전 영웅이었던 한 노병을 진료한 적이 있다. 그는 유태인들을 독일에서 안전한 곳으로 몰래 빼내는 데 기여한 사람이었다. 말년에 그는 파킨슨병을 앓게 되었고, 밤에 잠들기가 힘들었다. 내가 비상 대기를 하고 있던 밤, 그가 수면제를 원했다. 나는 그에게 수면제 대신 내가 최면을 걸어 보면 어떻겠느냐고 물었다. 그의 동의에 따라 그를 최면 상태로 안내했더니, 떨림 증상이 멈췄다. 파킨슨병의 떨림 증상은 보통 환자가 잠에 빠져들 때에야 멈춘다. 하지만 내가 진료한 노병의 떨림 증상은 그가 실제로 잠에 들기 전에 멈추었다.

다음 날 아침, 내 담당의사인 신경과 전문의 바흐만 자바리Bahman Jabbari에게 그 사실을 말하자, 자바리는 두 눈을 희번덕거리며 마치 세상에서 가장 멍청한 사람이라도 만난 듯 나를 쳐다보았다. 나중에, 나는 최면을 자바리 앞에서 반복하여 시도해 보였고 실제로 효과가 있었다. 자바리는 무척 놀랐다. 이후 우리는 환자가 최면에 빠지는 모습을 촬영하고 최면에 관한 논문을 공동으로 집필했다. 그 논문은 내 최초의 전문 논문들 가운데 하나가 되었다.

최면은 외상후스트레스장애Post-Traumatic Stress Disorder, PTSD를 앓고 있는 사람들의 숙면에도 도움을 줄 수 있다. PTSD를 앓는 사람들은 흔히 수면장애를 겪는다. 이스라엘에서는 환자 15명으로 구성된 한 집단에는 매일 복용하는 수면제를 처방하고, 환자 17명으로 구성된 두 번째 집단에는 일주일에 두 번 최면요법을 시행하는 연구를 실시했다. 2주 후, 최면요법을 받은 집단은 수면에 있어 질적인 호전을 보였다. 최면요법의 효과는 정확히 한 달 후에도 여전히 뚜렷했다. 이 결과로 보아 최면의 효과는 지속적이라는 걸 알 수 있다.

수련의 시절, 나도 한때 수면장애를 겪게 되었다. 내가 맡았던 많은 환자들은 매우 심각한 질환과 싸우고 있었고, 일부는 사망하기까지 했다. 그 정도 수준의 책임감에 대처하기가 나로서는 쉽지 않았다. 나는 환자들에게 닥친 일에 무척 신경을 썼다. 우려스러운 마음이 너무 컸던지 불안감을 느꼈고 밤에 잠을 이루지 못했다. 그때 나는 수면에 도움을 줄 수 있는 자기 최면을 시작했다. 최면이 내 환자들에게 효과가 있으니 내게도 효과가 있을 것이라고 생각했다. 시간이 지나면서 자기 최면에 능숙해져서 1분 이내에 잠들 수 있었다.

밝은빛요법

밝은빛요법은 흔히 '겨울 우울증'으로 더 잘 알려진 계절성 정서장애에 시달리는 사람들의 숙면을 촉진하는 기법이다. 이 질환은 알래스카와 캐나다에서 아주 흔하게 볼 수 있는데, 두 곳의 특정 지역들은 겨울 동안 매일 몇 시간밖에 햇빛이 비치지 않으며, 그렇게 햇빛이 부족하면 수면장애가 일어날 수 있다. 햇빛과 같은 파장을 지닌 강한 빛 앞에 환자를 30분간 앉혀 두는 '밝은빛요법'을 통해 문제가 있는 수면 패턴을 교정할 수 있다. 내 임상 경험상, '밝은빛요법'의 효과는 아침에 가장 크다.

수면 솔루션

수면 방해 요인	수면 개선 요인
뇌 장애	뇌 건강
뇌 외상	뇌 보호에 집중
저혈당	건강한 혈당을 유지하기 위해 최소한의 단백질이 함유된 소량의 음식을 자주 섭취함
카페인	카페인 섭취 금지
나쁜 식습관	영양소가 풍부한 음식 섭취
알코올, 약물 남용	알코올이나 약물로부터 해방
ADD	ADD의 효과적인 치료
특정한 종류의 우울증	슬프거나 불안할 때 일기 작성, 치료
불안장애	긴장 해소를 위한 명상이나 자기최면
부정적인 사고	자동적인 부정적 사고(ANTs)의 근절
알츠하이머병	수면 보조제, 특히 멜라토닌
수면성무호흡증	수면성무호흡증 치료
호르몬 변동	호르몬 균형
갑상선 질환	갑상선 질환 치료
만성적인 통증	운동
만성적인 스트레스	스트레스 해소책
지나친 TV 시청, 비디오게임, 컴퓨터 사용	잠자기 몇 시간 전에는 TV, 비디오 게임기, 또는 컴퓨터 등의 사용 금지. 마음을 진정시켜 주는 음향, 밝은빛요법

CHAPTER 11

스트레스 해소 솔루션

주름을 없애고 면역 체계를 강화하려면 뇌의 긴장을 풀라

스트레스는 사회적으로 수용할 수 있는 종류의 정신질환이다.
— 리처드 칼슨Richard Carlson 박사

마리아는 40대가 되어서야 우리 클리닉을 찾아와 도움을 청했다. 복부 비만에 시달리면서 수년 동안 체중을 줄이려 분투해 오던 그녀는 늘 불행감을 느꼈다. 마리아는 끊임없이 스트레스에 시달리기도 했다. 그녀는 몇 년 전에 뇌졸중으로 쓰러진 어머니의 간호도 맡고 있다. 게다가 마리아의 아들은 이제 막, 몸짓을 섞어 가며 말을 하기 시작한 나이였다. 마리아는 너무나 많은 시간을 가족들을 돌보는 데 할애한 나머지 정작 자신의 건강과 행복에 대해서는 오랫동안 방치해 왔다. 나는 평소 많은 환자들에게 들려주는 말로 마리아와 이야기를 시작했다.

"다른 사람들을 돕기 전에 우선 당신 자신부터 돌봐야 해요."

우선 자신의 안위부터 생각해야만 사랑하는 사람들을 돌볼 만큼 건강할 수 있다. 스트레스 관리 기법을 활용하고 자신의 욕구에 다시 신경 쓴 덕분에 마리아는 복부 비만을 줄일 수 있었고, 어머니와 아들을 훨씬 더

잘 돌볼 수 있게 되었다.

스트레스는 일상생활의 정상적인 한 부분이다. 교통 체증, 중대한 일의 마감을 앞둔 시간, 배우자와의 싸움 등 우리에게 스트레스를 안겨 주는 일은 수없이 많다. 일이 끝나고 스트레스가 해소되면 우리는 안도의 한숨을 내쉴 수 있다. 하지만 만성적인 스트레스의 경우 결코 해소되지 않는다. 가정불화, 경제적 어려움, 건강 문제, 직업 갈등, 학교생활의 문제 등에서 기인하는 만성적인 스트레스는 쉽게 수그러들지 않는다. 그리고 이런 만성적인 스트레스는 굉장히 많은 사람들에게 악영향을 끼치고 있다. 미국 심리학회American Psychological Association가 실시한 최근 여론조사에 의하면 미국인의 80퍼센트나 되는 사람들이 경기 침체 때문에 스트레스를 대단히 많이 받고 있다고 한다. 스트레스는 당신의 뇌와 몸에도 큰 문제를 일으킬 수 있다.

뇌와 몸의 반응

오해하지 말기 바란다. 적당한 수준의 스트레스는 좋을 수도 있다. 스트레스를 받으면 뇌는 당신의 몸에게, 부신에서 생성되는 두 가지 호르몬인 아드레날린(에피네프린)과 코르티솔을 분비하라고 명령한다. 몇 초 내에 심장박동과 호흡이 빨라지고, 이어 혈관을 타고 흐르는 혈액의 속도가 빨라지면서 당신은 경계심을 높일 것이다. 당신은 무엇이든 할 준비를 갖춘다. 예컨대, 강도에게서 도망치거나 방을 가득 채운 동료들 앞에서 연설하거나 시험을 치를 준비 태세를 갖추게 된다.

이 스트레스 호르몬들은 '싸움 또는 도주' 반응의 주요한 화학물질로,

(언젠가 당신에게 닥칠 수도 있는) 앞마당에서 방울뱀을 맞닥뜨리는 것처럼 즉각적인 위협에 직면했을 때 특히 유용하다. 놀랍게도 인간의 뇌는 너무나 발달하여, 스트레스가 많은 사건을 단순히 상상하는 것만으로도 마치 그 일이 실제로 일어나기라도 한 것처럼 지각된 위협에 몸이 반응하게 된다. 실제로 스스로에게 겁을 주어 스트레스 반응을 일으킬 수 있을 정도로 우리의 뇌는 아주 강력한 기관이다.

스트레스 호르몬이 일순간 급증하는 것은 정상적이고 이로운 반응이다. 이 호르몬들은 일을 잘할 수 있도록, 또는 시험을 앞두고 공부를 하도록 동기를 부여하거나, 제시간에 청구 요금을 납부할 수 있게 유도한다. 현대사회에서 문제가 되는 스트레스는 이처럼 짧은 순간에 분비되는 아드레날린이나 코르티솔과는 관련이 없다. 문제는 대다수의 우리에게 있어, 스트레스 반응이 멈추지 않는다는 데 있다. 교통, 청구서, 일, 학교, 가족 갈등, 수면 부족, 건강 문제, 꽉 찬 스케줄 등이 계속해서 우리에게 스트레스를 준다. 스트레스를 받는 이유가 삶에서 생기는 못마땅한 일 때문만은 아니라는 걸 인식해야 한다. 아기를 출산하거나 승진하는 일처럼 행복한 사건조차도 중요한 스트레스 요인일 수 있다. 스트레스를 유발할 수 있는 많은 사건들 중 일부를 정리해 보면 다음과 같다.

스트레스를 유발하는 부정적인 사건들

- 사랑하는 사람의 죽음
- 해고
- 이혼

- 원치 않는 임신

- 유산

- 경제적인 문제

- 소송에 연루

- 건강 문제

- 친척이 병에 걸림

- 병든 가족을 돌보는 일

- 본인이 정신장애가 있거나 정신장애가 있는 사람과의 생활

- 직장에서의 문제

- 학교에서의 문제

스트레스를 유발하는 긍정적인 사건들

- 결혼

- 출산

- 새로운 일의 시작

- 승진

- 새로운 집으로 이사

- 전학

- 대학 진학

- 출간한 책의 베스트셀러 진입

만성적인 스트레스는 뇌에 얼마나 해를 끼칠까

만성적인 스트레스는 뇌로 가는 혈류량을 줄인다. 그 결과, 뇌 기능이 전반적으로 약화되고 뇌가 조기에 노화된다. 학술지 《정신신경내분비학 Psychoneuroendocrinology》에 발표된 일련의 연구들은 스트레스 호르몬, 특히 코르티솔에 장기간 노출되는 것이 다양한 연령 집단에 속한 사람들의 뇌 기능에 미치는 영향을 조사했다. 연구 결과, 코르티솔 수치가 계속 높은 노인들은 기억력 테스트에서 코르티솔 수치가 보통이거나 낮은 노인들보다 나쁜 점수를 얻었다. 코르티솔 수치가 높은 노인들은 또한 기억력과 관련 있는 측두엽의 영역인 해마가 정상보다 14퍼센트나 작았다. 해마는 스트레스 반응 체계의 일부로, 일단 위협이 사라지면 코르티솔의 생성을 멈추라는 신호를 보낸다. 하지만 해마 내 뇌세포의 수가 크게 줄어들면 해마는 더 이상 그런 신호를 보내지 못하고, 그 결과 훨씬 더 많은 코르티솔을 방출하게 된다.

연구진은 코르티솔의 일시적인 급증이 비록 일시적이지만 젊은 성인들의 사고와 기억력에 부정적인 영향을 미친다고 밝혔다. 연구 결과, 어린 아이들과 10대들의 경우, 사회 경제적 지위가 낮은 아이들은 다른 아이들에 비해 평균적인 스트레스 호르몬 수치가 더 높은 것으로 나타났다. 이 연구들에서 밝혀진 사실에 의하면 만성 스트레스가 모든 연령대에 속한 사람들의 뇌 기능을 손상시키는 것으로 보인다.

과도하게 많이 분비되는 코르티솔은 다른 뇌 영역에도 영향을 미친다. 캐나다의 연구자들은 기능성 뇌 영상 연구를 이용해, 스트레스 호르몬에 노출되면 해마뿐 아니라 정서적인 뇌와 전전두엽의 일부인 편도체의 활동도 감소될 수 있다는 사실을 밝혔다. 결과적으로, 만성적인 스트레스는 인지 기능과 정서적 균형 모두에 부정적인 결과를 초래한다.

만성적인 스트레스는 더욱 악화된다. 코르티솔 분비량이 계속해서 과도하게 증가하면 뇌의 예비 능력이 감소하고, 그 결과 스트레스가 미치는 많은 신체적인 효과에 취약해진다. 스트레스가 뇌를 해치면 그로 인해 몸까지 망가지는 것이다.

만성적인 스트레스가 당신을 얼마나 늙어 보이게 할까

눈가나 신체에 주름살이 있거나 턱밑 살이 축 처졌거나 피부가 초췌하다고 해서, 부모 탓으로 돌리지 말라. 최근 연구 결과에 의하면, 유전적인 요인보다는 만성적인 스트레스를 비롯한 환경적인 요인들이 주범일 수 있다. 일란성쌍둥이와 관련한 한 흥미로운 연구에서, 환경적인 요인들로 인해 실제 나이보다 더 나이 들어 보일 수 있는 것으로 밝혀졌다.《성형외과학Plastic and Reconstructive Surgery》지의 웹사이트에 발표된 한 연구에서, 외과 전문의들은 2006년과 2007년에 오하이오 주의 트윈스버그에서 열린 쌍둥이 페스티벌에 참가한 일란성쌍둥이 186쌍의 디지털 사진을 검사했다. 연구에 참여한 의사들은 쌍둥이들의 외모에 근거해서 각자의 나이를 판단해 보았다. 그 결과 스트레스가 많은 사건을 겪은 개인들은 스트레스 없이 생활한 쌍둥이 형제보다 나이가 더 들어 보이는 경향이 있다는 것을 발견했다. 예를 들어 이혼한 쌍둥이들은 결혼 생활을 하고 있거나 독신이거나 심지어 과부나 홀아비인 자기 형제들보다 두 살은 더 들어 보였다. 그 연구의 저자들 중 한 사람은 스트레스를 나이가 더 들어 보이는 쌍둥이들의 공통된 특징 가운데 하나로 들었다.

다른 과학적 증거에 의하면 만성적인 스트레스는 노화의 영향과 유사한 결과를 초래하기 때문에, 스트레스에 시달리면 실제 나이보다 더 늙어 보이고 더 늙은 기분이 들 수 있다. 여성 647명을 대

> **행동 지침**
> 주름살 제거제에 수백 달러를 소비하기 전에, 당신의 피부 문제가 자연적인 노화 과정에 반하는 스트레스 때문일 수도 있다는 점을 생각해 보기 바란다.

상으로 한 연구 결과, 만성적인 스트레스 때문에 생기는 신체적인 변화는 흡연이나 비만의 결과와 유사하며, 그로 인해 실제 나이보다 10살이나 더 늙어 보일 수도 있는 것으로 밝혀졌다. 지각된 스트레스 수치와 염색체 끝에 있는 보호 갓인 텔로미어Telomere* 길이 사이의 관계를 살펴보았다. 이 보호 갓의 길이가 길면 길수록 보호 능력이 더욱더 뛰어나며, 짧으면 짧을수록 보호 능력이 저하된다.

텔로미어는 시간이 흘러 우리가 나이가 들면 자연적으로 줄어들어, 아주 짧아지고 결국 세포의 죽음을 초래한다. 이 연구에서, 지각된 스트레스 수치가 높은 여성들은 스트레스 수치가 낮은 여성들보다 텔로미어가 더 짧았다. 그것은 조기 노화를 암시한다.

그저 거울을 들여다보는 것만으로도 스트레스성 노화의 결과를 볼 수 있을 것이다. 자연적인 노화가 진행되면 피부는 더 젊은 외모를 유지하기 위해 필요한 성분과, 탄력성을 제공해 주는 두 가지 단백질인 콜라겐과

---

* 염색체 팔의 끝에 있는 말단 소립小粒으로, 신체의 노화 진행 상태를 나타내는 중요한 지표로 알려져 있다.

엘라스틴을 잃기 시작한다. 스트레스는 바로 이 콜라겐과 엘라스틴을 조기에 없애 버린다. 그 결과 피부가 축 처지고 주름살이 생긴다. 불행히도 끊임없는 스트레스와 함께 찾아오는 피부 문제는 주름살만이 아니다. 만성적인 스트레스는 호르몬을 농락하기 때문에 나이에 상관없이 여드름을 유발할 수 있다.

만성적인 스트레스로 어떤 병에 걸릴 수 있을까

당신의 몸은 당신이 생각하고 느끼고 행동하는 방식에 반응한다. 이처럼 뇌와 몸의 관계 때문에 스트레스를 느끼면, 몸은 당신에게 뭔가 잘못됐을 상황을 알려 주려고 한다. 예컨대 고혈압이나 위궤양은 사랑하는 사람의 사망처럼, 스트레스가 많은 사건 이후에 종종 발병한다. 만성적인 스트레스로 몸의 면역 체계가 약화되며, 정서적으로 어려운 시기에는 감기, 유행성 독감, 그 외 전염병에 취약해진다. 만성적인 스트레스는 심장병, 고혈압은 물론, 심지어 암과도 연관성이 있다. 지나치게 과도한 스트레스는 정말로 당신을 죽일 수도 있다.

《심리학회보Psychological Bulletin》 2004년 호 중 하나에는 만성적인 스트레스와 면역 체계의 관련성에 관한 과학적인 연구 300여 건을 철저히 검토한 심리학자 팀의 연구 결과가 발표되었다. 그들의 분석에 따르면, 1960년에서 2001년에 이르기까지 18,941명이 실험 대상으로 참여한 연구들은 스트레스가 면역 체계에 변화를 일으킨다는 부정할 수 없는 증거를 보여 주었다. 연구진은 단기간의 스트레스는 면역성을 일시적으로 향상시키지만, 만성적인 스트레스는 면역 체계를 약화시키며 그 경우 사람들은 보통의 병과 심각한 병에 취약해진다는 사실을 발견했다. 특히 노인들과 이미 병을 앓고 있는 사람들은 만성적인 스트레스로 인해 생기는 면역 체계의 변화에 훨씬 더 취약하다.

《면역독성학 저널Journal of Immunotoxicology》에 실린 최근의 한 연구에 의하면, 질병을 퇴치할 수 있는 능력을 해치는 것은 당신이 오늘 느끼고 있는 스트레스만이 아니다. 그 연구가 지적하듯이, 젊은 시절에 만성적인 스트레스에 노출되면 여생에 걸쳐 우울증에 대한 면역 체계가 훨씬 더 약해질 수 있다.

또한 스트레스를 느끼고 있다면 당신은 생각만큼 건강을 잘 챙길 수 없다. 당신은 운동을 하고 싶지도, 영양분이 풍부한 음식을 먹고 싶지도, 의사가 처방해 준 약을 먹고 싶지도 않을 것이다. 알코올이나 담배나 그 외 약물을 남용하는 것은 만성적인 스트레스의 징후일 수도 있다. 이러한 행동들은 원하는 몸을 얻으려는 당신의 목표에 걸림돌이 된다.

스트레스가 어떻게 복부 비만을 키울까

당신의 고용주가 해고 통지서를 건네고 있다. 당신은 10대인 딸과 방금 싸웠다. 당신은 약속에 늦고 말았다. 이런 상황에서 어떻게 반응할까? 초콜릿이나 아이스크림이나 감자 튀김이나 감자칩 (혹은 이 모든 음식)으로 흥분한 신경을 진정시키려 할지도 모른다. 이와 같은 반응에는 과학적인 이유가 있다. 스트레스와 스트레스 호르몬인 코르티솔은 식욕을 자극하고, 비만을 부르는 탄수화물과 단것에 대한 욕구를 증가시킬 수 있다.

《생리학과 행동Physiology & Behavior》에 실린 두 연구에서 연구진은 사람들이 먹으려 고르는 음식과 소비하는 음식 양에 미치는 스트레스의 영향을 조사했다. 그 결과는 충분히 예상 가능했다. 첫 실험 결과, 스트레스 때문에 우리는 포도처럼 건강에 좋은 저지방 음식에서 눈길을 돌리고 초콜릿 같은 고지방 음식을 좋아하게 된다. 두 번째 실험에서는 남녀의 음식소비의 변화를 조사했다. 그 결과 다이어트를 하는 사람들, 특히 여성들은 스트레스를 받을 때 음식을 더 많이 먹을 가능성이 가장 높다는 사실이 밝혀졌다.

여러 동물 연구들은 만성적인 스트레스가 위험한 수준의 체중 증가를 낳을 수 있다고 밝혔다. 조지아 주립 대학교에서 시행된 한 연구에 의하면, 햄스터들은 33일 동안 반복적으로 스트레스에 직면하자 과식하여 체중이 증가했는데, 특히 내장 지방이라고도 알려져 있는 복부 지방의 양이 크게 증가했다. 사람을 서양배 모양보다는 사과모양으로 만들어 버리는 이런 유형의 지방은 주요 장기들을 둘러싸며, 심혈관계 질환과 당뇨병 같은 여러 심각한 질병을 일으킬 수 있기 때문에 가장 해로운 종류의 지방이다.

조지타운 대학교 메디컬 센터의 연구진이 시행했던 또 다른 연구 결과에 의하면 고지방, 고혈당 음식을 섭취하고, 동시에 만성적인 스트레스를 받았던 생쥐는 뉴로펩티드 Y^{Neuropeptide Y, NPY}라고 하는 신경전달물질로 인해 복부 비만이 생기는 것으로 나타났다. 뇌는 복부의 지방조직으로 곧장 NPY를 분비시킨다. 연구진은 생쥐를 차가운 물이나 공격적인 환경에 노출시켜 스트레스 환경을 조성했다. 만성적인 스트레스는 복부 지방에 NPY를 분비하도록 자극했고, 그 결과 단 2주 만에 복부 지방이 50퍼센트나 증가했다. 3개월 후, 생쥐들에게 나타난 신체적 변화는 부풀어 오른 배만이 아니었다. 생쥐들은 고혈압, 염증, 고콜레스테롤, 당불내증 등을 비롯한 신진대사장애와 관련한 증상들을 보였다. 이 연구가 우리에게 보여주는 것은 만성적인 스트레스는 고지방에 혈당 수치가 높은 음식만으로 생길 수 있는 것보다 복부 비만을 훨씬 더 많이, 그리고 더 빠르게 키울 수 있다는 사실이다.

청소년과 10대들도 스트레스로 인해 체중이 증가하기 쉽다.《청소년 건강 저널 Journal of Adolescent Health》에 실린 한 연구에서 청소년 1,011명과 그들의 어머니들로부터 얻은 자료를 조사해 본 결과, 청소년들의 생활에 스트레스 요인이 많으면 많을수록 체중 문제를 겪게 될 가능성이 더욱 높았다.

> **행동 지침**
> 만일 체중을 감량하기 힘들다면, 그 원인이 스트레스가 아닌지 생각해 보기 바란다. 영양분이 풍부한 음식을 섭취하고 운동을 하는 것 외에, 스트레스 관리 기술도 습득하기 바란다.

일상적으로 스트레스를 경험하며 생활할 경우, 그로 인한 연쇄적인 다른 이유들 때문에 체중 문제를 겪을 가능성이 훨씬 높다. 예를 들어 만성적인 스트레스는 일반적으로 수면 부족과 직접적인 관련이 있으며, 수면 부족은 코르티솔 생성을 높이고 식욕 억제 호르몬의 균형을 깨뜨릴 수 있다. 이런 현상은 과식, 설탕이 든 음식에 대한 욕구, 그리고 지방을 더 많이 저장하려는 경향으로 이어진다. 만성적인 스트레스 때문에 피로감과 통증을 느낄 수 있다는 사실은 당신이 그 때문에 운동을 회피하는 경향을 보일 수 있다는 것을 의미한다. 운동을 회피하면 체중계의 눈금이 올라갈 수밖에 없을 것이다. 스트레스가 많은 상황에 놓이면 우리는 대부분 감정을 진정시키기 위해 마음을 편하게 해 주는 음식을 찾는다. 결국 이 모든 요인들로 인해 살과의 전쟁에서 승리하기가 더 어려워진다.

스트레스로 인해 불임이 될 수 있을까?

이미 언급했듯이, 나는 의대 생활 이후로 의학적인 최면에 관심을 가졌다. 정신의학 수련의로 있을 때는 도움을 청하는 많은 환자들과 병원 사람들에게 최면술을 썼다. 그해에 나는 한 간호사가 임신하는 데 도움을 준 적이 있는데, 그때의 경험은 내가 가장 좋아하는 이야기다. 의학적인 최면에 있어 내 명성이 점점 높아지면서, 아주 예쁜 간호사가 나를 찾아왔다. 그녀는 자신이 임신할 수 있도록 도움을 줄 수 있는지 물었다. 나는 그녀의 도움 요청에 흥미를 무척 느꼈다. 그녀는 자신과 자신의 남편이 4년 동안 임신하기 위해 노력해 왔지만 아직 임신하지 못했다고 말했다. 성관계를 가질 때마다 임신이 되지 않을 거라는 생각에 눈물이 났고, 몹시 속상했다. 그녀는 스트레스가 임신을 방해하고 있다는 사실을 깨달았다.

나는 그녀에게 나팔관(난소와 자궁 사이에 있는 관)은 부드러운 근육에 감싸여 있는데, 아마도 스트레스 호르몬이 그 관을 옥죄고 있기 때문에 임신하기가 훨씬 더 힘들어진 것 같다고 설명해 주었다. 나는 아랫배에 정신을 집중하도록 하는 심호흡을 유도하여 그녀를 최면 상태에 빠져들게 했고, 남편과 사랑을 나눈 이후에 들을 수 있도록 최면 테이프를 만들어 주었다. 3개월 후 그녀는 임신에 성공했다.

뇌와 몸의 관계를 치료한 것이 이 부부에게 도움이 되었다는 걸 깨닫고는 정말 기뻤다.

행동 지침
만일 임신하는 데 문제가 있다면, 돈이 많이 드는 불임 치료를 받기 전에 우선 스트레스부터 줄여라.

　　너무 지나치게 스트레스를 받으면 생식능력을 비롯해 신체가 기능하는 방향에 악영향을 미치는 것은 분명한 사실이다. 과학적인 증거가 보여 주듯이, 만성적인 스트레스는 생식기능을 파괴하는 호르몬의 변화를 일으킨다.

　　몸과 피부를 조기에 노화시키는 것과 마찬가지로, 스트레스는 생식기관의 노화 과정을 빠르게 촉진시킨다. 여성들은 자연적인 노화든 스트레스성 노화든 나이를 먹어 가면서 점점 더 임신하기 어려워진다. 여성들만이 스트레스성 불임에 시달리는 것은 아니다. 인도의 연구자들이 밝힌 결과에 의하면 정서적인 스트레스는 정자를 손상시킨다. 스트레스 수치의 상승은 자연적인 임신에 문제를 일으킬 뿐만 아니라 체외수정In Vitro Fertilization, IVF 같은 불임 치료에도 악영향을 미친다.

　　《인간의 생식Human Reproduction》에 발표된 2005년의 한 연구는 생활에서 많은 스트레스를 일으키는 사건이 체외수정 치료에 미치는 영향을 조사했다. 연구자들은 여성 809명에게 불임 치료를 받기 전 12개월 동안, 많은 스트레스를 일으키는 생활 속 부정적인 사건들에 관한 질문지를 완성하라고 요청했다. 치료 후 임신에 성공한 여성들은 임신에 실패한 여성들에 비해 스트레스가 많은 사건을 적게 보고했다. 연구자들은 스트레스가 체외수정의 성공률을 줄일 수 있다고 결론 내렸다.

　　같은 저널에는 스페인 마드리드에 있는 국립 교육 연합 대학교의 교수인 한 심리학자가 낸 논평이 실려 있다. 그 논평에 무척 공감이 간다. 교수는 많은 불임 사례의 원인이 스트레스라고 확신하며, 불임 치료의 첫 번째 과정으로 체외수정 치료와 같이 비용이 많이 들며 공격적인 치료보다는 스트레스 해소를 우선하라고 제안했다. 그의 제안은 옳다. 스트레스 해소법은 부작용을 낳지 않으며, 불임 치료들에 따르는 어떠한 윤리적이거나 종교적인 딜레마에도 연루되지 않는다.

스트레스는 어떻게 정신 건강을 농락할까

만성적인 스트레스는 정서적인 행복을 소진시키며, 몸에 악영향을 줄 수 있는 질환인 불안장애, 우울증, 그리고 알츠하이머병에 걸릴 위험성을 높인다. 스트레스는 정서 중추인 뇌의 변연계를 활성화시킨다. 특정한 종류의 정서적인 외상을 겪었다면, 이를테면 차 사고나 성폭행을 당했다면 당신의 정서 체계는 매우 활성화되어 있을 것이다. 그 결과 당신은 몹시 혼란스럽고 우울한 기분에 사로잡혀 있을 수 있다. 외상을 겪은 후에 어떤 사람들은 스트레스가 결코 사라지지 않는 외상후스트레스장애를 앓는다.

2003년 7월 16일, 33세의 스티븐은 캘리포니아 주의 산타 모니카에 있는 자전거 점포에서 일하고 있었다. 이 자전거 수리공은 점심때 지역 농수산물 직판장을 방문하기로 마음먹었다. 스티븐이 시장에 도착했을 때, 마침 87세의 조지 러셀 웰러가 몰고 있던 1992년형 뷰익 르사브르에 대한 통제력을 잃고, 노천 시장으로 뛰어들었다. 비명과 소동이 이는 소리에 스티븐은 소리가 나는 쪽을 올려다보았다. 순간 자동차가 자신을 향해 곧장 달려드는 광경이 두 눈에 들어왔다. 그 차에 치이고 말 거라는 생각이 뇌리를 스쳤지만, 스티븐은 마지막 순간 다가오는 차를 아슬아슬하게 피해 길 밖으로 뛰어 나갔다.

스티븐은 사망자가 10명, 부상자가 50명이 넘었던 그날 사고에서 운 좋은 사람들 중 한 명이었다. 걸프전 참전 용사였던 그는 군대에서 배웠던 의학 기술들을 동원해 주변에 있던 부상자들의 생명을 구했다. 스티븐의 노력에도 불구하고 한 여성이 그의 품에 안겨 죽었다. 정신적으로 큰 충격을 받았지만 스티븐은 곧장 일터로 복귀했다. 그러나 끔찍한 사고 이후로 몇 달 동안 그는 잠을 잘 수 없었고, 계속해서 몸이 떨렸다.

스티븐을 돕기 위해 우리 연구진은 '안구 운동 민감 소실 및 재처리요법'이라는 치료 요법을 이용했다. 우선 훈련된 치료사가 수평으로, 손을 이쪽저쪽 움직이면 환자는 눈으로 그 움직임을 따라가면서 정서적으로 고통스러운 기억을 떠올린다. 특별한 절차에 따라, 임상의는 환자가 외상적 사건에 대한 부정적인 사고와 반응을 가능한 한 없애도록 돕는다. 단한 번 치료를 받은 후에도 스티븐의 증상은 완화되기 시작했고, 치료 이후 불과 8시간 만에 떨리는 증상이 진정되었으며, 그에 따라 스티븐의 기분은 현저하게 개선되었다.

EMDR은 간단한 것처럼 보여도 스스로 할 수 있는 치료는 결코 아니다. 훈련받은 치료사가 시행하는 게 중요하다.

랜드 연구소Rand Corporation가 2008년의 한 연구에서 밝힌 내용에 의하면, 이라크와 아프가니스탄에서 돌아온 병사 5명 가운데 1명은 외상후스트레스장애나 심각한 우울증 증상을 보였다. 이라크에서 더 많은 미국 병사들이 돌아오기 시작하면서, 우리는 그들 가운데 많은 병사들이 만성적인 스트레스 장애를 겪게 될 거라는 걸 예상할 수 있다.

스트레스의 일반적인 증후 및 증상

- 빈번한 두통이나 편두통
- 이를 악무는 행위나 이갈이
- 말더듬 혹은 어눌한 말투
- 몸 떨림 혹은 입술이나 손 떨림
- 목의 통증, 요통, 혹은 근경련
- 어지러움, 무기력 혹은 현기증
- 빈번한 감기, 감염이나 포진 염증
- 발진, 가려움, 두드러기, 소름 돋음
- 원인 모를, 혹은 빈번한 알레르기
- 속 쓰림
- 위통이나 메스꺼움
- 변비나 설사
- 호흡 곤란이나 숨고르기 곤란
- 갑작스런 공황발작
- 가슴 통증이나 두근거림
- 빈번한 배뇨
- 성욕 감퇴나 빈약한 성생활
- 심한 분노감, 좌절감, 적대감
- 새로운 정보 습득의 어려움
- 건망증, 혼란이나 혼동
- 의사결정의 어려움
- 짓눌리는 기분
- 외로움과 쓸모없다는 느낌
- 외모나 시간엄수에 대한 무관심
- 심한 짜증이나 초조함
- 사소한 골칫거리에 대한 과잉 반응
- 빈번히 일어나는 작은 사고들
- 강박적인 행동
- 일의 효율성 및 생산성 저하
- 조급하게 내뱉는 말이나 중얼거림
- 과도한 자기 방어나 의심
- 사회적 위축이나 고립
- 지속적인 피로감이나 허약함
- 처방전 없이 살 수 있는 약의 남용
- 과도한 흡연
- 과도한 알코올이나 약물 남용

- 지나친 도박이나 충동구매
- 불면증, 악몽이나 불길한 꿈
- 집중력장애, 사고의 폭주
- 종소리, 윙윙거리는 소리, 평하는 소리가 들리는 증상
- 일상적인 신경과민, 꼼지락대거나 발을 떠는 행위
- 손이나 발이 차갑거나 땀이 나는 증상
- 입이 마르는 증상이나 연하장애嚥下障碍
- 과도한 불안, 걱정, 죄책감, 신경과민
- 우울증, 빈번한 감정 변화 혹은 난폭한 감정 변화
- 빈번한 울음이나 자살하고 싶은 생각
- 잦은 홍조와 발한 증상
- 형편없는 일에 대한 거짓말이나 변명
- 의사소통 장애나 타인과의 공유 어려움
- 체중 증가나 다이어트 없이 체중 감량

출처: 미국 스트레스 연구소(The American Institute of Stress)

누가 스트레스에 취약한가?

불행히도 모든 사람들이 만성적인 스트레스에 취약하다. 만성적인 스트레스는 인생의 어느 때든 당신을 공격할 수 있다. 만성적인 스트레스가 당신이나 주변의 누군가를 공격하면 모든 사람들이 고통을 겪는다. '트리클다운 경제 이론Trickle-Down Economic Theory'*에 대해 들어 보았는가? 트리클다운 스트레스 이론도 있다. 사장이 스트레스를 받으면 직장 내 모든

---

* 사회의 최부유층이 더 부유해지면, 더 많은 일자리 창출 등을 통해 그 부가 그 아래층들에게로 확산된다고 보는 이론

사람이 스트레스를 받는다. 당신의 배우자가 스트레스를 받으면 가족 모두가 스트레스를 받는다.

어린 시절에 우리 가족에게도 그런 일이 닥쳤다. 나의 아버지는 동업자와 함께 식료품 체인점을 운영했다. 내가 14세 때, 아버지는 식료품점을 대형 식료품 그룹인 아든 메이페어Arden Mayfair에 팔기로 결심했다. 다른 사람 밑에서 일하기로 한 것은 아버지의 큰 실책이었다. 아버지는 독립심이 강한 분이셨고, 남의 밑에서 일하는 것을 아주 싫어했기 때문에 스트레스를 많이 받았다. 아버지가 괴로워하자 주변 사람들까지 울상이 되었다. 스트레스는 종종 아래로 번진다.

더 좋은 몸을 만들려면 삶에서 오는 스트레스를 해소하라

나는 병원에서 극심한 스트레스를 겪고 있는 환자들을 대단히 많이 상대했다. 그 환자들이 그렇게 극심한 스트레스를 겪은 이유는 대체로 아무도 그들에게 스트레스 관리 기술을 가르쳐 주지 않았기 때문이다. 내가 그들에게 스트레스에 대처하는 보다 좋은 방법을 제시해 주자, 이후 그들은 스트레스에 훨씬 더 잘 대처했다. 다음은 스트레스를 해소하는 데 효과가 있는 16가지 상이한 방법이다. 이 방법을 따르면 피부와 면역성이 좋아지고 몸매가 날씬해질 것이다. 가장 마음에 드는 4~5가지 방법을 고르기 바란다.

1. 규칙적으로 명상하거나 기도하라. 수십 년간의 연구 결과, 명상과 기도가 스트레스를 해소시키고 뇌 기능을 향상시켜 준다고 밝혀졌다. 에이멘

클리닉에서는 키르탄 크리야Kirtan Kriya라는 쿤달리니 요가Kundalini Yoga 형식의 명상에 대한 SPECT 연구를 시행했다. 우리는 11명을 대상으로 우선 명상을 하지 않았던 날에 스캔을 하고, 그 다음 날 명상 상태에서

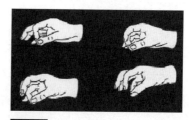

그림 11-1
키르탄 크리야의 손가락 끝 운동

스캔을 했다. 명상을 하는 동안 실험 참여자들은 원시적인 소리로 알려진 다섯 가지 간단한 소리, '사', '타', '나', '마' 소리를 암송했으며 각각의 소리는 다섯 번째 소리로 간주하는 '아아'로 끝마쳤다. '사' 하고 암송하는 동안에 양 엄지손가락과 집게손가락을 마주쳤고, '나'하고 암송하는 동안에 양 엄지손가락과 중지를 마주쳤고, '마' 하고 암송하는 동안에 엄지손가락과 새끼손가락을 마주쳤다. 그렇게 2분 동안 큰소리를 내고, 2분 동안 속삭이고, 4분 동안 조용히 있고, 2분 동안 속삭이고, 다시 2분 동안 큰소리를 내면서 그 소리들과 손가락을 마주치는 동작을 반복했다.

우리는 명상 이후 찍은 뇌 영상 스캔을 보고 왼쪽 두정엽의 활동이 눈에 띄게 감소했음을 알 수 있었다. 이는 시간과 공간에 대한 인식력이 약화됐다는 것을 의미한다. 또한 뇌 영상 스캔은 전전두엽 활동이 현저하게 증가했음을 알려 주었다. 이는 명상이 주의력과 자기 통제력 향상에 도움이 되었다는 걸 의미한다. 우리는 또한 정신성과 관련 있는 영역인 오른쪽 측두엽의 활동이 증가했음을 관찰했다.

펜실베이니아 대학교에 있는 내 친구 앤디 뉴버그도 뇌 SPECT 영상을 이용해 명상에 관한 신경 생물학을 연구했다. 명상은 실험실에서 쉽게 반

복할 수 있는 정신 상태라는 부분적인 이유에서 그 연구를 시행했다. 연구진은 불교의 수도승 9명의 뇌를 명상 전에 스캔하고, 이어 지속적으로 오랫동안 명상을 하는 동안에 스캔했다. 명상 상태로 들어서자, 스캔은 뇌 활동의 뚜렷한 변화를 보여 주었다. 구체적으로 말하면 공간에서 3차원의 방향감각을 산출하는 데 관여하는 뇌 영역의 활동이 감소했다. 물리적인 장소에 대한 감각 상실은 시공간을 넘어서는 영적인 초월감을 이해할 수 있게 해 준다. 또한 연구진은 주의 범위와 사색에 관여하는 전전두엽의 활동이 증가했음을 발견했다. 명상은 주의력과 자기 통제력을 향상시켜 주는 것 같다. 초월적인 명상Transcendental Meditation, TM에 관한 또 하나의 기능적인 뇌 영상 연구 결과에 의하면, 명상이 전측 대상회와 기저핵의 활동을 진정시키며 불안과 걱정을 완화하고 이완을 촉진하는 것으로 나타났다.

명상의 이점은 스트레스를 줄이는 것 말고도 많다. 여러 연구 결과, 명상이 주의와 계획 능력을 향상시켜 주고, 우울증과 불안증을 경감시키고, 졸음을 줄여 주며, 정상적인 노화에 따르는 인지력 저하로부터 뇌를 보호해 준다는 것이 밝혀졌다. UCLA의 연구진들이 시행한 한 연구 결과에 의하면, 명상을 규칙적으로 한 사람들의 경우 해마와 전두엽이 상당히 커진 것으로 나타났다. 명상은 또한 체중 감량에 도움이 되며 근육의 긴장을 줄여 주고 피부를 탄력 있게 해 주는 것으로 밝혀졌다.

많은 사람들은 명상법을 배우려면 수년간 훈련을 해야 한다고 생각하지만 그렇지 않다. 내 친구인 신경과학자 이위엔 탕Yiyuan Tang 박사가 중국에서 시행한 흥미로운 연구에 의하면, 5일 동안 매일 불과 20분간 명상 훈련을 받은 사람들도 스트레스와 관련이 있는 코르티솔이 크게 감소한 것으로 나타났다. 그러니 당신도 명상 훈련에 많은 시간을 바칠 필요는 없다. 임상 현장에서 나는 치료 계획의 필수적인 일환으로 종종 명상을 권한다. 많은 환자들이 매일 몇 분 동안 명상을 한 이후로 안정을 찾았고 스트레스가 완화되었고 보고하고는 한다.

명상의 전반적인 개념상 너무 뉴에이지 성격이 짙어 보인다면, 그저 아무 때나 어느 곳에서나 할 수 있는 것이라는 점에 주목하기 바란다. 당신은 굳이 마룻바닥에 가부좌를 틀고 앉거나 향을 태우는 등, 명상에 관련된 의식에 구애받을 필요는 없다. 직장에 있다면 그저 사무실 문을 닫고 의자에 앉아, 눈을 감고 몇 분간 긴장을 풀 수 있을 것이다. 집에서라면 잠에서 깨어난 후에 침대 맡에 앉아, 2분여 동안 마음을 진정시킬 수 있을 것이다. 간단히 명상에 입문하는 방법으로 다음의 이완 반응법을 시도해 보기 바란다.

이완 반응

명상을 하고 스트레스를 줄이는 가장 단순한 방법들 중 하나는 하버드 의대의 허버트 벤슨Herbert Benson 박사가 개발한 '이완 반응'이라고 하는 기법이다. 나는 당신에게 오늘 10~20분만 시간을 내어 이 기법을 시도해 보길 권한다. 다음은 벤슨 박사의 책『이완 반응The Relaxation Response』에 간략히 서술되어 있는 기법이다.

실행 방법

조용히 편안한 자세로 앉는다.

눈을 감는다.

발에서 시작해 얼굴로 올라가며 모든 근육을 완전히 이완시킨다. 모든 근육의 이완 상태를 계속 유지한다.

코로 호흡한다. 호흡을 느낀다. 숨을 내쉬며 "원One." (혹은 당신이 선택한 다른 이완 단어) 이라고 조용히 스스로에게 말한다. 예를 들어 숨을 들이마시고 내쉬며, "원.", 숨을 들이마시고 내쉬며 "원."

10분에서 20분 동안 이 기법을 계속 시도해 보기 바란다. 눈을 뜨고 시간을 체크해 볼 수도 있을 테지만, 알람은 이용하지 말라. 이 기법을 끝마치면, 몇 분 동안 조용히 앉아 있으라. 처음에는 눈을 감은 채로 있다가 이어 눈을 뜨고 조용히 앉아 있으라.

깊은 수준의 이완에 성공할지에 대해서는 걱정하지 말라. 수동적인 자세를 유지하며 몸이 저절로 이완되게 하라. 머릿속에 혼란스러운 생각들이 떠오르면 그것들에 대해 깊게 생각하지 말고 그냥 무시한 채 다시 '원'이라고 반복해서 말하라. 반복적인 훈련을 통해 아무런 노력이 없어도 이 반응이 나오는 상태에 이르러야 한다. 이 기법을 매일 한두 번씩 연습하라. 하지만 소화 과정이 '이완 반응'의 유도를 방해할 수 있으니 식후 2시간 이내에는 하지 말라.

기도 또한 명상과 마찬가지로 건강과 스트레스 경감에 많은 혜택을 준다. 『치유의 말들Healing Words』의 저자인 래리 도시Larry Dossey와 『믿음의 요인The Faith Factor』의 저자인 데일 매튜스Dale Matthews를 비롯한 많은 의사들은 기도와 그 외 명상적인 상태가 주는 의학적 이점들의 과학적인 증거를 간략히 설명한 책을 썼다. 스트레스 완화, 콜레스테롤 수치 경감, 수면장애 개선, 불안과 우울증 완화, 두통 경감, 근육 이완, 수명 연장 등 기도에는 많은 이점이 있다. 매일 기도하거나 성경을 읽는 사람들은 고혈압에 걸릴 확률이 다른 사람들에 비해 40퍼센트나 낮았다.

1998년 듀크 대학교에서는 신체적인 질병으로 입원한 남녀 577명을 대상으로 연구를 진행했다. 연구 결과, (친구와 종교적 지도자들로부터 정신적인 지지를 구하는 일, 신에 대한 믿음, 기도 등과 같은) 긍정적인 정신적 대처 전략을 사용하는 환자일수록, 우울증 증상의 수준이 낮았고 삶의 질이 높았다. 가족 주치의 269명을 대상으로 시행된 1996년의 한 조사 결과에 의하면, 가족 주치의의 99퍼센트가 기도나 명상이나 기타 정신적이고 종교적인 습관이 의학적 치료에 도움이 된다고 믿었다. 또한 절반이 넘는 의사들이 현재 이완 기법이나 명상 기법을 치료의 일환으로 이용하고 있다고 말했다.

2. 요가 수업을 받으라. 요가는 예로부터 전래되어 오며 인정받고 있는 스트레스 해소법이다. 많은 요가 수업은 긴장감을 풀어 주고 행복감을 심어 주는 정신적 평온, 자기 자각(인식), 현순간의 존재에 대한 집중 등을 고취시킨다. 요가가 고혈압, 고산병, 불안증, 관절염, 천식, 수근관 증후군, 우울증, 간질, 심장병, 폐질환, 약물 남용 등의 문제를 완화시키는 데 도움이 될 수 있으며, 삶의 질을 향상시켜 준다는 사실에는 분명한 과학적 증

거가 있다. 이제 요가가 널리 보급되었기 때문에 모든 연령과 능력 수준에 맞는 요가 수업을 쉽게 찾을 수 있다.

3. 위임하는 법을 배우라. 현대인들은 숨 돌릴 여유도 없이 꽉 찬 스케줄에 자주 시달린다. 일과 학업과 가족의 의무를 충족시키면서 활동 하나를 끝내고 다음 활동으로 재빨리 이어가는 것은 위압적일 수 있다. 심지어 현대사회에서는 바쁜 것이 명예로운 훈장처럼 여겨진다. 아무에게라도 하루 동안 어떤 일을 계획하고 있는지 물어 보기 바란다. 아마도 대부분이 정말 믿을 수 없을 정도로 바쁘다고 대답할 것이다.

"업무 프로젝트를 마쳐야 하고, 저녁 파티를 주관해야 하고, 학교 연극에 나갈 아이들의 복장을 챙겨 줘야 하고, 교회에서 자원봉사를 해야 하고, 독서 클럽에 참석해야 합니다."

이 모든 일을 생각하는 것만으로도 스트레스가 쌓이지 않는가.

하지만 당신은 모든 초대를 받아들일 필요는 없고, 모든 프로젝트를 맡을 필요도 없으며, 모든 활동에 나설 필요 역시 없다. 당신이 배울 수 있는 가장 훌륭한 삶의 기술들 가운데 두 가지는 바로 위임의 기술과 '노'라고 말할 수 있는 능력이다. 우리는 그저 다른 사람들의 기분을 맞춰 주기 위해, 요구 사항을 들어 줄 여력이 되는지 자문해 보지도 않은 채 일을 하겠다고 동의해 버리는 경우가 빈번하다. 많은 사람들이 전전두엽을 통해 요구 사항을 검토해 보지도 않고 '예스'라고 말해 버린다. 어떤 사람이 당신에게 뭔가 해 달라고 부탁할 경우, 가장 좋은 대답은 "생각해 보죠."라고 말하는 것이다. 그러고 나서 시간을 내어 요구 사항이 당신의 스케줄상 가능한 일인지, 당신의 바람과 목표에 부합하는 것인지 검토해 볼 수 있다. 일이 산적해 있다면 위임하라.

4. 늘 감사하라. 만일 뇌 기능이 더 좋아지기를 원한다면 살아가면서 생기는 좋은 일들을 감사히 여기라. 심리학자 노엘 닐슨Noelle Nelson과 나는 사의謝意와 감사에 대해 연구했다. 『감사의 힘The Power of Appreciation』이라는 책을 집필하고 있던 노엘은 뇌 스캔을 두 번 받았다. 첫 번째 스캔 전에는 인생에서 감사히 여겨지는 모든 것들에 대해 30분간 곰곰이 생각했다. '감사한 것들에 대한 숙고'를 한 이후에 스캔을 받은 그녀의 뇌는 매우 건강해 보였다.

그리고 며칠이 지나서 노엘은 인생에서 아주 두려운 것들에 정신을 집중한 후에 뇌 스캔을 받았다. 두려운 것들 중 하나는 기르던 개가 병에 걸려 일을 못 하게 되지 않을까 하는 생각이었다. 노엘은 꼬리에 꼬리를 무는 무서운 생각들을 잇따라 떠올렸다.

"만일 나의 개가 병에 걸리면 나는 집에 머물면서 녀석을 돌봐야 할 테니, 일하러 가지 못할 거야……. 일하러 가지 못하면 일자리를 잃고 말겠지. 일자리를 잃으면 개를 수의사에 데려갈 돈이 충분치 않을 거야. 그러면 결국에 녀석은 죽고 말 거야……. 내 개가 죽으면 나는 심한 우울증에 빠져서 다시는 일자리를 얻지 못할 거야……. 그러면 나는 집을 잃게 될 테고 노숙자가 되겠지."

노엘이 이러한 생각들에 골몰한 이후 그녀의 뇌를 스캔했다. 그녀의 겁먹은 뇌는 감사한 생각에 빠져 있던 건강한 뇌와 전혀 달라 보였다. 뇌의 두 영역에서 활동이 현저히 감소되었다. 노엘의 소뇌는 활동을 완전히 멈춰 버렸다. 소뇌는 걷기나 스포츠 경기 같은 신체의 협응 기능에 관여한다. 또한 새로운 연구가 밝힌 결과에 의하면 컴퓨터 운영 속도와 같은 정보 처리 속도, 그리고 사고의 협응이나 새로운 정보를 빨리 통합할 수 있는 방법에 관여한다. 소뇌의 활동이 저조하면 사람들은 서툴고, 문제를 해결하는 길을 생각해 내는 데 어려움을 겪는 경향이 있다. 또한 정보를 생각하고 처리하는 데 늦고 쉽게 혼란스러워한다.

영향을 받은 다른 뇌 영역은 측두엽, 특히 왼쪽 측두엽이었다. 측두엽은 정서, 기억력, 그리고 기분의 통제에 관여한다. 이 뇌 영역에 문제가 생기면 특정한 종류의 우울증이 생길 수 있다. 그뿐만 아니라 이 뇌 영역의 장애는 어두운 사고, 폭력성, 기억력장애 등과 밀접한 관련성이 있다. 감사한 생각을 떠올렸을 때, 노엘의 뇌 스캔에서는 측두엽이 건강한 모습을 나타냈다. 부정적인 사고들로 겁을 먹었을 때, 그녀의 측두엽은 활동성이 훨씬 감소했다. 부정적인 사고 패턴은 뇌를 부정적인 모습으로 변화시켰다. 감사히 여기는 습관은 말 그대로 감사히 여길 일이 있는 뇌를 갖게 도와준다.

펜실베이니아 대학교 '긍정 심리학 센터'의 책임자인 마틴 셀리그먼 Martin Seligman 박사는 인생에서 생기는 좋은 일들에 정신을 집중하면 처한 환경과 무관하게 더 행복해질 수 있다고 말했다. 셀리그먼 박사는 '행복은 좋은 유전자의 결과가 아니며 오히려 배양될 수 있다'는 이론에 기초한 '긍정 심리학'이라는 흥미로운 개념을 진전시켰다. 그가 자신의 책 『완전한 행복Authentic Happiness』에서 썼듯이, 매일 감사를 표하는 일은 기쁨과

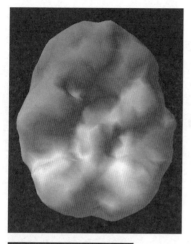

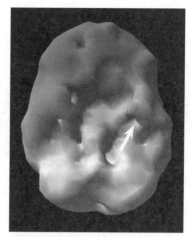

영상 11-1 감사한 생각을 하고 있는 뇌

영상 11-2 혐오스런 생각을 하고 있는 뇌

나쁜 생각들을 했을 때, 왼쪽 측두엽 아래쪽의 활동이 감소한 점을 주목하기 바란다. (화살표)

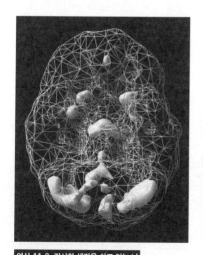

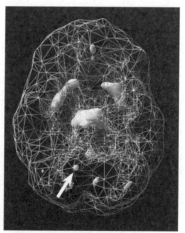

영상 11-3 감사한 생각을 하고 있는 뇌

영상 11-4 혐오스런 생각을 하고 있는 뇌

나쁜 생각들을 했을 때, 소뇌의 활동이 뚜렷하게 감소한 점을 주목하기 바란다. (화살표)

행복감과 생활의 만족감을 높이는 길로 통하는 열쇠 가운데 하나이다.

당장에 시도할 수 있는 감사 훈련이 있다. 매일 감사히 여길 만한 다섯 가지 일들을 기록하는 것이다. 제공된 형식을 이용하거나 그것을 한 부 복사하거나 메모지를 이용하여 당신이 감사히 여길 만한 일들을 기록하는 것은 내용을 뇌에 각인시키는 데 도움이 된다. 내 경험상 우울증에 걸린 환자들은 매일 이렇게 감사히 여길 만한 일들을 기록할 경우, 실제로 항우울제에 덜 의존한다. 또한 다른 연구자들이 밝힌 결과에 의하면, 규칙적으로 감사를 표하는 사람들은 더 건강하고 더 낙관적인 성향을 보였고, 목표를 향해 더 큰 진전을 보였다. 또한 더 큰 행복감을 느꼈고 다른 사람들에게 도움을 더 많이 주었다. 규칙적으로 감사를 표하는 의사들은 실제로 환자들을 더 정확히 진단할 수 있다.

오늘 내가 감사히 여기는 일들

1. _____
2. _____
3. _____
4. _____
5. _____

5. 충분한 수면을 취하라. 충분한 수면은 스트레스를 물리칠 수 있는 능력을 향상시킨다. 수면이 뇌에 도움이 되는 많은 점들을 살펴보려면 10장을 읽어 보기 바란다.

6. 움직이라. 신체적 활동은 매우 효과가 있는 스트레스 완화제이다. 왜 운동이 당신이 뇌를 위해서 할 수 있는 가장 중요한 일인지에 관해 더 많이 알고 싶다면 5장을 읽기 바란다.

7. 정신만을 이용해 손을 따뜻하게 하는 법을 배우라. 보다 자세한 정보를 원하면 8장 '심장 솔루션'을 참고하라.

8. 복식호흡을 하라. 가장 단순한 호흡 행위가 산소를 폐로 전달한다. 혈액은 폐에서 산소를 공급받아 신체의 모든 세포로 운반한다. 호흡은 또한 이산화탄소와 같은 폐기물을 몸에서 제거한다. 몸의 기관 안에 이산화탄소가 너무 많으면, 정신적 혼란과 심리적 공황을 동반한 스트레스를 일으킨다. 뇌세포들은 산소에 유난히 민감하기 때문에 산소를 잃으면 4분 내에 죽기 시작한다. 산소 함유량이 아주 조금만 변해도 당신의 감각이 달라질 수 있다.

호흡을 유도하고 통제하는 복식호흡에는 여러 가지 직접적인 이점이 있다. 복식호흡은 불안을 통제하는 뇌 영역인 기저핵을 안정시키고, 뇌가 보다 효율적으로 활동하도록 돕고, 근육을 이완시키고, 손을 따뜻하게 하고, 심장박동을 조절한다.

복식호흡의 실행법은 다음과 같다. 숨을 들이마시면서 복부를 팽창시킨다. 이 행위로 폐를 아래로 잡아당기는데, 그 덕분에 폐와 몸, 뇌가 이용할 수 있는 공기(그리고 산소) 양이 증가한다. 숨을 내쉴 때는 복부를 안으로 당겨 공기를 폐 밖으로 밀어낸다. 이를 통해 당신은 더 많은 공기를 배출할 수 있고, 동시에 더 깊이 숨을 들이마실 수 있게 된다. 이런 식으로 계속 호흡을 하면, 당신이 느끼는 스트레스가 줄어들 수 있다.

복식호흡 훈련

심호흡을 잘하려면 다음의 단순한 세 단계 훈련을 시도해 보기 바란다.

등을 바닥에 대고 누운 뒤 작은 책 한 권을 복부 위에 내려 놓는다.

책이 올라갈 정도로 숨을 들이마신다.

숨을 내쉬며 책이 내려오게 한다.

스트레스를 진정시킬 수 있는 또 다른 호흡 솔루션이 있다. 스트레스를 받을 때마다 숨을 깊이 들이마시고, 4~5초간 참고 있다가 천천히 숨을 내쉬라. (숨을 완전히 내쉬는 데 약 6~8초 걸린다.) 또다시 (가능한 한 깊이) 숨을 들이마시고, 4~5초간 참고 있다가 다시 천천히 숨을 내쉬라. 이 심호흡을 약 10번 반복하라. 그러면 십중팔구 몸이 편안해지는 것을 느끼기 시작할 것이다.

9. 마음을 진정시켜 주는 음악을 들으라. 음악에는 스트레스가 쌓인 마음을 평화롭게 해 주는 치유의 힘이 있다. 물론 그것은 당신이 듣는 음악의 종류에 달려 있다. 클래식 음악이나 앰비언트* 음악처럼, 진정 효과를 지닌 음악을 들으면 스트레스가 경감하고 불안이 진정되는 것으로 밝혀졌다.

----

* 최소한의 선율과 리듬만을 사용하여 음악이 주변 환경처럼 기능하는 음악

다른 종류의 음악은 스트레스를 유발하고 해로울 수도 있다. 내 생각에 정신질환자의 거주형 요양 시설이나 대용代用 수용 시설에 입원하게 된 10대들의 대다수가, 다른 10대들에 비해 헤비메탈 음악을 더 즐겨 듣는다는 것은 결코 우연이 아니다. 증오와 절망의 가사로 가득한 음악은 자라나는 10대들에게 내재해 있는 동일한 심정을 부추길 수도 있다. 아이들이 듣는 음악은 그들에게 해를 끼칠 수도 있고 도움을 줄 수도 있다. 아이들에게 어릴 때부터 클래식 음악을 들려 주어 자연스럽게 그 음악을 사랑하도록 가르치기 바란다.

나는 생활 속에서 음악을 이용해 스트레스를 해소한다. 다음은 내가 개인적으로 치유 효과를 본 가장 좋아하는 음반들 가운데 일부 목록이다. 당신도 이 음악들을 들어 보면 좋아하게 될지도 모른다.

- 돈 캠벨Don Campbell, 「치유자 모차르트: 새 천년을 위한 고전음악 치료Mozart as Healer: Classial Healing for the New Millennium」

  돈 캠벨, 「에센스: 돈 캠벨의 앰비언트 음악Essence: The Ambient Music of Don Campbell」

  돈 캠벨, 「음색과 노래의 치유력Healing Powers of Tone and Chant」

- 조안 보리센코Joan Borysenko와 돈 캠벨의 편집 음반, 「바쁜 사람들을 위한 내면의 평화: 휴식과 회복을 위한 음악Inner Peace for Busy People: Music to Relax and Renew」

- 마이클 호페Michael Hoppé, 「위안Solace」

- 데이빗 란츠David Lanz, 「빌러비드Beloved」

- 딘 에벤슨Dean Evenson, 다양한 아티스트와 함께한 「북극의 은신처: 부족들의 회합Arctic Refuge: Gathering of Tribes」

  딘 에벤슨, 「티벳으로 오름Ascension to Tibet」

  딘 에벤슨(스콧 허케베이Scott Huckabay와 함께), 「치유의 꿈Healing Dreams」

  딘 에벤슨, 「치유의 성소Healing Sanctuary」

  딘 에벤슨, 「치유 예술을 위한 음악Music for the Healing Arts」

  딘 에벤슨, 「자연 치유Native Healing」

  딘 에벤슨(다양한 아티스트와 함께 한), 「음악을 통한 평화Peace Through Music」

10. 주변을 달콤한 라벤더 향기로 채우라. 심층 변연계는 후각을 직접 처리하는 뇌 영역이다. 심층 변연계는 뇌의 정서 중추이기도 한데, 이는 냄새가 당신의 정서에 커다란 영향을 미칠 수 있다는 걸 의미한다. 라벤더 향기는 고대부터 기분을 진정시키는 스트레스 완화제로 이용되어 왔다. 무수한 조사 연구의 대상이 되고 있는 이 인기 좋은 향기는 코르티솔 수치를 줄여 주고, 긴장을 풀어 주며, 스트레스를 완화시키는 것으로 밝혀졌다.

《초기 인간 발달Early Human Development》에 실린 주목할 만한 연구에서 연구진은 아기를 목욕시키는 어머니들로 구성된 두 집단을 조사했다. 첫 번째 집단은 목욕용 라벤더 오일을 사용했고, 두 번째 집단은 그 오일을 사용하지 않았다. 첫 번째 집단의 어머니들은 아기를 목욕시키는 동안에 두 번째 집단의 어머니들보다 편안함을 더 느꼈고, 미소를 더 많이 지었고, 아기를 더 자주 만졌다. 그들의 아기들은 덜 울었고, 목욕을 한 이후에 더 오래 깊이 잠들었다. 첫 번째 집단의 어머니들과 아기들은 또한 목욕용 라벤더 오일을 사용하지 않았던 두 번째 집단의 어머니들과 아기들에 비해 코르티솔 수치가 현저히 낮아졌다.

이 천연 스트레스 완화제는 오일, 양초, 스프레이, 로션, 향 봉지, 포푸리 등의 형태로 나와 있다. 제라늄, 장미, 카다몬, 백단향, 카밀레 등의 다른 많은 향기도 스트레스를 완화시켜 주는 진정 효과가 있는 것으로 여긴다.

11. 스트레스를 유발하는 상황을 미리 재현해 보거나 연습해 보라. 누구도 스트레스에 완전한 면역성을 가지고 있지 않다. 어떤 일 때문이든 모든 사

람은 이따금씩 스트레스를 받는다. 많은 사람들은 대중 앞에서의 연설, 취업 면접, 아는 사람이 전혀 없는 행사에 참여하는 일 때문에 손에 땀이 나고 심장이 마구 뛰고는 한다. 이러한 경우, 당신은 간단한 연습을 통해 스트레스 완화 효과를 볼 수 있다. 간단한 연습을 통해 미리 상황을 재현해 볼수록, 그런 상황이 유발할 수 있는 스트레스는 점점 더 줄어들 것이다.

12. 현재를 살라. 현재의 삶의 관념은 단순한 개념이다. 하지만 그것은 이행하기 가장 힘든 개념이다. 우리 대부분은 몇 년 전이나 심지어 몇 십 년 전에 일어났던 일들에 대해 원망을 품고 있거나, 동료와 벌였던 싸움을 마음속에서 떨쳐내지 못하거나, 고등학교 시절 우리에게 벌어진 일들에 대해 악의를 품거나 하면서 과거에 연연한다. 당신은 휴가 동안에 태양빛이 내리쬐는 따뜻한 해변에 누워 있을 수 있지만, 머릿속에서는 지난 주에 당신에게 중요한 사람이 했던 발언에 대해 불평을 하고 있다. 우리는 너나없이, 모두 앞으로 일어날지도 모르는 나쁜 일을 걱정하며 미래를 초조해한다. 에크하르트 톨레Eckhart Tolle는 그의 놀라운 책 『지금 이 순간을 살아라The Power of Now』에서 독자들에게 과거의 고통을 떨쳐 내고, 미래에 대한 두려움을 몰아내고, 현재의 순간을 살아가도록 격려한다. 그에 의하면 우리에게는 사실상 현재만이 있고, 우리는 과거를 바꿀 수 없으며, 우리의 미래를 형성하는 것은 바로 지금 우리가 하고 있는 일이라고 한다.

13. 자기 최면 습관을 가지라. 명상과 기도처럼 자기 최면은 뇌 기능의 균형을 맞추고 스트레스를 줄일 수 있는 강력한 도구이다. 과도한 스트레스를 느낄 경우 나는 10장의 '수면 솔루션'에서 소개한 것 같은 자기 최면을 활용한다. 하지만 나는 자기 최면 끝에 서서히 잠들기보다는, 나의 '특별한 장소'에서 약 10분 내지 15분 동안 머물러 있다가 완전한 의식 세계로 돌아온다. 자기 최면은 보통 아주 상쾌한 기분을 느끼게 해 주고, 긴장을 풀어 준다. 자기 최면은 내가 가장 좋아하는 스트레스 해소법들 중 하나다.

14. 뇌에 해로운 물질을 피하라. 카페인 섭취, 설탕이 함유된 간식 섭취, 음주, 그리고 흡연은 스트레스에 대처하는 가장 흔한 방법에 속한다. 그리고 불행히도 가장 나쁜 방법이기도 하다. 듀크 대학교의 연구자 제임스 레인James Lane 박사는 카페인이 스트레스에 미치는 영향을 10년 넘게 연구해 오고 있다. 그의 연구 결과에 의하면, 카페인은 스트레스를 통제하는 자연적인 과정을 방해한다. 카페인은 신체의 기능을 조절하는 화학물질인 아데노신의 분비를 막는다. 우리가 스트레스를

> **행동 지침**
> 원칙적으로 나는 현재를 사는 게 옳은 생각이라는 점에 동의한다. 과거에 시달리고 미래의 걱정에 초조해 하는 것은 스트레스를 더해 줄 뿐이다. 하지만 SPECT 영상을 통해서 나는 사람들이 과거의 행복한 기억을 떠올리면, 뇌 기능이 향상된다는 사실을 발견했다. 과거를 안전히 지워버리기보다는 머릿속을 흐르는 과거의 기억에 긍정적인 면이 있는지 확인해 보기 바란다.

받으면 보통 아데노신 수치가 증가해 스트레스에 대한 몸의 반응을 감소

시킨다.

하지만 카페인을 섭취하면 아데노신이 억제되어 스트레스에 대한 몸의 반응이 고조된다. 레인 박사가 연구한 몸의 반응에서 알 수 있듯이, 카페인을 섭취하면 스트레스가 많은 사건이나 일에 직면했을 때 사람들의 스트레스 호르몬 수치는 증가한다. 근본적으로, 이런 결과는 시험이나 중요한 모임을 앞두고 스트레스를 달래느라 많은 양의 커피를 마시면 오히려 평소에 경험하는 스트레스에 대한 민감성을 증폭시키게 된다는 것을 의미한다.

와인이나 알코올도 마찬가지다. 연구 결과에 의하면, 많은 사람들의 경우 음주는 사실상 스트레스를 유발하고 스트레스 호르몬 수치를 높인다. 알코올은 또한 혈류량과 뇌 활동을 전체적으로 감소시켜 스트레스 대처 능력을 떨어뜨린다.

흡연자들 역시 스트레스를 받으면 안정을 찾으려 담배를 피운다. 하지만 체내에서의 사정은 전혀 다르다. 니코틴은 혈압을 높이고 심장박동수를 증가시킨다. 그처럼 혈압이 높아지고 심장박동수가 증가하는 것은 스트레스 상승의 징후이다. 그리고 흡연은 알코올과 마찬가지로 혈관을 수축시켜, 뇌로 가는 산소량을 감소시키고 결과적으로 뇌 기능을 저하시킨다.

많은 연구 결과가 보여 주듯이, 계속해서 스트레스를 받으면 우리 대부분은 대용량 아이스크림이나 M&Ms 초콜릿 한 줌, 또는 큼지막한 오레오 쿠키로 안정을

> **행동 지침**
> 스트레스를 받으면 알코올, 담배, 사탕 따위는 제쳐 두어라. 그런 것들은 뇌 기능을 저하시키고 결국 스트레스를 증가시킨다.

찾으려 한다. 불행히도 고지방 음식 역시 스트레스 반응을 일으킬 수 있다. 캘거리 대학교의 연구진은 두 집단의 학생들에게서 나타나는 스트레스 반응을 살펴보았다. 첫 번째 집단은 아침으로 고지방 음식을 먹었던 반면, 두 번째 집단은 저지방 음식을 먹었다. 2시간 이후, 실험 참가자들은 스트레스 유발 과제를 수행했다. 각각의 과제에서 고지방 음식을 섭취한 집단은 두 번째 집단보다 스트레스 반응이 더 높게 나타났다.

15. 더 자주 웃으라. 웃음이 스트레스를 해소하고, 면역 체계를 강화한다는 사실을 제시하는 과학 문헌이 늘어나고 있다. 농담이 아니다. 암 환자들에 대한 한 연구가 밝힌 결과에 의하면, 웃음은 스트레스를 줄이고 질병에 대한 저항력과 관련 있는 세포 활동을 향상시킨다.

캘리포니아 대학교 어바인 캠퍼스의 교수 리 베르크Lee Berk는 "우리가 알고 있는 웃음의 의학적 장점을 추출해 약으로 만들면, FDA 승인도 받아낼 수 있을 것이다."라고 말했다. 면역 체계를 억제하고, 혈압을 올리고, 혈전을 생성하여 잠재적으로 치명적인 관상동맥 폐색증을 일으키는 혈소판을 증가시키는 위험한 스트레스 호르몬의 분비가 웃음으로 인해 감소된다. 웃음은 또한 소화를 돕고 만성적인 스트레스의 흔한 증상인 위통을 완화시켜 준다. 게다가 신나게 활짝 웃는 웃음은 엔도르핀의 분비를 증가시켜, 우리는 기분이 더 좋아지고 긴장을 푼다. 스트레스 해소에 관한 한 웃음은 진정 최고의 보약이다.

아이들은 평균적으로 하루에 몇 백 번이나 웃는다. 하지만 성인은 평균적으로 하루에 10번 남짓 웃을 뿐이다. 일상생활을 하며 더 많이 웃자.

(유익한 TV 프로그램이라 할 수 있는) 코미디 프로그램을 시청하고, 코미디 클럽의 공연을 보러 가고, 아이들의 유머러스한 공연을 가서 보고, 친구들이나 동료들과 농담을 즐기고, 재담집을 읽자. 나는 게리 라슨Gary Larson의 『반대편The Far Side』이라는 만화책을 가장 좋아한다. 나는 그 책을 병적으로 좋아하지만 어찌됐건 여전히 정신과 의사이다.

자신을 보고 웃는 법을 터득하는 게 얼마나 중요한지는 아무리 강조해도 지나치지 않다. (이건 결코 말장난을 하려는 게 아니다.) 우유병을 떨어뜨려 유리 조각이 부엌 바닥에 사방으로 튀었거나, 동업자의 이름을 잘못 불렀거나, 수업을 하고 있는 동안에 말을 더듬거나 했을 때는, 먼저 자신의 행동을 보고 실컷 웃으라. 자신의 행동을 너무 심각하게 받아들이지 않을 때 스트레스 수치가 낮아질 것이다.

16. 만성적은 스트레스에 대해 의료적인 도움을 받으라. 만성적인 스트레스에 시달리고 있다면, 심리치료사를 찾아가 문제를 털어놓고 스트레스에 대처하는 기술을 배우는 것도 좋다. 많은 사람들은 심리치료사를 찾는 일에 부정적인 태도를 보이지만, 나는 심리치료사들을 인생의 컨설턴트라고 생각한다. 큰 사업을 하다가 문제가 생기면 당면한 문제를 해결하고 도움을 줄 수 있는 최고의 컨설턴트를 찾기 마련이다. 우리는 개인적인 삶에 있어서도 이와 똑같이 처신해야만 한다. 스트레스에 대처하기 위해 나는 사람들에게 종종 바이오피드백 치료사나 최면 치료사, 혹은 심리 요법 중 하나인 EMDR을 시행하는 치료사들을 추천한다. 이런 치료사들은 불안장애와 과거의 외상, 그리고 업무 능률을 향상시키는 데 도움을 준다.

스트레스 해소 솔루션

스트레스 유발요인

뇌 장애

수면 부족

알코올/약물 남용

카페인

우울증

불안장애

운동 부족

흡연

스트레스 완화요인

뇌의 건강에 좋은 생활양식

충분한 수면, 적어도 하루 7시간 수면

알코올이나 약물로부터 해방

제한적인 카페인

우울증 치료

명상을 통한 긴장 완화

요가를 포함한 신체적 활동

금연

복식호흡

마음을 진정시켜 주는 음악

라벤더처럼 마음을 진정시켜 주는 향기

자기 최면 ,웃음 ,스트레스 해소책

비타민 B, L-테아닌, GABA, 세인트 존스 워트, 5-HTP, 마그네슘, 발레리안

CHAPTER 12

기억(력) 솔루션

끊임없이 뇌를 자극하라

유령이 출몰하는 데 꼭 방이 있어야 하는 건 아니다.
꼭 집이 있어야 하는 것도 아니다.
뇌에는 물질적인 거처를 초월하는 복도들이 많으니 말이다.
— 에밀리 디킨슨Emily Dickinson, 「유령들」

65세인 존은 제2형당뇨병을 앓고 있었다. 담당 의사는 운동을 하고, 건강에 좋은 음식을 먹고, 약을 복용하라고 처방했다. 하지만 존은 계속 잊고 지냈다. 그는 정기적으로 밖에 나가 크림과 설탕이 첨가된 커피와 도넛을 사 먹고는 했다. 그리고 아내가 약을 챙겨 주지 않는 한 약 복용을 종종 잊었다. 낙담한 존의 아내는 그를 나무랐고, 그럴 때마다 존은 개선하겠다고 약속했다. 당뇨병은 뇌, 특히 (충동 통제와 단기 기억에 관여하는) 전전두엽과 (정보가 장기 기억으로 들어가는) 측두엽 내부로 가는 건강한 혈류량을 빼앗는다. 존은 설사 무엇을 해야 할지 알면서도 금방 잊고는 다시 습관적인 행동에 사로잡히는 일이 잦았다. 이 때문에 존은 값비싼 대가를 치러야 했다. 시간이 흐르면서 존은 시력을 잃었고, 두 다리를 모두 절단해야 했다. 피부는 실제 나이보다 훨씬 더 늙어 보였고, 그의 몸은 정상 체중보다 훨씬 더 불어났다.

몸이 건강하려면 기억력이 좋아야 한다. 건강을 유지하고 망각하지 않으려면 당신은 매일 해야 할 일을 꼭 기억해야만 한다. 이는 충동과 욕구가 전전두엽을 압도할 경우에 생길 수 있는 의지력의 문제와는 다르다. 지속적으로 목표를 추구하고 설정하려면, '기억'이라는 형태로 머릿속에 계획을 담고 있어야 한다. 기억은 정보를 뇌 속에 입력하는 데 집중해야만 한다. 그리고 일단 뇌 속에 입력된 정보는 뇌의 장기長期 저장소로 들어가야만 한다. 어떤 사람들은 나이가 들면서 기억력이 퇴보한다. 그리고 어떤 사람들은 기억력이 별로 좋지 못하다. 어느 쪽이든, 전반적인 뇌와 몸 건강을 증진하면 기억력이 향상될 수 있다.

향후 25년 사이에 알츠하이머병 환자가 세 배로 늘어날 것이라는 점을 고려하면, 우리 모두 기억 중추에 관심을 쏟으며 기억 중추를 최상의 상태로 만드는 것이 아주 중요하다는 사실을 알 수 있다. 나는 이 장애가 가족을 파괴하며, 가족 모두에게 스트레스를 주고, 실제 나이보다 더 늙어 보이는 외모를 불러오는 것을 지켜보았다. 이 장에서는 상이한 여러 유형의 기억, 특별한 기억장애들, 기억장애에 대처하는 방법, 그리고 기억을 전반적으로 향상시키는 방법에 대해 이야기할 것이다.

기억의 유형

기억은 뇌에 저장되어 있는 경험의 기록으로, 재미있는 대화일 수도 있고, 단편적인 정보나 '인상 깊었던 장면'일 수도 있고, 아니면 주목할 만한 사건일 수도 있다. 특정한 경험과 그 경험의 회상 사이의 시간 경과에 따라 구분할 수 있는 세 가지 유형의 기억이 있다. 사람이 기억을 회상하려고 할 때, 기억의 각 유형에 따라 상이한 뇌 영역이 활성화된다.

작업 기억　전두엽에 존재하며 1분도 채 지속하지 못한다. 이 기억 유형은 일반적으로 사람의 '주의 지속 시간'이라고 하며, 1분 정도까지 지속하다가 사라진다. 방금 본 어떤 사람의 댄스 스텝을 기억하려는 일이 작업 기억의 한 예라 할 수 있다.

단기 기억　해마라고 하는 영역의 측두엽 내부에 존재하며, 몇 분에서 몇 주 동안 지속되다가 사라진다. 당신이 지난주에 댄스 수업에서 배웠던 댄스 스텝을 회상하려고 시도하면, 이 뇌 영역이 활성화된다. 매 순간의 경험 모두가 단기 기억을 활성화시키는 것은 아니다. 새롭거나 흥미로운 경험들, 혹은 기억하자고 하는 경험들만이 그것들을 기록하는 이 영역의 신경세포들을 충분히 자극한다.

장기 기억　평생 지속될 수 있다. 과학자들은 어느 뇌 영역이 장기 기억과 직접 관련이 있는지 아직도 확신하지 못하고 있다. 장기 기억 영역은 뇌의 많은 영역에 흩어져 있을 가능성이 높다. 가령 어릴 적 첫 담임선생님의 이름을 기억하려는 시도 같은 것이, 장기 기억에 접근하는 것이다.

기억 훈련

가능한 한 최고의 기억력을 지니려면 반드시 뇌와 몸의 건강을 유지해야 하고, 정기적으로 기억을 활용해야 하며, 기억장애가 생기면 조기에 치료해야 한다.

흥미로운 연구 결과에 의하면 새로운 학습과 오래되어 익숙해진 일을 서로 다른 방식으로 하는 것이 뇌의 건강과 젊음을 유지하는 데 도움이 될 수 있다. 지루함은 그저 지루함의 문제에만 그치지 않는다. 잠재적으로 장기적인 뇌의 행복에 해롭다. 여러 가지 새로운 과학적인 연구들에 의하면, 일생 동안 정기적인 학습 활동을 하지 않는 사람들은 알츠하이머병에 걸릴 확률이 더 높았다.

뇌는 근육과 같다. 뇌를 더 많이 사용하면 할수록 계속해서 뇌를 사용할 수 있는 확률이 높아진다. 새로운 학습은 뇌에 새로운 연결 고리를 만들어 내며, 당신을 더 예리하고 유능한 사람으로 만들어 준다. 학습은 실제로 신경세포간의 연결이 끊어지지 않게 해 준다. 하지만 근육과 달리 뇌는 금방 싫증을 내기 때문에 건강을 유지하기 위해서는 다른 새로운 도전을 해야만 한다. 거주지 인근을 운전하는 방법을 학습하고 나면, 뇌는 그 과제를 수행하는 데 점점 더 에너지를 적게 소비한다. 뇌의 기능을 계속 활발하게 유지하려면, 뇌에게 항상 새로운 도전이 필요하다. 새로운 모험, 새로운 장소, 새로운 기술이 뇌 건강을 촉진한다. 다음은 뇌의 젊음을 유지할 수 있는 세 가지 환상적인 방법이다.

1. 외국에 대한 열정적인 관심 가령 이탈리아로 요리 여행을 가는 것도 뇌의 젊음을 유지하는 이상적인 방법이 될 수 있다. 새로운 지역, 특히 아주 흥미로운 역사와 유적들로 가득한 곳으로의 여행은 뇌에게 학습 기회가 되고 이때 뇌는 가장 효율적으로 활동한다. 새로운 언어를 사용하는 다른 문화로 종종 여행하다 보면, 뇌의 언어 및 기억 중추가 실제로 큰 자극을 받는다. 만일 와인을 지나치게 많이 마시지 않는 한에서, 요리와 같은 다른 기술이 여행에 추가된다면 훨씬 더 큰 혜택을 볼 것이다. 마찬가지

로 인근의 새 도시로 여행을 가거나, 외국 여행에 관한 영화를 보거나, 이국적인 레스토랑에 가 보거나, 새로운 음악을 듣거나 하는 일들을 고려해 보기 바란다. 뇌로서는 이러한 체험 역시 새로운 경험이 될 것이다. 새로운 학습은 뇌의 정서 및 기억 중추 부분인 해마의 세포를 증가시켜 준다.

2. 새로운 길 보다 간단하고 비용 부담이 없는 친숙한 운동은 매일 다른 경로로 출퇴근을 하는 것에서부터 시작할 수도 있다. 매번 같은 길로만 출퇴근을 하다 보면 뇌는 자동 조정 장치처럼 되어 버려, 적극성을 전혀 보이지 않는다. 그러니 통근 거리나 주행 방향을 바꾸는 방법을 찾아보기 바란다. 예컨대, 때때로 큰길보다는 골목길을 택해 다른 이웃들을 둘러볼 수도 있다. 새로운 길로 운행하다 보면 방향감각에 관여하는 뇌 영역인 두정엽의 기능이 향상될 수 있다. 경치가 좋은 길을 이용해 집으로 가다 보면 스트레스 수치가 감소할 수 있고, 결과적으로 뇌 전반에 걸쳐 긍정적인 영향을 미칠 수 있다.

3. 움직이라 새로운 운동을 시도하는 것은 뇌를 젊게 유지하는 가장 효과적인 방법들 중 하나이다. 내가 가장 좋아하는 뇌 운동은 춤이다. 운동 그 자체가 뇌로 가는 혈류량을 증가시키며 뇌를 젊게 유지시키는 데 도움을 준다. 새로운 댄스 스텝을 배우는 것처럼 음악에 맞춰 협응운동을 하면, 뇌 속에 있는 두 가지 중요한 '처리 및 학습 중추'인 소뇌와 측두엽의 기능이 향상될 수 있다. 운동은 뇌에 여분의 능력을 제공한다. 하지만 와인에 소다수를 섞은 음료인 와인 스프릿처 같은 알코올이 들어간 음료는

경계하기 바란다. 음주는 운동의 긍정적인 효과를 망치고 만다.

기억력장애를 무시하지 말라

일반적으로 기억력장애는 노인들의 문제로 여겨지지만 내 어릴적 경험이나 정신과 의사로서의 경험으로 볼 때, 기억력장애는 평생에 걸쳐 일어날 수 있는 문제로 보인다. 기억력장애는 일반적으로 학습장애를 가진 아이들, 마리화나를 피우는 10대나 성인들, 우울증 등으로 약물을 남용하거나 노화 및 여러 형태의 치매와 함께 인지력이 쇠퇴하는 성인들에게 나타난다. 기억력장애를 진단할 때는 다음 내용을 고려하는 게 중요하다.

- 갑상선 수치의 저하나 비타민 B12의 결핍 같은 의학적 원인
- 재낵스 같은 항불안제나 옥시콘틴 같은 진통제처럼, 기억력에 해가 되는 약물
- 우울증이나 ADD 같은 뇌질환
- 알츠하이머병의 초기 단계
- 과도한 스트레스―스트레스 호르몬은 해마의 세포를 죽인다.
- 수면 부족이나 수면성무호흡증
- 마취 후(Post-anesthesia)―어떤 사람들은 일반적인 마취에 거부 반응을 보이며, 뒤이어 기억력장애를 앓게 된다.
- 가구를 칠하거나 폐쇄된 차고에서 자동차를 도색할 때 생길 수 있는 환경 독소
- 약물과 알코올 남용

기억 상실에 대한 이해와 기억 상실의 치료

기억 상실의 주요한 원인은 '알츠하이머병 및 관련 질환Alzheimer's Disease and Related Disorders, ADRD'이라고 불리는 가족성 질환이다. 이 질환에는 알츠하이머병뿐만 아니라 혈관성 치매, 파킨슨병, 전두엽성 치매 등이 포함된다. ADRD 외에도 많은 다른 질환이 기억 상실을 일으킨다. 기억 상실의 주요한 원인, 적절한 치료 방법, 가능한 치료 결과를 간단히 표로 정리하면 다음과 같다.

표 12.1 알츠하이머병 및 관련 질환		
질환	치료	치료 결과
뇌세포에 염증이 생길 뿐 아니라 베타-아밀로이드 플라크(beta-amyloid plaques)가 형성되고 타우 단백질이 과도하게 많아져서 발병하는 알츠하이머병	신경전달 물질인 아세틸콜린의 분비를 증가시키거나, 뇌로 가는 혈류량을 증가시키거나 신경절단 물질인 글루타민산염을 조절하는 약물, 혹은 보조제. 신체 운동과 정신 운동도 도움이 될 수 있다.	안정 및 이따금 호전
과도한 타우 단백질 때문에 발병하는 전두엽성 치매	입증된 치료 방법이 없다.	일반적으로 효과가 없다.
신경전달물질인 도파민을 생성하는 뇌 영역의 세포들이 죽기 때문에 발병하는 파킨슨병	뇌에서 신경전달물질인 도파민의 분비를 증가시키는 약물이나 보조제. 특별한 뇌 수술은 파킨슨병과 관련이 있는 떨림증상의 치료에 효과가 있는 것으로 밝혀졌다.	안정 및 종종 호전
크고 작은 뇌졸중이나 뇌로 가는 불충분한 혈류량 때문에 생기는 혈관질환	혈관질환은 물론이고 당뇨병, 고혈압, 심장병 등과 같은 위험 요인을 치료한다.	안정 및 종종 호전

표 12.2 기억 상실 및 치매의 다른 요인들

질환	치료	치료 결과
ADD	운동, 고단백질, 저탄수화물 음식, 각성 보조제나 약물	호전
알코올 의존증	금주	조기에 발견되면 호전
불안장애	최면, 바이오피드백, 명상 같은 이완 치료, 부정적 사고 패턴의 교정, 항불안 보조제나 약물	호전
뇌 감염	정맥용 항상제	조기에 발견되면 호전
암	진단 및 치료	종종 호전
암 화학요법	인지 재활, 고압 산소 요법, 보조제와 약물 치료	종종 호전
우울증	부정적인 사고 패턴의 교정, 운동, 어유, 항불안 보조제 및 약물 치료	조기에 발견되면 호전
당뇨병	식이요법, 운동, 보조제, 약물	조기에 발견되면 호전
약물 남용	약물 중단	조기에 발견되면 호전
피로	원인 진단 및 치료	종종 호전
머리 손상	인지 재활, 고압 산소 요법, 보조제와 약물치료	종종 호전
뇌수종	관 삽입술 시행	종종 호전
약물	약물 조절	조기에 발견되면 호전
대사 장애	병인 진단 및 치료	조기에 발견되면 호전
갑상선 질환	갑상선호르몬	조기에 발견되면 호전
비타민 B12 결핍	비타민 B12 보충	조기에 발견되면 호전
비타민 D 결핍	비타민 D 보충	조기에 발견되면 호전

기억력장애 진단 시에 고려해야 할 의학 검사

기억력장애에 시달리고 있을 때, 다음 검사는 기억력장애 진단에 유용할 수 있다.

- 소변검사
- 간 기능 검사
- 호모시스테인 수치
- 25-히드록시 비타민 D 수치
- 갑상선 기능 검사
- 에이즈 바이러스 검사
- 아포리포단백질 E 유전자형 검사
- 남성의 경우, 테스토스테론 수치
- 수면장애가 있다면, 수면성무호흡증을 없애기 위한 '수면다원검사'
- 완전 혈구 측정
- 엽산 검사
- 비타민 B12 수치
- 혈중 포도당 수치
- 매독 적격 검사
- 적혈구침강
- 공복 후 지방질 검사
- 폐경기 이후의 여성 경우, 에스트라디올 수치
- 뇌 SPECT 영상

55,000명의 뇌 스캔 영상을 검토해 본 결과, 우리가 뇌 건강을 유지하기 위해 활발히 노력하지 않는 한 노화와 함께 정신의 불빛이 약해지는 것은 의심할 여지가 없는 사실이었다. 3세에서 100세에 이르기까지 전 생애에 걸친 우리의 뇌 스캔 자료들을 검토해 보면 분명히 알 수 있듯이, 정상적인 뇌는 노화가 진행될수록 정신적인 능력이 점점 더 줄어든다. 또한 뉴런에 영양분을 공급하는 산소와, 포도당을 운반하고 폐기물을 없애는 혈류량이 감소하며, 활성산소를 제거하는 단백질의 항산화물질이 줄어들고, 뇌의 젊음을 유지시켜 주는 호르몬 수치가 낮아진다. 이것이 뇌의 일

반적인 운명이다. 하지만 질병을 예방하고 가능한 한 오랫동안 뇌를 건강하게 유지하기 위해서 오늘 당장 할 수 있는 간단한 일들이 있다.

건강을 유지하기 위해 뇌와 몸은 기본적으로 지속적인 회복력을 갖추고 있어야 한다. 뇌와 몸은 손볼 필요가 있거나 부품을 교체해야 할 때 수리소로 몰고 들어갈 수 있는 차와는 다르다. 당신의 뇌와 몸은 정상적인 소모 현상에 의해 생기는 손상을 치료할 수 있는 메커니즘을 가지고 있다. 뇌의 하드웨어인 뉴런, 수지상돌기, 축색돌기, 시냅스 등은 보호받아야 한다. 뇌가 지속적으로 잘 기능하기 위해서는 천억 개의 뉴런을 가지고 있어야 한다. 만일 알츠하이머병이 발병했을 때처럼, 대뇌 피질 회로에 있는 뉴런의 수가 3분의 1 이상 감소한다면 그 회로는 더 이상 그 상실에 대한 보상을 할 수 없게 되고 이상 증상이 나타나게 된다.

뇌의 노화 질환은 일반적으로 다음과 같은 장애를 일으킨다.

- 알츠하이머병처럼 뇌세포 수가 감소한다.
- 세포들 간의 연결 수가 감소한다. 이 현상은 우울증에 걸렸거나 정신적 운동이나 신체적 운동이 부족할 때 일어난다.
- 전기電氣적 활동의 발생에 손상이 일어난다. 이런 현상은 한 번 음주할 때, 세 잔 이상 마실 경우 일어날 수 있다.
- 에너지를 생산하는 세포조직이 손상된다. 이 손상은 파킨슨병이나 당뇨병이 발병할 때, 혹은 항암 화학요법 및 방사선치료를 할때 생길 수 있다.
- 축색돌기가 손상된다. 이로 인해 고혈압증, 심장병, 뇌졸중, 머리 외상 등의 경우에서처럼, 뇌의 신호 속도가 감소한다.

뇌의 노화 질환에 대한 위험성을 인식하고 줄이라

다음 목록은 뇌의 노화 질환을 야기하는 위험 요인이다. 괄호 안의 숫자는 위험 요인의 심각성 정도이다. 예를 들어 2.0은 노화 질환에 걸릴 위험성이 2배라는 것을 의미하고 4.0은 그 위험성이 4배라는 것을 의미한다. 당신은 어떤 상태인지 위험 요인을 체크해 보기 바란다.

1. ____ (3.5) 알츠하이머병이나 기타 치매 원인이 있는 가족이 한 명

2. ____ (7.5) 알츠하이머병이나 기타 치매성 질환을 앓고 있는 가족이 한 명 이상

3. ____ (2.0) 몇 분 이상 동안 의식 상실을 동반한 머리 부상을 한 번 경험

4. ____ (2.0) 의식 상실을 동반하지 않은 머리 부상을 여러 번 경험

5. ____ (4.4) 과거나 현재, 알코올이나 약물에 의존

6. ____ (2.0) 과거나 현재, 의사로부터 심각한 우울증 진단을 받은 경험

7. ____ (10) 뇌졸중

8. ____ (2.5) 심장 (관상동맥) 질환이나 심장마비 (심근경색)

9. ____ (2.1) 고콜레스테롤 (고지혈증)

10. ____ (2.3) 고혈압 (고혈압증)

11. ____ (3.4) 당뇨병

12. ____ (3.0) 암이나 암 치료 병력

13. ____ (1.5) 과거나 현재의 발작

14. ____ (2.0) 운동 부족 (일주일에 두 번 이하 혹은 매번 30분 이하의 운동)

15.____ (2.0) 고졸 미만

16.____ (2.0) 주기적으로 새로운 정보를 학습할 필요가 없는 직업

17.____ (2.3) 10년 이상 흡연

18.____ (2.5) (밝혀진 경우) 아포리포단백질 E4 유전자를 한 개 지님

19.____ (5.0) (밝혀진 경우) 아포리포단백질 E4 유전자를 두 개 지님

20. ____ (38) 85세 이상

____ 총점 (모든 항목을 체크한 뒤 괄호 안의 점수를 합산해라.)

해석:

만일 총점이 0이나 1이나 2라면, 뇌의 노화 질환에 걸릴 위험 요인이 낮다.

만일 총점이 3, 4, 5, 혹은 6이라면, 뇌의 노화 질환에 걸릴 위험성은 보통으로, 신중하게 예방을 해야 한다.

만일 총점이 6을 초과한다면, 예방 전략이 일상생활의 일부가 되어야 한다.

유전적인 위험 요인

기억력장애를 포함한 가족력이 있다면 관심을 가지고 예방적인 조치에 힘써야 한다. 알츠하이머병이나 뇌졸중이나 파킨슨병을 앓는 직계가족(부모, 형제자매)이 있는 사람들이라면 특히 가족력에 관심을 가지고 예방 조치에 힘쓰라. 여러 유전자가 알츠하이머병을 비롯해 기억력장애의 원인들, 특히 염색체 19상의 아포리포단백질 E(apoE) 유전자의 E4 변이형과 관련이

> **행동 지침**
> 노화 관련 기억력장애의
> 위험성을 인식하는 것이
> 예방의 첫 단계이다.

있다. 모든 사람들은 두 가지 아포리포단백질 E 유전자를 가지고 있는데, 두 유전자 중 하나, 혹은 더 나쁜 경우인 두 유전자 모두가 아포리포단백질 E 4이면, 기억력장애에 걸릴 확률이 아주 높다. 물론 아포리포단백질 E 유전자만으로는 위험하지 않다. 우리가 제대로 활동하기 위해서는 아포리포단백질 E 유전자가 필요한데, E4 형일 경우 노화 관련 장애의 위험을 증가시킨다. 아포리포단백질 E 유전자에는 세 가지 변이형, 즉 E2, E3, E4가 있는

> **행동 지침**
> 자신의 아포리포단백질 E 유전자형을 알려면, 의사에게 간단한 혈액검사를 의뢰할 수 있다. 나는 보험회사나 다른 사람들이 아포리포단백질 E 유전자형에 관한 정보를 얻어, 당신의 이익에 반하는 길에 이용할 수도 있는 가능성을 방지하기 위해, 이 검사는 엄격한 비밀로 해야 한다고 생각한다.

데 문제는 마지막 변이형인 E4이다. 모든 유전자를 망라하여 우리는 부모로부터 각각 하나씩을 유전받으며, 어떤 사람이든 다음과 같은 조합을 갖는다.

E2/E2, E2/E3, E2/E4

E3/E3, E3/E4 혹은

E4, E4

만일 E4 유전자를 두 개 가지고 있는 사람이 있다면, 부모로부터 하나씩 물려받았다는 것을 의미한다. 전체 인구의 약 15퍼센트에 해당하는 사람들의 경우, 아포리포단백질 E 유전자들 중에 적어도 하나는 E4 유전자

인 것으로 밝혀졌다. 65세 이후에 알츠하이머병에 걸릴 확률은 아포리포단백질 E4를 전혀 가지고 있지 않은 사람들의 경우 5~10퍼센트에 불과한 반면, 아포리포단백질 E4를 하나 가진 사람들은 약 25퍼센트나 된다. 이 유전자로 인해 증가할 수 있는 장애 발생의 위험성을 고려하면, 본인의 아포리포단백질 E 유전자형을 알아 두는 게 현명할 것이다.

알코올과 약물 남용

알코올은 양날의 칼이다. 알코올은 뇌졸중과 심장병은 물론이고 알츠하이머병의 위험성도 높일 수 있다. 미국에서 발병하는 전체 뇌졸중의 5퍼센트는 알코올과 관련이 있다. 하루에 술을 네 잔 이상 마시면, 뇌졸중과 심장병에 걸릴 위험성이 증가하는 반면, 며칠에 한 잔씩 마시면, 실제로 (동맥경화를 일으키는 다른 유형의 콜레스테롤을 제거하는 HDL 콜레스테롤을 증가시켜 주기 때문에) 그런 병의 위험성이 감소한다.

약물 남용이 뇌를 손상시키는 것은 확실하다. 코카인, 메타암페타민, 마리화나, 헤로인, 그리고 기타 아편제를 비롯한 약물 남용이 뇌 기능을 약화시키고 뉴런을 손상시키는 점을 입증한 뇌 손상 연구는 100가지가 넘는다. 나는 다양한 종류에 걸친 정신질환자들의 뇌 영상을 연구하면서 약물 남용이 SPECT 스캔에서 확인할 수 있듯, 뇌 기능을 손상시킨다는 것을 알게 되었다. 그래서 약물이 뇌 기능에 미치는 악영향을 알리는 포스터를 여러 개 제작했다. 현재 이 포스터들은 전국에 걸쳐 50,000군데 이상의 학교, 교도소, 약물 남용 치료 센터에 걸려 있다. 코카인이 에너지 생산과 관련 있는 세포 부분을 억제하며, 그 결과 파킨슨병에 걸릴 위험을 높이는 것으로 최근 밝혀졌다.

알코올과 약물 남용으로 인한 노화의 위험을 낮추는 방법은 간단하다. 뇌 기능에 해가 되는 알코올과 약물을 피하면 된다. 만일 음주가 문제라면 금주를 하고, 필요하다면 치료를 받기 바란다. 문제가 없다면 정상적인 음주량인 일주일에 한두 잔만 마시기 바란다.

암과 암 치료

뇌에 침입해 치매를 일으킬 수 있는 암은 물론, 특정한 암 치료 역시 뇌에 개입해 치매를 일으킬 수 있다. 하지만 이러한 문제에 대한 연구는 많지 않다. 이러한 문제를 다룬 한 연구는 유방암에 걸린 여성 100명이 받은 화학요법의 결과를 조사했다. 네덜란드 암 연구소의 F. S. 반 댐F. S. Van Dam 박사가 밝힌 연구 결과, 유방암 치료제인 타목시펜과 함께 화학요법 치료를 받은 여성들은 화학요법 치료를 받지 않은 초기 유방암 환자들에 비해 인지력 손상을 겪을 확률이 더 높았다. 암, 특히 뇌암과 백혈병에 걸린 채 오랫동안 생존한 아이들에 대한 1995년의 한 조사에 따르면, 방사선치료가 장기간에 걸쳐 가장 일반적으로 미치는 두 가지 결과는 인지력 손상과 호르몬 장애였다. 놀랍게도 인지력 손상은 멈추지 않고 계속 진행되는 것으로 나타났다. 운동, 과일과 야채 섭취, 스트레스 해소와 금연 등처럼 암 위험률을 줄이는 조치들은 뇌의 건강 유지에도 도움이 될 것이다.

심혈관계 질환

모든 종류의 심혈관계 질환은 뇌의 노화를 촉진한다. 심장계와 혈관계는 혈액과 영양물을 뇌에 전달한다. 심장에 좋은 것은 무엇이든 뇌에도 좋다. 심장계와 혈관계에 나쁜 것은 무엇이든 뇌에도 나쁘다. 심혈관계 질환에는 동맥경화증, 관상동맥질환, 울혈성 심장질환, 심장박동장애, 고콜레스테롤, 고혈압 등이 있다.

심혈관장애를 예방하는 가장 효과적인 방법은 그 장애를 유발하는 질환을 예방하는 것이다. 운동과 식이요법은 당신이 통제할 수 있는 가장 중요한 요인이다. 가족력을 조사해 보는 것도 좋다. 만일 심장병이나 뇌졸중, 당뇨병, 고콜레스테롤 등의 가족력이 있다면 그러한 질환이 발생할 위험이 있는 나이, 혹은 일반적으로 40세 이후에는 의사와 상담하고 검진을 받아 보기 바란다. 50세 이후에는 매년 정기 검진을 받는 것이 현명하다. 30분 이상 규칙적으로 심폐 운동을 하면, 혈관 벽에 축적되는 지방질을 줄여 주는 '지방질 대사'가 크게 개선될 수 있다. 식이요법은 당연히 포화지방에 맞춰서 진행해야 한다. 포화지방은 나쁜 콜레스테롤 수치가 높고 동맥경화증을 일으키는, 혈관 내 지방질 축적의 원인이 될 수 있기 때문이다. 포화지방이 많은 음식으로는 버터, 치즈, 쿠키, 도넛, 페이스트리, 아이스크림, 지방분이 많은 육류 등이 있다.

뇌혈관질환

뇌졸중 증상이 있는 사람에게 심각한 뇌 장애가 일어날 위험은 보통 사람들에 비해 6~10배나 높다. 아주 경미한 뇌졸중조차도 치매의 위험을 4~12배나 증가시킨다.

뇌졸중은 뇌에 손상을 입히는 단일한 발작이지만, 고혈압이나 흡연, 심장병, 당뇨병처럼 뇌졸중으로 이끄는 위험 요인들은 장기간에 걸쳐 진행된다.

다음과 같은 간단한 조치로도 뇌졸중의 위험을 줄일 수 있다.

- 혈압을 조절하라. 혈압을 자주 체크하여, 혈압이 높을 경우에는 의사의 충고에 따라 혈압을 낮추기 바란다. 고혈압 치료는 뇌졸중과 심장병의 위험을 줄인다.
- 금연하라. 흡연은 뇌졸중과 심장병에 걸릴 위험을 높인다. 2~5년 동안 금연한 사람들이 뇌졸중 증상을 보일 위험은 계속 흡연하는 사람들보다 낮다.
- 규칙적으로 운동을 하라. 운동은 심장을 더 튼튼하게 만들어 주고 혈액순환을 원활하게 해 준다. 운동은 체중 조절에도 도움을 준다. 과체중은 고혈압, 동맥경화증, 심장병, 제2형당뇨병 등의 질환을 일으킬 위험을 증가시킨다. 걷기, 사이클, 수영, 테니스 등과 같은 신체적인 활동은 뇌졸중과 심장병의 위험을 낮춘다. 격렬한 운동 프로그램을 시작하기 전에는 의사와 상담하기 바란다. 더 자세한 내용은 5장 '운동 솔루션'을 참고하라.
- 건강에 좋은 균형 잡힌 식사를 하라. 당뇨병을 치료하지 않으면 몸 전체에 걸쳐 혈관을 손상시키고 동맥경화증을 일으킬 수 있다. 4장 '영양학 솔루션'을 참고하기 바란다.

뇌졸중을 경고하는 적신호는 얼굴, 팔, 다리, 특히 반신半身에 나타나는 갑작스러운 마비나 허약 증세, 갑작스러운 정신적 혼란이나 언어장애나 이해력 장애, 돌발적인 한쪽 또는 양쪽 시각 장애, 돌발적인 걸음걸이 장애, 현기증, 균형감이나 협응력 상실, 원인을 알 수 없이 돌발적으로 겪는 극심한 두통 등의 증상으로 나타난다. 만일 당신이나 당신이 알고 있는 누군가가 뇌졸중 증상을 보이는 것 같다면, 설사 그 증상이 사라진 것 같더라도 즉시 119로 전화를 하라. 때때로 적신호는 불과 몇 분 동안 지속되었다가 사라지기도 하지만, 증세가 사라졌다고 해서 위험성이 해소됐다는 걸 의미하지는 않는다. 당신은 일과성 뇌허혈 발작Transient Ischemic Attack, TIA이라고 하는 일시적인 뇌졸중을 겪을 수도 있다. TIA는 오랫동안 지속되지는 않지만 더 심각한 질병의 징후이다. TIA를 무시하지 말고, 즉시 의사를 만나 보기 바란다.

우울증

우울증은 치매에 걸릴 위험성을 높인다. 의학적으로 우울증 치료를 받은 이력이 있는 경우, 치매에 걸릴 위험성은 세 배나 높을 수 있다. 캘리포니아 대학교의 야페Yaffe 박사와 블랙웰Blackwell 박사는 한 인상적인 연구를 통해, 우울증과 인지력 저하 사이의 관련성을 규명하고자 했다. 전향적 연구의 일환으로 그들은 중년 여성 5,781명을 평가했다. 그들은 이 여성들을 기준 시점과 4년 후, 두 차례에 걸쳐 우울증, 기억력, 집중력 검사를 이용해 연구했다. 기준 시점에 중년 여성 211명(3.6퍼센트)은 우울증 증상을 여섯 가지 이상 보였다. 이 여성들 중 불과 16명(7.6퍼센트)만이 치료를 받고 있었는데, 이는 우울증을 앓고 있는 여성들의 92.4퍼센트가 치료를 받지 않고 있다는 것을 의미한다. 우울증 증상이 많은 경우, 기준 시점 검사와 후속 검사 모두에서 저조한 수행 능력을 보였다. 세 가지에서 다섯 가지 우울증 증상을 보인 여성들은 인지력 저하의 위험성이 1.6배 높았던 반면, 여섯 가지 이상 우울증 증상을 보인 여성들은 그 위험성이 2배가 넘는 2.3배로 나타났다. 두 연구자는 중년 여성의 우울증은 부족한 인지 기능과 계속적인 인지력 저하와 밀접한 관련이 있다는 결론을 내렸다.

일반적으로 대부분의 정신질환은 사실상 뇌질환이라는 사실에 주목하는 게 무엇보다도 중요하다. 예컨대 정신분열증은 전두엽과 측두엽에 이상이 생기는 것으로 밝혀졌고, 우울증은 전두엽의 활동성이 떨어지는 것으로 밝혀졌다. 이러한 질환은 만성적인 스트레스로 인해 악화되기도 한다. 스트레스 호르몬이 증가하면, 해마에 있는 세포들이 죽는 것으로 밝혀졌다.

정신질환의 참상을 피하려면 반드시 조기에 치료해야만 한다. SPECT를 이용한 연구로 우리는 적절한 치료만 수반되면 뇌는 균형을 찾고, 훨씬 더 효과적으로 기능할 수 있다는 걸 알게 되었다. 치료 방법으로는 약물 치료, 정신요법, 보조제 혹은 이 세 가지 방법을 조합하는 방법이 있다. 약물과 보조제는 뇌 속에 있는 특정한 신경전달물질을 변화시키는 기능을 한다. 예를 들어 항우울제는 세로토닌이나 노르에피네프린이나 도파민의 분비를 촉진시킨다. 정신요법은 신경전달물질 체계에 영향을 미치고, SPECT에서 보이듯 뇌 활동을 향상시켜 주는 것으로 최근에 밝혀졌다.

당뇨병

당뇨병이 심각하게 진행되면 혈관이 딱딱하고 부서지기 쉽게 변화되어 뇌를 비롯한 거의 모든 장기가 손상된다. 당뇨병은 또한 뇌졸중, 심장병, 고혈압에 걸릴 가능성을 높인다. 그리고 이러한 질환은 뇌에 노화 장애를 일으킨다. 당뇨병이 생기면 혈당(혈중 포도당)을 적당한 수치로 유지할 수 없고, 그 결과 기억력을 비롯한 인지 기능이 떨어진다. 당뇨병의 치료 때문에 가끔 혈당치가 과도하게 떨어지기도 하는데, 이러한 저혈당 상태가 기억력을 비롯한 인지 기능을 손상시킬 수도 있다.

당뇨병 가족력이 있는 사람이라면 40세 이후부터는 매년 당화혈색소 검사와 공복 상태의 혈당 검사를 받아야 한다. 또한 소변이 자주 마렵거나, 갈증이 자주 나거나, 식욕이 왕성해지는 증상을 보일 때도 공복 상태에서 혈당 검사를 하여 당뇨를 체크해야 한다. 당뇨병을 예방할 수 있는 가장 효과적인 방법들 중 하나가 운동이다. 운동은 인슐린의 혈당 조절 능력을 향상시킨다. 여러 가지 이유로 볼 때, 3일에 한 번보다는 매일 운동하는 편이 좋다. 그렇지만 유용한 자료가 보여 주듯이, 최소한 3일에 한 번씩만 운동을 해도 당뇨병을 비롯한 많은 질병을 예방하는 데 도움이 된다. 정제된 설탕이 많이 들어 있는 음식을 섭취하면 당뇨병의 위험성이 높아진다.

낮은 교육 수준

치매의 위험 요인을 확인하고자 시행한 수많은 연구들에서 교육 수준과 치매 발생 위험이 반비례 관계를 이루고 있다는 게 밝혀졌다. 즉 교육 수준이 높을수록 치매에 걸릴 위험은 낮아진다. 하지만 이는 논쟁적인 위험 요인이다. 교육적인 배경과 성취에 따라 일반적으로 건강해질 수 있는 기회에 영향을 미치는 많은 다른 요인들이 달라질 수 있기 때문이다. 논쟁의 여지가 있지만 중요한 증거가 뒷받침해 주듯이, 교육(그리고

> **행동 지침**
>
> 독서, 십자말풀이, 여행, 강좌 수강 등, 전형적이거나 일반적 경험에서 벗어난 지식을 습득하는 것처럼 활동적인 정신을 유지하는 일은 노화 장애의 위험을 줄이는 데 도움이 된다.

활발한 정신적인 활동)은 뇌의 기능적인 예비 능력을 생산하고, 그 예비 능력은 치매로부터 뇌를 보호할 수 있다. '사용하지 않으면 잃고 만다.'는 철학은 뇌에 딱 들어맞는다. 뇌는 도전과 자극을 더 많이 받을수록 나이가 들어 가면서 더욱더 많은 능력을 갖추게 된다. (물론 스트레스라는 해로운 영향을 받을 만큼 뇌가 과도한 도전과 자극을 받는 일은 없어야 한다.)

내가 알기로, 학습장애를 비롯해 주의력결핍장애처럼 흔히 학업에 악영향을 미치는 질환들이 치매와 직접적인 관련이 있는지 밝히는 연구는 없다. 나는 그런 질환과 치매 사이에 밀접한 연관성이 있다고 확신한다. 뇌 기능에 부정적인 영향을 주는 어떠한 질환도 차후에 뇌에 다른 장애를 일으킬 수 있는 위험을 안고 있다. 나는 학교생활에 문제가 있는 아동들이나 10대들이 학교에 잘 다니고, 바라건대 학문을 좋아하는 사람으로 성장하여 일생 동안 공부를 하는 사람이 되도록 그들을 적극적으로 치료해야 한다고 생각한다. 그렇게 일생 동안 공부하는 것이야말로 뇌를 보호하는 효과적인 방법이다.

높은 호모시스테인 수치

호모시스테인은 적혈구 속 엽산에 의해 조절되는 아미노산이다. 호모시스테인 수치가 높아지면 관상동맥질환, 뇌졸중, 치매가 발생할 위험이 커진다. 하지만 호모시스테인 수치가 10 이하로 떨어지면 그 위험은 거의 다 없어진다. 혈중 호모시스테인 수치가 높으면, 관상동맥을 협소하게 만드는 LDL 콜레스테롤이 많아진다. 관상동맥 형성술이라고 하는 수술로 관상동맥을 넓혀야만 하는 사람들을 연구한 결과, 호모시스테인 수치가 11 이상인 경우, 엽산(1밀리그램), 비타민 B12(400밀리그램), 비타민 B6(10밀리그램)로 치료하면 그 수치를 약 7까지 떨어뜨릴 수 있는 것으로 밝혀졌다. 이처럼 호모시스테인 수치를 떨어뜨리는 조치를 통해 관상동맥이 혈관 형성술 이후 다시 좁아지는 것을 예방할 수 있고, 관상동맥이 다시 막혀 혈관 형성술을 또다시 해야 할 가능성을 반으로 줄일 수 있다. 하지만 호모시스테인 수치가 높으면 혈전이 쉽게 생겨서 혈관이 막히고, 뇌졸중이나 심장마비가 일어날 위험도 커진다.

> **행동 지침**
> 호모시스테인 수치가 높으면
> B6, B12, 엽산이 든 보조제
> 섭취를 고려하기 바란다.

호모시스테인은 몸이 잘 이용할 수 있도록 일반적으로 다른 아미노산으로 바뀐다. 만일 호모시스테인 수치가 너무 높다면 이러한 과정을 촉진하는 데 필요한 비타민 B가 충분하지 않을 수도 있다. 호모시스테인 수치가 높은 사람들은 대부분 음식을 통해 (엽산이라고도 하는) 폴산염, 비타민 B6(피리독신), 비타민 B12를 충분히 섭취하지 않는다. 이러한 비타민을 섭취하면 호모시스테인을 정상 수치로 되돌려 놓는 데 도움이 된다. 호모시스테인 수치를 높이는 또 다른 원인으로는 갑상선호르몬 수치의 저하, 신장질환, 건선乾癬, 일부 약물 등이 있다. 인체에서 호모시스테인을 처리하는 데 사용되는 효소가 유전적으로 부족한 경우에도 호모시스테인 수치가 높아질 수 있다.

호르몬

폐경으로 인한 에스트로겐 결핍

관련한 연구 10건 중 6건에서 에스트로겐을 복용한 여성의 경우 알츠하이머병에 걸릴 위험성이 낮은 것으로 나타났다. 이 문제와 관련한 연구들 중 가장 훌륭한 연구로는 볼티모어 노화 추적 연구Baltimore Longitudinal Study of Aging를 들 수 있다. 이 연구는 폐경기를 겪고 있거나 폐경기가 지난 여성 472명을 16년 동안 추적 조사했다. 그 결과 그동안 에스트로겐을 사용하지 않은 여성들의 치매 발생 확률은 에스트로겐을 사용했던 여성들보다 2배나 높은 것으로 나타났다.

하지만 에스트로겐의 긍정적인 효과를 제시한 이 연구를 비롯해 기존의 여러 연구들은 7장에서 언급했던 여성 건강 협회의 보고서와 모순된다. 이 보고서에 실린 연구 결과에 의하면, 프레마린Premarin(말의 난소에서 추출한 에스트로겐인)을 사용했던 여성들이 알츠하이머병에 걸릴 확률은 에스트로겐을 사용하지 않았던 여성들보다 두 배나 높은 것으로 나타났다. 하지만 여성 건강 협회의 연구는 에스트라디올과 같이 인간의 난소로 만든 에스트로겐 형태를 사용했을 때 생길 수 있는 알츠하이머병 발병 위험에 대해서는 조사하지 않았다. 난소 제거와 함께 자궁 절제술을 받은 환자들, 즉 가장 심각한 에스트로겐 결핍을 보인 여성들을 대상으로 진행한 최대 규모의 연구로부터 나온 확실한 증거를 보면, 에스트라디올과 같이 좀 더 자연적인 형태의 에스트로겐은 여성의 알츠하이머병 발병 위험을 줄이고 그 외 여러 가지 이로움을 주는 것으로 나타났다. 이와 관련한 연구로, 여성 10만 명이 참여한 1986년 전국 사망 추적조사National Mortality Followback Survey 결과, 자궁 절제술을 받은 여성들의 치매 발생 가능성이 일반인보다 2배나 높은 것으로 나타났다. 이처럼 혼란스러운 상반된 연구 결과로부터 내릴 수 있는 결론은, 여성들이 프레마린 같은 인간의 난소에서 만들어지지 않은 에스트로겐을 피해야 한다는 것이다. 단 여성의 경우 에스트로겐 호르몬이 심하게 부족하면 해롭기 때문에 치료는 반드시 받아야 한다.

적절한 양의 에스트로겐이 뇌와 혈관과 뼈를 보호해 준다는 사실은 수많은 기초 과학 연구에서도 입증되었다. 폐경기 이후에 에스트로겐 수치가 지나치게 떨어진 여성의 경우, 혈중 에스트라디올 수치를 유지하는 데 필요한 최소한의 양만큼, 인간의 난소로 만든 에스트로겐을 복용하면 아주 안전하다. 이런 식으로 이용된 에스트로겐이 해롭다는 결과는 여성 건강 협회의 연구를 비롯해 지금까지 시행된 그 어떤 연구에서도 입증되지 않았다. 만일 치매 가족력이 있다면, 폐경기 이후에는 혈중 에스트로겐 검사를 받아서 에스트로겐의 결핍 상태를 확인해 보아야 할 것이다. 그 결과에 따라 의사와 상담하여 소량의 에스트라디올이나 그 외 천연 에스트로겐의 복용 여부를 결정하면 된다.

유방암이나 자궁암과 함께 알츠하이머병 가족력이 모두 있는 여성일 경우라면 상황이 더욱 복잡하다. 왜냐하면 몇몇 연구 결과, 에스트로겐의 사용이 유방암과 자궁암의 발생 위험을 높이는 것으로 밝혀졌기 때문이다. 소량의 에스트라디올이 심장병이나 뇌졸중 증상이 없는 여성에게 그 질환들의 발병 위험을 크게 증가시키는지에 대해서는 더 많은 논란이 있다. 폐경기 이후 소량의 에스트라디올을 복용할 때 단점(자궁내막암, 유방암, 뇌졸중, 심장병 등의 위험 증가)보다는 장점(알츠하이머병과 골다공증의 위험 감소)이 상대적으로 많을 수 있다. 하지만 치료 여부의 결정은 개인의 가족력과 각 질환의 위험 요인에 달려 있다.

모든 연구의 결과가 일치하는 것은 아니지만, 폐경기 이후에 에스트로겐을 사용하면 알츠하이머병이 발병할 위험이 현저하게 줄어드는 것은 분명한 사실이다. 에스트로겐이 부족한 여성에게 에스트로겐을 사용하면 언어 능력은 물론이고 언어 단기 기억력도 향상될 수 있다. 유방암과 자궁암에 걸릴 위험이 큰 여성의 경우에는 에비스타 같은 종류의 에스트로겐이 보다 안전한 것으로 나타났다.

남성의 테스토스테론 결핍

보통 50세가 넘으면 테스토스테론 수치가 떨어지기 시작한다. 그리고 80세가 되면 젊은 시절 수치의 20에서 50퍼센트 수준으로 떨어진다. 테스토스테론 수치가 떨어지면 치매의 위험이 커진다. 비슷한 나이의 알츠하이머병 환자 83명과 정상인 103명이 참여한 환자군과 대조군을 비교한 연구 결과, 알츠하이머병을 앓고 있는 남성들은 총 테스토스테론 수치가 현저하게 줄어든 것으로 나타났다. 하지만 정교하게 설계된 집단 연구가 이루어지기 전에는 테스토스테론의 결핍이 알츠하이머병의 위험 요인이라고 확신할 수는 없다.

전립선암을 치료받았거나 받고 있는 남성, 혹은 50세 이상의 남성은 테스토스테론 결핍으로 인지력이 손상될 수 있다. 테스토스테론의 결핍 여부는 혈액검사로 확인할 수 있다. 눈에 별 문제가 없는데도 시력에 장애가 생기거나, 장소나 얼굴이나 그 외 관심을 끌었던 특별한 대상을 기억해 내기가 어렵거나, 가슴이 커지거나, 체모의 분포가 달라지는 증상이 생기면 테스토스테론 결핍 여부를 꼭 체크해야 한다.

파킨슨병

파킨슨병은 도파민을 생성하는 세포의 소실 때문에 생기는데, 알츠하이머병과 밀접하게 관련되어 있다. 파킨슨병은 치료법이 없는 것으로 알려져 있지만, 조기에 발견하면 약물치료로 증상을 효과적으로 완화시킬 수 있다. 고용량의 비타민 C나 비타민 E와 함께 강력한 항산화제인 코엔자임Q10도 독한 약물이 필요한 시점을 늦추는 데 효과가 있는 것으로 보인다. 비타민 B_6은 도파민의 생성을 증가시키기 때문에 파킨슨병의 진행 초기에 도움이 될 수 있다. 수면을 조절하는 천연 호르몬인 멜라토닌은 몸이 떨리는 증세를 완화하고 활성산소로 인해 도파민 뉴런이 파괴되는 것을 막을 수 있는 것으로 밝혀졌다. 오메가-3 지방산을 함유하고 있는 어유와 아마인에는 신경세포에 영양물을 공급하여 도파민 분비량을 증가시킬 수 있는 효능이 있다.

발작과 발작 치료제

매년 약 12만 5,000명에 이르는 미국인이 간질을 앓으며, 수천 명이 단발적인 발작을 일으킨다. 그들은 앞으로 다시 발작을 일으킬 수도 있고, 일으키지 않을 수도 있다. 반복적인 발작은 간질로 본다. 간질에 대한 치료법은 최근 몇 년 사이에 급속도로 발전했다. 발작은 흔히 통제할 수 있고 오랜 시간이 흐르면서 호전을 보일 가능성이 점점 더 높아진다. 하지만 발작과 특정한 항발작 약물은 뇌 기능에 부정적인 영향을 미칠 수 있고 치매와도 관련이 있다. 뇌의 활성도는 발작이 일어나는 동안에 급격하게 증가했다가 발작 시기가 지나면 다음 발작이 일어나기 전까지 현저하게 떨어진다. 항발작 약물은 뇌에서 억제력을 높이는 방식으로 작용한다. 따라서 항발작 약물에 지나치게 의존하면, 전반적인 뇌의 활성도가 떨어지고 발작을 조장하는 세포 주위의 건강한 세포가 손상될 수 있다.

발작은 반드시 치료를 해야 하는 질환임에 틀림없다. 하지만 간질 환자에게 2년 동안 발작 증상이 나타나지 않으면, 신경학자들은 항발작 약물의 복용량을 점차 줄이면서 필요한 양을 확인하기 시작한다. 트리렙탈 Trileptal처럼 최근에 나온 약물은 뇌 기능을 전반적으로 크게 억제하지는 않는다. 항발작 약물을 복용하면서 기억력에 문제가 생기는 현상은 측두엽이 과도하게 억제되어 나타나는 증상이다. 간질 환자에게서 발작 증상이 나타나는 가장 일반적인 원인은 환자가 발작 약물을 처방대로 복용하지 않는 데 있다. 약물로 발작 증세를 통제할 수 없는 환자의 경우 수술을 통해 손상된 조직을 제거할 수 있다. 민감한 사람들의 경우라면, 으레 발작을 유발하는 특정한 행동이나 상황을 확인해 보는 것도 좋다. 발작을

'유발하는 요인'으로는 깜박이는 불빛, 매우 빠르고 깊은 호흡, 과도한 양의 음료 섭취 등이 있으며, 아주 드물지만 책을 읽거나 특정한 음악을 들을 때 발작 증상이 일어나기도 한다. (밤새워 공부하는 등의 이유로) 수면이 부족할 때도, 과음을 하거나 특정한 약물 복용을 중단할 때도 발작 증상이 나타날 수 있다. 과도한 설탕도 발작을 일으킬 수 있는데, 이 경우 설탕을 제거한 '케톤 식이요법'*이 발작 예방에 도움이 되는 것으로 밝혀졌다.

수면성무호흡증

폐쇄성수면무호흡증도 인지력을 손상시킬 수 있다. 이 수면성무호흡증은 심한 코골이, 야간 수면 중에 여러 차례 짧은 시간 동안 일어나는 호흡 중단, 만성 피로 등과 관련이 있는 질환이다. 수면성무호흡증을 앓고 있는 사람들은 한결같이 뇌, 특히 기억력에 관여하는 영역에 문제를 가지고 있다. 폐쇄성수면무호흡증에 관한 한 연구에서는 SPECT 연구를 통해, 이 환자들의 좌측 두정엽 활동성이 현저히 떨어진다는 것을 밝혀냈다. 좌측 두정엽의 활동성이 저하되면 이해력에 문제가 생기고, 대화를 이해하거나 책을 읽기가 어려워진다. 콧구멍으로 고압 공기를 불어넣는 장치인 지속적 기도양압 호흡 장치Continuous Positive Airway Pressure, CPAP로 수면성무호흡증을 치료했더니, 환자들의 손상된 뇌 활동이 완전히 정상으로 돌아왔다. 수면성무호흡증은 가능한 한 빨리 검사를 받고 치료해야 한다.

----

* 지방은 많이, 단백질과 탄수화물은 적게 섭취하는 식이요법

흡연

흡연은 예방할 수 있는 사망의 가장 큰 원인으로, 미국에서 흡연으로 인한 사망자는 매년 500,000명 이상에 이른다. 미국에서는 전체 뇌졸중의 12퍼센트가 흡연 때문에 발생한다. 따라서 흡연은 치매의 주요 위험 요인으로 볼 수 있다. 흡연은 고혈압과 심장병뿐만 아니라 폐암, 위암, 방광암 등의 위험 요인이기도 하다. 담배의 주성분인 니코틴은 뇌를 비롯한 체내 모든 장기의 소혈관을 수축시키고 모든 장기를 조기에 노화시킨다.

반드시 담배를 끊어야 한다. 물론 금연이 말처럼 쉽지는 않다. 나는 수년 동안 많은 사람들의 금연을 도우면서 모든 사람들에게 똑같이 적용할 수 있는 하나의 금연 방법은 없다는 사실을 깨달았다. 어떤 사람에게는 최면이 효과적이고, 어떤 사람에게는 니코틴 패치나 니코틴 껌이 효과적이다. 도파민을 활성화시키는 항우울제 웰부트린(부프로프리온)이 도움이 되는 사람도 있고, 집단 치료에 잘 반응하는 사람도 있다. 내 경험으로 보건대 보통 여러 치료 방법을 병행할 필요가 있다.

기억력을 건강하게 유지하는 일은 더 건강한 몸을 만들려는 노력에 달려 있고, 더 건강한 몸을 유지하는 일은 더 건강한 기억력을 유지하려는 노력에 달려 있다. 기억력을 건강하게 유지하려면 몸도 건강하게 유지해야만 한다. 이미 알고 있듯이 전략은 간단하다. 몸에 해로운 것은 우선 끊으라. 몸에 좋은 음식을 먹고, 몸과 마음을 단련하고, 질병을 조기에 치료하기 바란다.

> **행동 지침**
> 지금 당장 담배를 끊으라! 도움을 받으려면 최면, 니코틴 껌이나 패치, 항우울제 웰부트린(Wellbutrin)의 사용을 고려해 보기 바란다.

기억(력) 솔루션

기억력 저해 요인	기억력 강화 요인
뇌 장애	전반적인 뇌 건강 프로그램
뇌 외상	뇌 보호에 집중
수면 부족	충분한 수면(최소한 7시간 수면)
저혈당	건강한 혈당을 유지하기위해 최소한의 단백 질이 함유된 소량의 음식을 자주 섭취함
나쁜 식습관	영양소가 풍부한 음식 섭취
알코올/약물 남용	알코올이나 약물로부터 해방
우울증	우울증 치료
불안장애	긴장을 풀어 주고 전전두엽 기능을 향상시 켜 주는 명상
운동 부족	운동
정신 운동의 부족	평생 학습
과도한 TV 시청이나 컴퓨터 이용	제한적인 TV 시청 및 컴퓨터 이용
호르몬 장애(즉, 갑상선, 테스토스테 론, 에스트로겐, 코르티솔 등의 문제)	가장 균형 있는 호르몬 수치 유지
비타민 B12의 결핍 같은 건강상의 문제	어떤 근원적인 건강상의 문제든 치료
재낵스나 옥시콘틴과 같은 약물	염증을 경감시키고 혈류량을 증가시켜 주는 어유
당뇨병	식이요법 및 운동
알츠하이머병	앞서 설명한 알츠하이머병 예방책
뇌졸중	금연
마취후 기억 상실	전반적인 뇌 건강 프로그램
환경 독소	확실한 통풍과 독소의 제거
기관의 염증	어유, 건강에 좋은 음식, 엽산, 혹은 저단위 이부프로펜이나 유아용 아스피린 등을 포함 한 항염증 프로그램
화학요법	암 예방 식이요법, 과일과 야채의 충분한 섭취

CHAPTER 13

ANT 통제 솔루션

좋은 생각이 좋은 뇌를 만든다

머릿속에 떠오르는 모든 부정적인 사고를 믿지 말라.

"난 살을 빼지 못할 거야."

"난 살이 찔 수밖에 없어. 가족들 모두가 뚱뚱하잖아."

"내가 살찐 것은 아내 탓이야. 아내는 항상 너무 많은 음식을 차려 놓거든."

"다이어트는 필요 없어. 금방 다시 살이 찔 테니까."

"나는 살을 뺄 수 없으니 낙오자야."

"스트레스 때문에 먹을 수밖에 없어."

"난 항상 단것을 좋아했어. 그러니 초콜릿을 절대로 피할 수 없을 거야."

"다이어트를 계속하기가 너무 힘들어."

"난 절대로 숙면을 취하지 못해."

"칼로리를 계산할 필요 없어. 난 이미 훤히 알고 있거든."

"오랜 시간 잘 필요 없어. 커피만 많이 마시면 잠을 깰 수 있으니까."

"내 기억력은 끔찍해. 하지만 내 나이도 마흔다섯이니, 그게 정상인 거야."

"나는 분명 알츠하이머병에 걸릴 거야. 아버지도 알츠하이머병에 걸렸으니 말이야."

"주름을 예방하기 위해 내가 할 수 있는 일은 아무것도 없어."

"50이 넘으면 누구나 다 눈 밑의 살이 처지기 마련이야."

"의사의 진찰을 받기 싫어. 의사가 내 몸에 이상이 있는 걸 찾아낼 거야."

"내 아이들은 감기를 달고 살아. 그러니 나도 감기에 걸리는 게 당연하지."

"언젠가 내가 암에 걸릴 거라는 것만큼은 나도 알아."

"난 고혈압을 통제하지 못해. 내가 할 수 있는 일이라고는 약을 먹는 것밖에 없어."

이러한 생각들 중 하나라도 익숙한 게 있는가? 만일 그렇다면, 당신은 스스로에게 거짓말을 해 온 것이다. 이러한 유형의 사고는 '거짓'이며, 자신이 원하는 몸과 뇌를 만드는 데 장애가 된다. 당신은 머릿속에 떠오르는 모든 어리석은 거짓을 믿을 필요가 없다. 당신은 그 거짓에 일일이 반박할 수 있다. 우리는 10대 때 부모님의 말에 얼마나 능숙하게 반박했던가? 우리는 자신의 거짓 생각에도 능숙하게 반박할 줄 알아야 한다.

사실 우리 대부분은 결코 생각해 본 적이 없을 것이다. 우리의 사고는 저절로 일어난다. 우리가 교육을 받는 세월 동안 그 누구도 우리에게 어떻게 사고하고, 무엇을 사고하고, 무엇을 사고하지 말아야 하는지 가르쳐 준 적이 없다. 대부분의 경우, 생각은 일관성 없이 폭주하듯 떠오르기 때문에 우리의 정신 속에 무질서한 상태로 놓여 있다. 우리 중 어떤 이들은 반복적으로 동일한 부정적인 사고에 집착하며 그 사고를 떨쳐 내지 못한다. 이처럼 부정적 사고에 집착하는 게 뇌에 좋을까? 아니다. 그러면 몸에는 좋을까? 아니다. 부정적인 사고가 우리의 뇌를 통제하고 있다면, 우리가 통제력을 되찾아야 한다. 이제 당신의 사고를 위해 훈련소를 설치할 때다. 뇌 기능을 향상시키면 그에 대한 보상으로 외모와 기분이 한결 좋아지고 면역력이 강화되고 피부가 깨끗해질 것이다.

사고가 뇌와 몸에 어떤 영향을 미칠까

사고가 너무나 강렬하면 뇌와 몸에 물리적인 반응이 일어난다는 사실을 알고 있는가? 실제로 그렇다. 나쁘거나 광적이거나 슬프거나 절망적이거나 무력한 생각을 할 때마다, 뇌에서는 기분 나쁘게 만드는 화학물질을 방출한다. 손이 차가워지고, 땀이 나기 시작하고, 심장박동이 빨라지고, 심박 변이율이 줄어들고(우리가 이미 알고 있듯이 심박 변이율의 감소는 건강에 좋지 않은 부정적인 사고 및 심장질환과 관련이 있다.), 호흡이 빠르고 얕아지고, 근육이 긴장한다. 이처럼 무섭고 비참한 부정적인 사고로 인해 뇌와 몸은 효율적으로 기능하지 못한다. 반면 행복하고, 긍정적이고, 희망적이고, 애정이 깃든 사고를 하면 뇌에서 기분을 좋게 하는 화학물질이 방출된다. 그로 인해 손은 따뜻해지고, 땀이 줄어들고, 심장박동이 느려지고, 심박 변이율이 증가하고(이는 건강에 좋다.), 호흡이 느리고 깊어지고, 근육이 이완된다. 이러한 효과는 즉시 일어나며 그 결과로 뇌와 몸의 기능이 좋아진다.

신체가 우리의 사고에 반응하는 것을

> **행동 지침**
> 당신의 사고가 중요하다.
> 기분이 좋아지고 싶다면,
> 좋은 생각을 하라.

어떻게 알 수 있을까? 거짓말 탐지기 같은 바이오피드백 기구를 통해 알수 있다. 뇌가 우리의 사고에 반응하는 것은 어떻게 알까? 뇌 영상 연구 덕분에 알 수 있다. 앞서 나는 부정적인 사고와 감사 표현이 뇌 기능에 미치는 영향들을 비교한 연구에 관해 언급한 바 있다. 그 결과는 정말 놀라웠다. 스캔 결과, 감사 표현과 긍정적인 사고가 뇌 기능을 향상시킨 것으로 나타났다. 이처럼 뇌 기능이 향상되면 식이요법 등 전체적인 건강에 관련해 최선의 결정을 하는 것이 수월하다. 하지만 부정적인 사고는 소뇌와 측두엽, 특히 좌 측두엽의 활동성을 현저히 떨어뜨린다. 소뇌의 활동이 떨어지면 정보를 빠르게 생각하고 처리하는 데 어려움을 겪는다. 파티의 주인공이 권하는 세 잔째 와인을 받아들일지 사양할지, 혹은 패스트푸드 판매원이 권하는 특대형 음식을 먹어야 할지 말아야 할지 등의 문제를 원하는 만큼 빠르게 판단하고 결정하지 못한다.

측두엽의 활동이 떨어지면 정서, 기억력, 기분을 통제하는 데 문제가 생길 수 있다. 우울한 기분이 들고 중요한 정보를 기억하기가 어렵고, 폭력적인 행동을 보일 수도 있다. 이러한 증상은 당신의 몸에 심각한 결과를 초래한다. 우울증은 과체중이나 비만을 동반한다. 기억력이 좋지 않다면 당신은 좋은 건강을 유지하기 위해 꼭 해야 할 모든 일들을 기억하지 못할 것이다. 그리고 폭력적인 행동은 상해로 이어질 수 있다.

여러 다른 연구의 결과들은 이 사실을 뒷받침해 준다. 미국 국립정신건강연구소National Institutes of Mental Health의 연구진은 사고가 뇌 기능에 미치는 영향에 관한 흥미로운 연구를 했다. 연구진은 세 가지 다른 조건하에 있는 건강한 여성 10명의 뇌 활동을 살펴보았다. 행복한 생각을 하고 있을 때와 중립적인 생각을 하고 있을 때, 슬픈 생각을 하고 있을 때로 조건을 달리했다. 행복한 생각을 하고 있을 때 정서적인 뇌가 안정되면서 여성들의 기분이 더 좋아지는 것으로 나타났다. 반면에 슬픈 생각을 하고 있는 동안에는 정서적인 뇌의 활동이 현저하게 증가하는 것으로 나타났다. 바로 이런 현상은 우울증 증상과 일치한다. 캐나다 연구진이 시행한 또 다른 뇌 영상 연구에서는 슬픔과 부정적인 감정이 뇌 기능과 뇌 가소성에 아주 부정적인 영향을 미치는 것으로 밝혀졌다.

자동적으로 일어나는 부정적 사고에 반박하라

자동적인 부정적 사고Automatic Negative Thoughts, ANTs는 하루 종일 머릿속에 떠오르는 부정적인 사고로, 이로 인해 기분이 나빠지고 건강한 행동을 선택하는 데 방해를 받는다. 자동적인 부정적 사고는 또한 건강한 식습관을 방해하고, 운동 의욕을 떨어뜨리고, 자존감을 파괴하며, 끔찍한 기분을 불러온다.

나는 부정적인 사고의 개념에 대한 젊은 환자들의 이해를 돕기 위한 방법으로 ANTs의 개념을 제시했다. 어느 날, 집에 돌아와서 보니 부엌에 침입한 개미 한 마리가 눈에 띄었다. 주변을 둘러보니 사방에 그 소름끼치는 놈들이 바글거리며 기어 다니고 있었다. 나는 죽이려고 방충제를 꺼내 뿌려대기 시작했다. 그리고 방충제를 뿌리면서 생각했다. '이 개미들Ants은 마치 내 환자들의 뇌 안에 있는 사고들 같구나.' 개미 몇 마리는 별문제가 될 게 없다. 하지만 떼 지어 몰려든다면, 당신의 하루를 망치고 말것이다. 당신의 머릿속에 있는 ANTS도 마찬가지다. 부정적인 사고가 드문드문 떠오른다면 별 문제될 게 없지만, 끔찍한 사고가 수없이 떠오른다면 소름이 끼칠 것이다.

미국의 고등학교 과목 '좋은 뇌를 훌륭한 뇌로 만드는 방법'에서 우리는 ANTs에 관해 가르친다. 학생들은 이 수업을 가장 가치 있는 수업들 중 하나로 여긴다. 학생들은 자신들이 가지고 있는 생각들을 전부 믿을 필요는 없다는 데 매료되었고, 전에는 누구도 그런 개념을 가르쳐 주지 않았다는 사실에 충격받았다. 학생들은 부정적인 사고가 아주 확고하다는 생각을 버릴 수 있었으며, 그런 태도 변화 덕분에 스스로의 생각에 통제되기보다는 그 생각을 통제할 수 있게 되었다고 말했다.

나는 임상 경험을 통해 행복을 빼앗고 삶을 망칠 수 있는 아홉 가지 '종류'의 ANTs를 발견했다.

1. 전부 아니면 전무

2. '항상' 사고

3. 부정적인 것에 집중

4. 느낌에 의존하는 사고

5. 자책

6. 낙인찍기

7. 예언하기

8. 독심술

9. 자신의 잘못을 남의 탓으로 돌리기

각각의 ANTs를 좀 더 자세히 살펴보자.

1. 전부 아니면 전무 모든 것이 전부 좋거나 전부 나쁘다고 생각하고 있다면 당신의 뇌에는 ANTs가 바글거리고 있다. 이것은 흑백논리와 같다. 이런 경우, 만일 한 달 동안 자신의 운동 계획을 꾸준히 실천한다면 자신을 세상에서 가장 단련된 사람이라고 생각할 것이다. 만일 체육관에 하루라도 빠지게 되면 단련이 부족하다고 생각하고는 포기해 버리고 다시 카우치 포테이토가 될 것이다. 이런 상황에서 더 좋은 생각은 하루도 빠짐없이 매일 운동할 수는 없다는 걸 깨닫고 다음 날에 다시 운동을 하는 것이다. 한 번의 실수가 완전히 포기해야만 한다는 걸 의미하지는 않는다.

2. '항상' 사고 이런 사고는 '항상', '결코', '언제나', '누구나' 등의 말처럼 지나치게 일반화된 언어로 생각할 때 일어난다. 이 장의 처음에 제시했던 사고들을 생각해 보기 바란다. "나는 살을 빼지 못할 거야.", "나는 항상 단것을 좋아했어. 그러니 초콜릿을 절대로 피할 수 없을 거야.", "내 아이들은 항상 감기를 달고 살아. 그러니 나도 감기에 걸리는 게 당연하지." 이와 같은 유형의 사고에 빠져 있다 보면 올바른 식습관과 건강을 유지하는 데 실패할 수밖에 없다. 자신의 행동이나 태도 역시 통제하지 못할 수도 있다.

3. 부정적인 것에 집중 어떤 상황에 대해 긍정적인 면들이 많을 때조차 부정적인 면만을 보는 경향을 말한다. "체중을 4.5킬로그램 뺐지만, 원래

는 6.8킬로그램을 빼려고 했으니 실패한 거야." 이 같은 생각이 이 유형의 한 예이다. 이처럼 부정적인 것에 집중하다 보면 노력을 점차 포기하게 된다. "와우, 체중을 4.5킬로그램이나 뺐어. 6.8킬로그램 감량이라는 목표에 근접하고 있어."와 같이, 같은 상황을 긍정적으로 판단하면 계속 잘하고 있다는 생각과 자신감을 심을 수 있다.

4. 느낌에 의존하는 사고 "내 피부가 절대로 깨끗해지지 않을 거라는 느낌이 들어." 이와 같은 생각은 어떤 일에 대해 예감을 하며, 그런 느낌에 전혀 의문을 가져 보지도 않고 그대로 옳다고 믿어 버릴 때 일어난다. 느낌도 거짓말을 할 수 있다. 그 생각이 사실인지 증거를 찾아보기 바란다. 이를테면 피부과에 진료 예약을 해서 피부를 개선할 수 있는 방법이 있는지 확인해 보라.

5. 자책 "했어야 했어.", "꼭 해야 해.", "마땅해.", "할 필요가 있어." 같은 말로 대표되는 생각은 ANT의 전형으로, 행동을 통제하는 데 과도한 죄의식을 드러낸다. 어떤 일을 하기 몹시 힘들다고 느낄 때, 우리는 본능적으로 뒤로 물러나기 마련이다. 죄의식이 모두 나쁘다는 것은 아니다. 가능한 한 최고의 몸을 가지고 싶다면 인생에서 해야 할 일과 하지 말아야 할 일들이 틀림없이 있다. 이를테면 이렇다. "파티에서 감자칩과 과카몰리*를 먹고 싶지만, 그 대신 생당근을 먹어야 해." 혹은 "침대에 계속 누

---

* 아보카도를 으깬 것에 양파, 토마토, 고추 등을 섞어 만든 멕시코 요리

워 있고 싶지만, 운동을 해야 해." 자책 ANTs 때문에 이런 일들을 잘못 이해하지 말기 바란다.

6. 낙인찍기 자신이나 다른 어떤 사람을 설명하기 위해 특별한 명칭을 부여하거나 부정적인 용어를 사용하면, 당신의 뇌에 ANT 낙인이 찍힌다. 많은 사람들이 일상적으로 이처럼 낙인을 찍고는 한다. 당신은 인생의 어느 시점에서 다음과 같은 말을 할지도 모른다. "나는 패배자야." "나는 실패자야." "나는 게으름뱅이야." 자신을 부정적으로 낙인찍는 게 문제가 되는 이유는 그로 인해 자신의 행동과 태도에 대한 통제력을 잃게 되기 때문이다. 자신이 패배자이거나 실패자이거나 게으름뱅이라면 자신의 행동을 바꾸려고 노력하겠는가? 아마 시도도 해 보기 전에 포기하고 말 것이다. 이 패배주의적인 태도가 당신의 몸을 완전히 망칠 수도 있다.

'붉은 ANTs'를 조심하라

다음 마지막 세 유형은 최악의 ANTs이다. 이 세 유형은 정말로 따끔한 상처를 입힐 수 있기 때문에 나는 이것들을 '붉은 ANTs'라고 부른다.

7. 예언하기 무슨 일이 일어날지 모르는데도 최악의 상황만을 예견하는 것이 '예언하기 ANT'의 특징이다. 다음과 같은 말을 한 적이 있는 사람이라면 뇌 속에 바로 이 ANTs를 지니고 있을 것이다. "난 운동 프로그램을 계속 따를 수는 없을 거야.", "다이어트를 하려고 시도해 봐야, 난 어떻게 해서든 다이어트를 피하고 말 거야.", "방금 조직검사를 받았잖아. 암

인 게 틀림없어. 난 죽고 말거야." 예언하기의 문제는 당신의 마음이 너무나 강렬해서 그 예언이 실제로 일어나게 할 수 있다는 점이다. 이를테면 조직검사 결과가 나쁠 것이라고 확신하면, 당신은 스트레스를 받을 테고 그러한 상황은 당신의 면역 체계를 약화시켜서 병에 걸릴 가능성을 높일 것이다. 사실상 만성적인 스트레스는 암을 비롯해 많은 질병과 연관성이 있다.

누구도 예언하기 ANTs로부터 안전하지 못하다. 심지어 나도 마찬가지다. 몇 년 전 나는《퍼레이드Parade》라는 잡지에 「자신의 습관을 극복하는 방법How to Get Out of Your Own Way」이라는 논문을 게재했다. 그 논문을 발표한 이후 내 진료실로 자멸적인 행동에 관해서 더 많은 정보를 요청하는 편지가 10,000통도 넘게 날아왔다. 미디어들이 이러한 반응의 냄새를 맡으면서 나는 CNN으로부터 출연 요청을 받았다. 에이멘 클리닉에서 우리가 하고 있는 일을 알릴 수 있는 절호의 기회였다. 하지만 그때까지 TV에 출연해 본 적이 없었던 나는 신경이 정말로 곤두섰다.

방송에 들어가기 바로 전, '휴게실'에 앉아 있던 나는 갑자기 공황발작 상태에 빠지고 말았다. 숨을 쉴 수가 없었고 가슴이 쿵쿵 뛰었다. 나는 그곳에서 당장 빠져 나오고 싶었다. 하지만 다행히 나는 그런 문제를 가진 사람들을 치료하는 사람이었다. 나는 환자들에게 하는 말을 나 자신에게 되뇌었다.

"안전한 상황에서 공황발작을 일으키고 있으니 도망칠 생각을 하지 말자. 도망치려고 하면 공황이 내 삶을 망치고 말 거야. 천천히 숨을 쉬어 보자. 내 생각들과 그 생각들이 어떤 유형의 ANTs인지 적어 보자."

이렇게 마음을 다잡은 나는 그대로 자리에 앉아 심호흡을 하고, 펜을 손에 쥐고는 내 생각들을 적었다.

"난 내 이름조차 깜빡 잊고 말거야."(예언하기) "나는 말을 더듬고 말 거야."(예언하기) "2백만 시청자들이 나를 바보로 생각할 거야."(예언하기)

나는 한눈에 내가 '예언하기 ANT' 떼거지에 사로잡혀 있다는 걸 깨달았다. 다음으로 환자들에게 말하던 것과 똑같이, 나 자신에게 내 사고들에 대해 반박하라고 말했다.

"좋아, 만일 내 이름을 잊고 만다면 주머니 안에 운전면허증을 넣어 두고 있다가 꺼내 보면 돼."

"나는 평소 말을 더듬지 않잖아. 하지만 혹여 오늘 말을 더듬는다면, 모든 말더듬이 시청자에게 공감할 수 있는 의사가 하나 생기는 거지."

그리고 나를 바보로 생각하는 사람들에 관련해서는 '18/40/60 법칙'을 상기했다. 18세 때는 다른 모든 사람들이 나에 대해 어떻게 생각하고 있는지 걱정한다. 40세가 되면 다른 누군가가 나에 대해 어떻게 생각하든 신경 쓰지 않는다. 그리고 60세가 되면 나에 대해 생각하고 있는 사람은 아무도 없다는 걸 깨닫는다. 사람들은 대부분 하루하루 자기 일만을 걱정하고 생각하며 보낸다.

이 작은 훈련은 내 마음을 진정시키는 데 도움이 되었고 나는 TV 출연을 성공적으로 해낼 수 있었다. 나는 내 이름을 까먹지 않았다. 나는 말을 더듬지도 않았다. 그리고 200만 시청자로부터 내가 바보라고 말하는 전화나 편지나 이메일을 받지도 않았다. 그 이후 TV 출연 제의를 받았을 때는 신경이 곤두서는 일도 없었다. 그리고 그 뒤로 TV에 출연할 때마다 점점 더 편안해졌다. 첫 출연 이후로 나는 100번이 넘게 TV에 출연했다. 그리고 이제는 TV에 출연할 때 더 이상 신경이 예민해지는 일이 없다. 내가 스스로의 거짓말, '예언하기 ANTs'에 귀를 기울였다면 나는 스튜디오 밖으로 달아나고 말았을 것이다. 그랬다면 다른 TV 출연 제의를 받아들이지 못했을 것이고, 그 결과 내 인생과 경력은 부정적인 방향으로 크게 바뀌었을 것이다.

8. 독심술 독심술은 다른 어떤 사람이 당신에게 말해 주지도 않았고, 그렇다고 당신이 말해 달라고 요구하지도 않고서 그 사람이 무슨 생각을 하고 있는지 안다고 생각하는 것이다. 당신은 아마 다음과 같은 '독심술 ANTs'에 익숙할 것이다.

"그는 내 뒷모습을 쳐다보고 있어. 그는 분명 내가 너무 뚱뚱하다고 생각할 거야.", "그녀는 내 눈을 뚫어지게 쳐다보고 있어. 그녀는 내가 너무 늙어 보인다고 생각하고 있을 거야. 내 눈가에는 잔주름이 많잖아."

나는 25년간 사람들을 진단하고 치료하고 돕는 교육을 받았지만, 누구의 마음도 읽을 수 없다. 누가 말해 주지 않는 한 사람들이 무슨 생각을 하고 있는지 나는 모른다. 누군가가 당신 쪽을 흘끗 쳐다본다고 해서, 당신이 생각하고 있는 방식대로 그가 판단하고 있다는 걸 의미하지는 않는다. 그는 그저 당신의 엉덩이를 쳐다보고 있는 것일 수도 있다. 당신이 바지에 붙어 있는 뭔가를 깔고 앉아 있었기 때문에 말이다. 혹은 그녀는 당신의 눈이 너무나 아름답다고 생각하고 있을 수도 있다.

9. 자신의 잘못을 남의 탓으로 돌리기 모든 ANTs 가운데 이것이 최악이다. 자신의 문제를 남의 탓으로 돌리고 자신의 성공과 실패에 대해서 책임을 지지 않는 것은 유독한 사고이다. 당신은 내가 말하고 있는 유형의 사고를 알고 있을 것이다.

"내 몸이 엉망인 것은 당신 탓이야. 당신은 나와 운동하러 가지 않잖아.", "내가 과체중인 것은 어머니 잘못이야. 어머니가 살찌는 음식을 요리해 주기 때문이야.", "당신이 담배를 피우기 때문에 나도 담배를 피우기 시작했어. 그러니 내가 호흡기질환에 걸린 것은 당신 잘못이야."

내 환자들 중에 치료를 받는 기간 내내 자신의 모든 문제를 남의 탓으로 돌렸던 어린 소녀가 있었다. 나는 그 소녀에게 돼지 저금통을 하나 만들게 하고, 그녀가 사용했던 모든 변명들을 그 안에 넣으라고 했다. 누군가를 탓하려 할 때마다 소녀는 저금통에 25센트짜리 동전을 넣어야 했다. 처음에는 그 저금통에 동전이 많이 찼다. 나는 그 소녀에게 그 만큼이면, 나와

> **행동 지침**
> '자신의 잘못을 남의 탓으로 돌리기 ANTs'를 조심하라. 다른 사람들을 탓하지 말고 자신의 행동에 대해 스스로 책임을 지라. 만일 당신이 담배를 피우고 있다면, 그것은 당신이 흡연하기를 선택했기 때문이다. 당신은 금연을 선택할 수도 있다.

함께 '내 인생의 결과에 대한 책임이 내게 없는 101가지 이유'라는 제목의 책 한 권을 쓸 수 있을 정도라고 말해 주었다. 그 소녀는 이내 내 말 뜻을 알아듣고 자신의 잘못을 남의 탓으로 돌리는 것을 그만두었다.

"그건 당신 탓이야……."라는 말로 입을 열 때마다, 그 말이 조금씩 당신의 삶을 파괴한다. 이 ANTs의 희생양은 당신 자신이다. 그리고 당신이

희생될 때마다 당신은 자신의 행동을 변화시킬 힘을 잃고 만다. 가능한 한 최고의 몸을 얻기 위해서는 당신의 행동이 먼저 변해야 한다. 그러니 비난 ANTs를 근절하라.

사고를 바꾸면 뇌와 몸이 바뀐다

부정적인 거짓 사고에 도전하고 그것을 바로잡는 법을 배워야, 자신과 자신의 몸을 통제하는 그 거짓 사고의 힘을 꺾을 수 있다. 당신은 자신의 사고를 통제함으로써 스스로의 행동과 태도도 통제할 수 있고, 그 결과 원하는 몸을 가질 수 있다. 사고의 전환으로 당신은 더 날씬하고 건강하고 행복해질 수 있다. 내가 많은 환자들을 대상으로 사용하는 개념이 있는데, 환자들이 스스로의 사고를 통제하는 데 도움이 된다.

머릿속에 기어 들어와 더 좋은 몸을 가꾸려는 노력을 망쳐 놓는 모든 부정적인 사고들을 먹어치우는 'ANT핥기(ANTeater)'를 뇌 속에 키우라. 부정적 사고로부터 자유로워지려면 ANT핥기에게 성가신 ANTs를 반박하는 법을 가르치라. 미칠 것 같거나 슬프거나 신경이 예민해지거나 좌절감이 들 때는 언제나 자신의 사고와 ANT 유형을 작성하고, ANT핥기가 그 ANT를 제거하기 위해 내놓을 수 있는 반박을 적으라. 그 진실을 적자마자 부정적인 감정들이 흩어져 버리면서 당신은 기분이 훨씬 좋아지기 시작할 것이다. ANTs를 반박하는 방법에 대한 예를 담고 있는 다음 표를 살펴보기 바란다.

ANT	유형	ANT할기
구키를 하나 먹었어. 이제 내 다이어트는 실패했어.	전부 아니면 전무	쿠키를 맛있게 먹었어. 그러니 칼로리의 균형을 맞추기 위해 저녁에는 저칼로리 식사를 할 거야.
난 내가 알츠하이머병에 걸릴 거라는 걸 알아.	예언하기	나는 그걸 몰라. 지금부터 뇌 건강에 신경을 쓰면 알츠하이머병에 걸리지 않을 거야.
그건 당신 잘못이야.	자신의 잘못을 남의 탓으로 돌리기	난 나 자신의 행동과 태도에 대한 책임을 저야 해.

더 좋은 몸을 위한 ANT 치료 요법

자신의 행동을 바꾸기 위한 사고 전환은 인지 치료, 혹은 '자동적인 부정적 사고를 근절하는 치료'는 뇌 기능 향상 기술에 뿌리를 두고 있다. 이 치료 요법은 과학적으로도 입증되었다. 환자들이 바람직하지 않은 온갖 행동을 극복하도록 돕는 데 이용하는 인지 치료는 더 좋은 몸을 가꿀 수 있도록 도움을 주는 데도 유익하다. 인지 치료는 주디스 벡Judith S. Beck. 박사의 훌륭한 책『생각을 다이어트하라The Beck Diet Solution』의 전제이기도 하다. 이 저작에서 벡 박사는 인지 치료가 '뇌에게 날씬한 사람처럼 사고하는 법을 가르쳐 주는' 방법으로 다이어트와 체중 감량에 어떻게 도움을 줄 수 있는지를 제시한다. 날씬한 사람의 사고방식과 똑같이 생각하는 간단한 사고 행위는 날씬한 사람처럼 행동할 수 있도록 도와준다. 그리고 그런 행동은 체중 감량에 도움을 줄 수 있다.

날씬한 사람처럼 생각하라

"어젯밤 파티에서 과카몰리와 감자칩을 많이 먹었어. 그랬더니 오늘 체중이 0.4킬로그램 더 나갔지. 오늘은 몸에 좋은 음식을 먹을 생각이야."

"나는 미시즈 필드 쿠키라면 사족을 못 써. 그러니 마트에 갈 때는 쿠키의 유혹에 빠져 그걸 구입하지 않도록 푸드 코트를 피할 거야."

"스트레스를 받으면 사탕을 먹기보다는 따뜻한 물로 목욕을 하고 산책할 거야."

행동 지침

생각을 바꾸면 더 젊고 올바르고 활기가 넘치고 건강한 사람, 날씬한 사람처럼 생각하게 된다. 당신의 생각은 행동으로 전환될 것이고 그런 행동은 당신의 몸을 당신이 항상 원해 왔던 상태로 바꾸어 줄 것이다.

"어머니에게 어머니의 훌륭한 치즈 수플레를 정말 좋아하지만, 이번에는 체중 조절을 해야 하기 때문에 먹지 않을 거라고 말씀 드릴 거야. 그렇게 말씀드리면 어머니는 기분 나빠하지 않으실 테고, 가족 식사 자리에 끼지 않는다고 해서 꺼림칙한 기분이 들지도 않을 거야."

"휴게실에 있는 베이글이 정말 먹음직스럽게 보이지만, 방금 점심을 먹었으니 그것에는 손도 대지 않을 거야."

"어린 시절, 나는 접시를 깨끗이 비우라고 교육받았어. 그러니 내 접시에는 애초에 음식을 적게 놓을 거야. (아니면, 작은 접시를 사용할 거야.)

더 젊어 보이는 사람처럼 생각하라

"외식을 한다는 게 꼭 술을 마셔야 한다는 걸 뜻하지는 않아. 음주는 피부를 건조하게 하고 칙칙해 보이게 하니까 삼가야지."

"난 담배의 유혹에 넘어가고 싶지 않아. 사람들이 담배를 피우고 있는
장소는 피할 거야."

"난 아주 늦은 시간까지 집 밖에 있지는 않을 거야. 아침에 상쾌해 보이
고 싶거든."

"햇빛 차단제가 들어 있는 보습제를 바르는 것은 어렵지 않아. 그것이
햇빛으로부터 내 피부를 보호해 주지."

"아무리 나이가 들어도 항상 피부 관리에 신경 쓰면 피부 상태는 개선
될 수 있어."

"난 일 때문에 맥없이 스트레스를 받기보다 5분간 명상해서 마음을 진
정시킬 거야."

더 건강한 사람처럼 생각하라

"충분히 자는 것이 무엇보다 중요해. 잠을 충분히 자야, 병에 대한 면역
력이 좋아지거든."

"중병을 예방할 수 있는 방법에 대해 의사와 상담할 거야."

"몸이 편치 않거나 정신 건강에 문제가 있는 것 같으면, 질환이 악화되
기 전에 전문의의 도움을 구할 거야."

"운동을 하고 나면 항상 기분이 훨씬 좋아져. 그러니 아침에 좀 피곤하
더라도 얼른 일어나 운동할 거야."

"건강한 몸을 갖고 싶고, 건강한 몸을 계속 유지하고 싶어. 그러니 뇌에
안전하지 못한 운동은 피하고 테니스나 탁구를 칠 거야."

작업, 단순하지만 효과적인 ANTs 근절 방법

내가 가장 좋아하는 책들 중 하나인 『네 가지 질문』은 내 친구인 바이런 케이티가 쓴 책이다. 아주 현명한 이 책에서 케이티는 자신의 인생에서 일어났던 놀라운 변화를 기술했다. 지난 10년 동안 분노, 절망, 자살하고 싶은 우울증의 소용돌이 속에서 살아오던 케이티는 43세가 되던 해 어느 날 아침, 눈을 떴을 때 무서운 감정들이 사라진 것을 느꼈다. 오히려 충만한 기쁨과 행복감이 느껴졌다. 1986년 케이티에게 일어난 위대한 계시는, 우울해지고 화나고 자포자기하고 절망하는 것은 우리의 삶 때문이 아니라 우리의 사고 때문이라는 사실이었다. 이 통찰력에 이끌려 케이티는 우리가 우리의 사고 때문에 행복, 평온함, 유대감, 기쁨을 느낄 수도 있다는 생각에 도달했다.

이 통찰력에 이끌려 그녀는 또한 우리의 마음과 생각이 우리의 몸에 영향을 미친다는 걸 깨닫게 되었다. 그녀는 자신의 책 『건강과 병과 죽음에 관하여On Health, Sickness, and Death』에서 이렇게 썼다.

"몸은 결코 우리의 문제가 아니다. 우리의 문제는 항상 우리가 순진하게 믿는 생각이다."

같은 책에서 그녀는 이렇게 쓰기도 했다.

"몸은 열망하지 않고, 몸은 원하지 않고, 몸은 알지 못하고 개의치 않으며, 허기나 갈증을 느끼지도 않는다. 아이스크림, 알코올, 약물, 섹스, 돈 등 몸이 반영하는 것은 정신이 부여하는 것이다. 정신적인 중독이 있을 뿐 육체적인 중독은 없다. 몸은 정신을 따른다. 몸은 선택권이 없다."

케이티는 자신의 계시적인 통찰력을 다른 사람들과 공유하여, 사고의 전환을 통해 고통을 끝낼 수 있도록 도움을 주고 싶었다. 그녀는 우리의 사고를 문제시하는 간단한 질문 방법 — 일명 '작업(the Work)' — 을 개발했다. '작업'은 간단하다. 그 과정은 다음과 같다. 우선 성가시거나 걱정스럽거나 부정적인 사고를 기록하고 스스로에게 네 가지 질문을 던진다. 그런 다음 그 사고를 정반대로 전환한다. '작업'의 목표는 결코 허황된 긍정적 사고가 아니다. 그 목표는 정확한 사고이다. 네 가지 질문은 다음과 같다.

1. 그것이 사실인가? (그 부정적인 사고가 사실인가?)
2. 그것이 사실인지 확실히 알 수 있나?
3. 그런 생각을 할 때 나는 어떻게 반응하나?
4. 그런 생각을 할 필요가 없다면 상황은 어떨까? 혹은 그런 생각을 갖고 있지 않다면 어떤 기분이 들까?

네 가지 질문에 답한 후에 당신은 원래 생각을 숙고해 보고 그 생각을 정반대로 전환한다. 그런 다음 당신을 고통스럽게 했던 원래의 생각과 정반대되는 생각이 사실이 아닌지, 혹은 훨씬 더 사실에 가까운 것이 아닌지 자문해 본다. 그러고는 그 전환한 생각을 스스로에게 적용해 본다. (정반대의 생각이 어떻게 내게 개인적으로 적용될까?) 그 다음으로 그 생각이 또 다른 사람과 관련이 있는지, 다른 사람에게 적용해 본다. (그 반대의 생각이 다른 사람에게 어떻게 적용될까?)

나는 직접 '작업'을 시도해 보고서 슬픔 때문에 매우 고통스러웠던 시기를 극복하는 데 도움을 얻었다. '작업'을 시도하자마자 곧바로 기분이 한결 좋아졌다. 긴장이 누그러졌고, 불안감이 사라지고, 나 자신의 생각과 감정을 처리하는 데 보다 솔직해졌다. 이제 나는 네 가지 질문을 항상 염두에 두며, 그것을 내 일과 친구 및 가족 문제에 자주 활용한다. 다음은 자신이 원하는 몸을 얻는 데 방해가 되는 ANTs를 근절하기 위해 네 가지 질문을 어떻게 이용하는지를 보여 주는 몇 가지 예이다.

체중 감량을 위한 '작업'을 시도하라

지나는 결혼식을 올리기 전에 체중을 9킬로그램이나 빼고 싶어 했다. 그래서 그녀는 결혼식 3개월 전부터 식습관을 바꾸었다. 첫 2주가 지나자 지나의 체중이 몇 킬로그램 빠졌고, 그녀는 변화된 자신에 만족감을 느꼈다. 하지만 3주 후, 체중계에 올라서 보니 0.4킬로그램이 늘어나 있었다. 자신에게 맞는 영양 계획을 따르고 있었는데도 말이다. 지나는 마음속으로 "결혼식 전까지 체중을 결코 줄이지 못할 거야."라고 생각했다. 다음은 그녀가 그런 생각에 대해 작업을 시도한 예이다.

부정적인 사고: "난 결혼식 전까지 체중을 결코 줄이지 못할 거야."

질문 1: 당신이 결혼식 전까지 결코 체중을 줄이지 못할 거라는 게 사실인가?

"그렇다." 지나가 대답했다.

질문 2: 당신이 결혼식 전까지 체중을 결코 줄이지 못할 거라는 게 사실인지 확실히 알 수 있나?

지나는 처음에는 그렇다고, 자신은 체중을 줄이지 못할 거라고 대답했다. 그 다음에는 그런 생각에 대해 숙고한 뒤 이렇게 말했다.

"음, 아마 난 체중을 줄일 수 있을 거야. 첫 2주 동안은 체중을 줄였잖아. 아마 지금은 일시적인 답보 상태일 거야. 다음 주에는 몇 킬로그램 더 줄일 수 있을 거야."

질문 3: "난 결혼식 전까지 체중을 결코 줄이지 못할 거야."라는 생각이 들 때, 어떤 기분이 드나?

"좌절감이 들고 실패자가 된 기분을 느낀다. 결혼식 날 내 몸이 뚱뚱해 드레스가 안 맞을까 봐 불안하다. 사람들이 나를 아름다운 신부가 아니라고 생각할까 봐 걱정스럽다."

질문 4: "난 결혼식 전까지 체중을 결코 줄이지 못할 거야."라는 생각이 들지 않는다면, 당신의 상황은 어떨까?

지나는 잠시 그 점에 대해 생각하더니 이렇게 대답했다.

"결혼하는 게 정말 행복할 거야."

생각의 전환: "난 결혼식 전까지 체중을 결코 줄이지 못할 거야."라는 사고와 정반대 생각은 무엇인가?

지나는 그 점에 대해서 숙고해 보고는 "다이어트를 계속한다면 결혼식 전까지 체중을 줄일 수 있을 거야."라고 대답했다. 그러자 그녀는 새로워진 에너지를 느꼈다. 지나는 다이어트를 포기하지 않고 계속해서 자신이 먹는 음식에 신경을 쓰게 되었다.

피부 개선을 위한 '작업'을 시도하라

부정적인 사고: "내 나이 50세가 넘었으니, 주름살 예방을 위해 내가 할 수 있는 방법이 아무것도 없어."

질문 1: 주름살 예방을 위해 당신이 할 수 있는 방법이 아무것도 없는 게 사실인가?

"그렇다. 이미 주름살이 생겼기 때문이다."

질문 2: 50세가 넘으면 주름살 예방을 위해 당신이 할 수 있는 방법이 아무것도 없다는 게 사실인지, 당신이 확실히 알 수 있나?

"확실히 알 수는 없다. 이미 주름살이 생겼지만, 새로운 주름살은 예방할 수도 있을 것이다."

질문 3: 주름살 예방을 위해 당신이 할 수 있는 방법이 아무것도 없다는 생각이 들면 어떤 기분이 드나?

"슬프고, 나도 이젠 늙었고, 매력적인 구석이 없다는 느낌이 든다."

질문 4: 주름살 예방을 위해 당신이 할 수 있는 방법이 아무것도 없다는 생각을 하지 않아도 된다면, 당신의 상황은 어떨까?

"나는 내 외모를 훨씬 더 잘 관리할 수 있을 것 같다."

생각의 전환: "주름살 예방을 위해 내가 뭔가 할 수 있는 방법이 있다."

다음으로 그 생각을 지지해 줄 만한 예를 찾아보기 바란다. 가령 "나는 담배를 끊을 수 있고, 더 오랜 시간 잠을 잘 수 있고, 자외선 차단제를 바를 수 있다. 그것이 도움을 줄 수 있다."

설탕 중독 해소를 위한 '작업'을 시도하라

부정적인 사고: "난 초콜릿을 먹지 않고는 하루도 견딜 수 없어."

질문 1: 그것이 사실인가?

"그렇다."

질문 2: 그것이 사실인지 당신은 확실히 알 수 있나? 하루라도 초콜릿을 먹지 않으면 죽기라도 할까?

"물론, 죽지는 않을 것이다."

질문 3: 초콜릿을 먹지 않고는 하루도 견딜 수 없다고 생각하면 어떤 기분이 드나?

"속이 상한다. 초콜릿을 너무 많이 먹으면 뚱뚱해져서 내 몸이 보기 흉하게 변할 거라는 걸 알기 때문이다."

질문 4: 초콜릿을 먹지 않고는 하루도 견딜 수 없다는 생각을 하지 않아도 된다면 상황은 어떨까?

"나는 체중을 줄일 수 있을 테고, 그 때문에 자존감이 커질 테니 대단히 기분이 좋을 것이다."

생각의 전환: "나는 초콜릿을 먹지 않고도 하루를 잘 보낼 수 있다."

건강을 위한 '작업'을 시도하라

부정적인 사고: "아버지가 60세 때 심장마비를 일으켰으니, 나도 그 나이가 되면 심장마비를 일으킬 게 뻔해."

질문 1: 그게 사실인가?

"그렇다. 심장병은 유전된다."

질문 2: 그것이 사실인지 당신은 확실히 알 수 있나?

"확실히 알 수는 없다. 나의 아버지는 담배를 피웠고, 운동을 전혀 하지 않았고, 지나치게 많이 먹었고, 병원에 가지 않았다. 나는 담배를 피우지 않는다. 알맞게 먹고 운동을 하고 콜레스테롤을 낮추는 약을 복용하면 아마 심장병을 예방할 수 있거나 최소한 지연시킬 수 있을 것이다."

질문 3: 60세쯤 되면 심장마비를 일으킬 게 뻔하다는 생각을 하면 어떤 기분이 드나?

"스트레스가 쌓이고 무섭다."

질문 4: 60세쯤 되면 심장마비를 일으킬 게 뻔하다는 생각이 아예 들지 않는다면 당신의 상황은 어떨까?

"걱정할 일이 없을 테니 아마 단잠을 잘 수 있을 것이다."

생각의 전환: "내가 심장마비를 일으킬지는 알 수 없다."

이 전환한 생각이 사실이거나 아니면 원래의 생각보다 더 사실에 가까운가? "이 생각은 사실이다." 만일 전환한 생각이 옳지 않고 당신의 원래 생각이 정말로 사실이라면, 당신은 전환한 생각을 제쳐 두고 현실을 감수하면서 살거나 뭔가 조치를 취해야 한다. 작업의 목표는 자신을 속이는 것이 아니라 자신에게 솔직해지는 것이다.

기억력 위한 '작업'을 시도하라

부정적인 사고: "내 기억력은 아주 나빠. 알츠하이머병이 진행되고 있는 게 분명해."

질문 1: 당신의 기억력이 그토록 나쁜 게 사실인가?

"그렇다."

질문 2: 그것이 100퍼센트 사실인지 당신은 확실히 알 수 있나?

"확실히 알 수는 없다. 나는 대부분의 것들은 기억하지만, 최근 들어 자주 뭔가를 까먹고는 한다. 그렇지만 최근에 스트레스를 너무 많이 받았는데, 스트레스를 받을 때 뭔가 까먹는 경향이 있는 것 같다."

질문 3: 기억력이 아주 나쁘다는 생각을 하면 어떤 기분이 드나?

"내 몸 하나 제대로 간수하지 못할 것 같고, 양로원에 처박히는 신세가 되고 가족과 친구들을 전부 잃을 것 같아서 무섭고 걱정스럽다."

질문 4: 기억력이 아주 나쁘다는 생각을 할 필요가 없다면 기분이 어떨 것 같은가?

"기분이 한결 나아질 것이다."

생각의 전환: "내 기억력은 그리 나쁘지 않다. 그러니 알츠하이머병이 진행되고 있지 않을 것이다."

전환한 이 생각이 사실이거나 아니면 원래의 생각보다 더 사실에 가까운가? "그런 것 같다. 의사와 상담해 기억력 검사를 받아야 할 것 같다."

무의식적인 뇌를 몸에 작용시키는 방법

당신의 뇌는 놀랄 만큼 강력한 장기라서 보는 것을 그대로 실현시킬 수도 있다. 만일 뇌가 무서운 일을 목격하면 전신이 두려움을 느낄 것이다. 자신을 늙고 뚱뚱하고, 주름살투성이에, 제정신이 아닌 인물로 본다면 스트레스가 증가하여 코르티솔이 다량 생성되며, 그것은 결국 건강, 체중, 피부, 마음에 해로운 영향을 끼칠 것이다. 만일 당신의 뇌가 기쁨을 느낀다면, 당신의 전신은 가뿐한 기분과 건강과 행복감을 느낄 것이다. 부정적인 사고는 부정적인 일을 불러올 수 있는 반면, 긍정적인 사고는 건강한 목표 달성에 도움을 줄 수 있다.

의사들은 정신과 뇌가 건강에 결정적인 역할을 할 수 있다는 사실을 수세기 전부터 알고 있었다. 백 년 전까지, 의학적 치료법의 역사는 주로 의사와 환자의 관계 및 '플라시보 효과'(플라시보는 어떤 문제에 생리적인 효과는 없는 것으로 알려진 비활성 물질이다.)의 역사였다. 과거, 의사들이 시행하는 치료의 대부분은 사실상 의사의 치유력에 대한 믿음이 없었다면, 환자들에게 이롭기보다는 해로웠을 것이다. 플라시보 효과의 혜택은 환자와 의사가 공유하는 기대감와 희망에 의해 결정된다.

플라시보는 약물학적으로는 효과가 없는 것으로 여겨지는 물질이지만 '아무런 효과가 없는 게' 결코 아니다. 플라시보는 효능이 있는 치료 도구이다. 일반적으로 심한 통증을 경감하는 데, 대략 모르핀의 2분의 1내지 3분의 2 만큼 효과가 있다. 전체 인구의 3분의 1이 통증─그 원인이 수술이든 심장병이든 암이든 두통이든 상관없이─과 관련이 있는 임상 상황에서 플라시보에 반응하는 것으로 추정된다. 플라시보 반응이 단순히 환자의 어리석음이나 통증을 잊게 만드는 속임수의 결과가 아닌 것만은 분명하다. 플라시보 투여는 실제 생리적인 변화를 낳을 수 있다. 플라시보 효과가 작용하는 일부의 생리적인 경로가 과학적으로도 밝혀졌다.

캘리포니아 대학교의 연구 팀이 시행한 한 연구 결과, 모르핀을 중화시키는 약물인 낼럭손을 투여하면 치과 환자의 통증을 경감시키는 플라시보 효과가 실제로 차단되었다. 이 연구를 비롯한 다른 여러 연구 결과에서 알 수 있듯이, 통증을 경감한다는 믿음이 신체를 자극하여, 엔도르핀이라는 물질을 분비시킨다는 것이 분명해졌다. 엔도르핀은 체내에서 모르핀과 같은 역할을 하는데, 오히려 엔도르핀이 모르핀보다 훨씬 더 강력하다. 휴스턴의 미 재향 군인회 의료 센터의 의사들은 최근 연구에서, 관절염 환자 집단을 상대로 무릎 관절에 구멍을 뚫고 세척하는 과정이 따르는 슬관절 관절경 수술을 시행했다. 다른 한 집단을 상대로는 의사들이 실제 수술 시의 칼자국을 모방해서 환자들의 무릎에 작은 절개 흔적들을 내고 붕대로 감았다. 그 결과 두 집단이 보고한 통증의 경감 효과는 동일했다. 연구자들은 뇌 영상 연구를 통해, 플라시보가 우울증 환자들에게 효과를 발휘할 경우 뇌 기능도 긍정적으로 바뀐다는 사실을 밝혀냈다. 믿음을 변화시키면 뇌가 바뀌고 몸이 바뀐다.

뇌에게 당신이 원하는 것을 전하고 그것을 행동으로 연결시켜서 원하는 것을 얻기 바란다. 만일 당신의 정신이 본 것을 받아들여 그것을 실현시키는 것이라면, 당신이 원하는 것을 얻으려면, 마음속에 원하는 것을 그려 보고 그것을 행동으로 연결하는 것이 무엇보다도 중요하다. 너무 많은 사람들이 전전두엽을 활용해 원하는 것에 집중하여 목표를 이루기보다는 그날의 일시적인 변덕에 휘둘린다.

성공한 운동선수들이 시합 전에 성공을

> **행동 지침**
>
> 뇌의 능력을 활용하여 신체를 단련하고 건강을 증진하려면 다음 네 가지 일을 수행하라.
>
> 1. 원하는 몸을 명확히 규정한다. 그것을 기록한다.
> 2. 매일 시간을 몇 분 내 건강한 몸을 마음속으로 그려 본다.
> 3. 가장 건강했던 때의 사진을 집이나 직장에 붙여 놓는다.
> 4. 자신의 행동이 원하는 몸을 만들어 내고 있는지 매일 자문해 본다.

마음속에 그려 보듯이 당신도 원하는 몸을 가꾸기 위해 뇌의 능력을 활용하려면, 그들과 똑같이 해야 한다. 스스로를 뚱뚱하고 병에 걸렸다고 생각하는 사람들이 스스로를 실제로 뚱뚱하고 병에 걸리게 하는 데 무의식적으로 협력하는 일이 아주 흔히 일어난다. 당신이 스스로를 뚱뚱한 사람으로 여기면, 당신의 뇌는 계속해서 당신을 뚱뚱해지는 길로 이끌 것이다. 반면 스스로를 건강하고 날씬한 사람으로 여기면, 당신의 뇌는 더 좋은 몸을 만들려는 당신의 목표를 달성하도록 도와줄 것이다.

ANT 통제 솔루션

행복 저해 요인(Happiness Robbers)	행복 촉진요인(Happiness Boosters)
왜곡된 사고	정확한 사고
전부 아니면 전무	균형 잡힌 사고
'항상' 사고	정직과 유연성
부정적인 것에 집중	긍정적인 것에 집중
느낌에 의존하는 사고	논리적인 사고
자책	자신에게 도움이 될 경우에만 "해야 한다."는 말을 쓴다
낙인찍기	자신이나 타인에게 낙인찍지 않는다.
예언하기	긍정적으로 미래에 대해 관심을 가진다.
독심술	필요하면 설명해 달라고 요구한다.
자신의 잘못을 남의 탓으로 돌리기	자신이나 타인을 탓하는 일을 금하며, 변화에 책임진다.
자신의 사고에 대해 숙고하지 않는 태도	슬프거나 미칠 것만 같거나 신경이 예민해질 때면 '작업'을 활용해 자신의 사고에 의문을 제기한다.
스스로를 뚱뚱한 (혹은 병들거나 늙은) 사람으로 여기는 사고	스스로를 날씬한 (혹은 건강하거나 젊은) 사람으로 여기는 사고
실패에 대한 상상	성공에 대한 상상

CHAPTER 14

열정 솔루션

사랑으로 뇌를 재충전하라

섹스… 이것만큼, 자유롭고 재밌고 칼로리 소모에 운동이 될 만한 게 또 뭐가 있겠는가?
—바버라 윌슨Barbara Wilson, 신경 학자이자 통증 전문의, 의학박사

사랑의 상징은 심장이다. "온 마음Heart을 다해 너를 사랑해." "너에게 내 마음Heart을 빼앗겼어." "네가 떠나 버려서 가슴Heart이 아파." 참 바보 같은 말이다. 실제로 사랑은 대부분 당신의 양 귀 사이에 있는 젤리 같은 조직 덩어리에서 일어나고 있으니 말이다. 하지만 "나의 온 뇌를 다해 너를 사랑해." "너에게 내 뇌를 빼앗겼어." 혹은 "네가 떠나 버려서 뇌가 아파." 라고 말하는 것은 그리 로맨틱하게 들리지 않는다. 그건 마치 기이한 과학실험처럼 들릴 뿐이다.

사랑, 학습, 행동의 기원은 바로 뇌이다. 그리고 그런 능력을 가진 약 1.3킬로그램의 뇌야말로 신체 중에 가장 큰 성기이다. 그렇게 보면, '크기'가 정말 중요하다. 한 연구 결과에 의하면, 애정이 깊고 건강하며 다정한 관계는 행복을 누리면서 장수하고 좋은 몸을 가꾸는 데 도움을 준다. 심지어 우울증과 기억장애로부터 당신을 보호해 주기도 한다. 건강한 성

생활이야말로 더 좋은 뇌와 몸을 갖게 해 주는 열쇠이다.

누가 100살까지 살고 싶을까?

1982년 8월, 워싱턴 D.C. 월터 리드 육군 의료센터의 멸균 처리된 수술실에서 수련의로 생활할 때였다. 제시라는 환자가 어느 날 병원에서 퇴원했다. 그는 2주 전에 응급 탈장 수술을 받았는데, 가벼운 합병증을 앓고 있었다. 나는 지금도 제시를 아주 생생히 기억한다. 그도 그럴 것이 100세나 된 노인이 마치 30년은 젊은 사람처럼 말하고 행동했기 때문이다. 제시는 정신도 아주 말짱해서, 그때나 지금까지 내가 대화를 나눠 봤던 그 어떤 환자 못지않게 여러모로 예리했다. 그와 나 사이에는 특별한 유대감이 생겼다. 하루에 길어야 5분씩 병실에 들렀다 가는 다른 외과 인턴들과 달리 나는 제시가 입원해 있는 동안 몇 시간씩 앉아 그의 인생 이야기를 들었기 때문이다. 다른 인턴들은 최신 수술 기법을 배우는 데에 열중하느라 바빴다. 하지만 나는 제시의 이야기가 무척 재밌기도 했거니와, 그의 장수와 행복의 비밀에 관해 알고 싶기도 했다.

제시는 병원에서 백 번째 생일을 맞았는데, 그의 생일 파티는 꽤나 큰 이벤트였다. 그 이벤트는 그보다 30세나 어린 그의 두 번째 아내가 간호사들과 함께 준비한 것이었다. 제시와 그의 아내는 서로를 아주 사랑했고 애정이 깃든 장난을 치기도 했다. 스킨십도 자주 했다. 두 사람 사이는 분명 여전히 '뜨거웠다.'

퇴원하기 바로 전, 간호사실에서 차트를 기록하고 있는 나를 발견한 제시가 손짓을 하며 급히 나를 병실로 불러들였다. 가방은 다 꾸려져 있었고 그는 하얀 셔츠와 갈색 양복 차림에 푸른색 베레모를 쓰고 있었다. 제시가 내 눈을 깊이 들여다보며 조용히 물었다.

"의사 양반, 얼마나 걸리려나?"

"얼마나 걸리다니요?"

내가 되물었다.

"아내와 사랑을 나누려면 얼마나 더 있어야 하느냐 말이야?"

나는 멈칫했다. 그러자 그가 낮은 목소리로 말을 이었다.

"의사 양반, 100세까지 사는 비밀을 알고 싶지 않나? 아내와 사랑을 나눌 기회를 절대 놓치지 말게나. 그럼, 내가 얼마나 더 기다려야 하는 거야?"

> **행동 지침**
> 장수하고 싶고, 병에 잘 걸리지 않고 싶고, 통증을 덜 겪고 싶고, 더 좋은 생식력을 가지고 싶다면, (가급적 사랑스럽고 헌신적인 상대와) 자주 섹스를 하라.

그의 말을 듣고 나서야 내 얼굴에 미소가 서서히 번졌다.

"한 일주일 정도만 지나면 괜찮을 겁니다. 하지만 처음에는 무리하지 마세요."

이어 나는 그를 한 번 안고는 이렇게 말했다.

"감사합니다. 어르신께서는 제게 앞으로 다가올 기나긴 세월에 대한 희망을 주셨어요."

과학은 25년이 지난 후에야 제시를 따라잡았다. 지금은 육체적, 정신적 건강뿐만 아니라 건강한 성생활과 장수를 연관 짓는 연구가 활발히 진행되고 있다. 좋은 유전자와 긍정적인 사고방식, 강한 호기심, 운동처럼 이미 잘 알려진 여러 요인들과 마찬가지로 활발한 성생활도 장수에 도움이 된다. 이 장에서는 섹스 빈도, 성적 만족, 수명과 정신적 육체적 건강 사이의 관계를 설명할 것이다.

치유: 섹스는 최고의 명약 가운데 하나다

건강한 성생활과 육체적 건강의 관계에 대해서는 이미 많은 연구가 진행된 상태다. 성병이나 원치 않는 임신 따위와 같은 성생활의 잠재적 위험도 널리 알려져 있다. 마땅히 그래야 한다. 그러나 헌신적인 상대와 함께하는 신중한 성생활이 수명을 늘려 주고, 면역 체계 기능을 강화하고, 기쁨을 주고, 통증을 완화시키며, 성적이나 생식적인 건강을 증진시키는 등 결과적으로 행복을 증진시켜 준다는 연구 결과는 널리 알려져 있지 않은 실정이다. 이런 연구 결과를 보면, 성생활이 미국인들의 두 가지 주된 사망 요인인 심장질환과 암의 예방책이 될 수도 있다. 다음은 섹스가 건강에 미치는 긍정적 영향들이다.

장수

신체에서 가장 큰 성기(뇌)의 기능을 향상시키는 솔루션을 터득해 다른 사람들과 친밀한 관계를 이루는 데 잘 활용하면, 수명이 몇 년 더 늘고 훨씬 더 행복해질 수 있다. 1950년대 미국의 알프레드 킨제이Alfred Kinsey는 처음으로 성을 진지하게 다루는 연구를 진행했다. 그는 섹스가 스트레스를 완화할 뿐만 아니라, 충만한 성생활을 하는 사람들은 걱정이 적고 덜 폭력적이며 적대감이 낮다고 보고했다. 최근의 연구는 바로 그 점을 입증했다. 예컨대 스킨십을 할 때면 옥시토신이라는 호르몬의 분비량이 증가하여 신뢰감이 높아지는 반면, 만성 스트레스 호르몬인 코르티솔의 수치는 감소한다.

듀크 대학에서 시행된 한 연구의 연구진은 252명을 25년 동안 추적 조사하여 수명에 영향을 미치는 중요한 생활양식 요인을 조사한 바 있다. 섹스 빈도, 과거의 성적 쾌감, 현재의 성적 쾌감 등이 조사의 주요 내용이었다. 그 결과, 남성의 경우에는 섹스의 빈도가 장수에 대한 예측 변수로 나타났지만 여성의 경우에는 섹스의 빈도보다는 과거에 경험했던 성적 쾌감이 장수에 큰 영향을 미치는 것으로 나타났다. 이런 연구 결과는 섹스와 쾌감, 장수 사이에 긍정적인 관계가 있다는 것을 암시한다.

1976년 《정신신체의학Psychosomatic Medicine》에 발표된 한 연구는 불감증이 여성의 심장에 악영향을 미친다는 결론을 내렸다. 건강한 통제 집단에 속한 여성들의 경우 불과 24퍼센트만이 성적 불만족을 보고한 반면, 심장마비를 겪었던 여성들의 경우는 65퍼센트가 성생활에 문제가 있는 것으로 밝혀졌다. 이 연구에서 여성들이 느끼는 불만족의 가장 일반적인 두 가지 원인은 남편의 발기부전과 조루였다. 성적인 건강은 그저 개인적인 문제로만 그치지 않는다. 그것은 상대의 만족과 전체적인 건강에 모두 영향을 미쳤다.

스웨덴의 한 연구 결과, 젊은 시절에 섹스를 단념한 남성들은 사망 위험이 높은 것으로 밝혀졌다. 남녀 노인 400명을 대상으로 한 연구도 있다. 연구진은 노인들이 70세일 때 성생활을 조사하고, 그 뒤로

행동 지침

여러 연구 결과에 의하면 남성의 경우, 일주일에 두세 번, 혹은 그 이상 섹스를 하면 심장마비, 뇌졸중, 사망의 위험을 줄일 수 있다.

시간이 흐르면서 추적 조사를 시행했다. 그 결과 이른 연령에 성생활을 그만둔 남성들 사이에서 5년 후의 사망률이 현저히 높게 나타났다.

한편 아일랜드 벨파스트에 있는 퀸즈 대학교의 대담한 연구진은 건강에 대한 장기간의 연구에 성생활 관련 문제를 포함시켰다. 연구진은 웨일스의 케어필리나 그 근방에 살고 있는 45~59세 남성 1,000여 명을 대상으로 시기를 정해 두고 매주 섹스 횟수를 기록했다. 연구진은 그 남성들을 세 집단, 즉 오르가슴 빈도가 높은 집단(주 2회 이상 섹스하는 남성들), 중간 집단, 오르가슴 빈도가 낮은 집단(월 1회 이하 섹스하는 남성들)으로 분류했다. 그리고 나서 10년 후 다시 조사를 진행했다. 그 결과 연구자들은 모든 사망 원인을 망라해, 성생활이 가장 낮았던 집단의 사망률이 성생활이 가장 높았던 집단의 사망률보다 2배나 높게 나타난 것을 확인했다. 그리고 중간 집단의 사망률은 성생활이 가장 높았던 집단의 사망률보다 1.6배 높았다.

이런 유형의 연구를 보면 많은 의문이 떠오른다. 오르가슴에 치유력이 있을까? 아니면 섹스할 때 따르는 접촉이나 신체적, 정서적 교감에 치유력이 있을까? 건강이 나쁘면 성생활도 줄어들까? 운동 부족이나 알코올, 우울증 따위의 다른 요인들도 건강을 해치고 성생활을 감소시킬까? 연구진은 최초 인터뷰 당시의 여러 가지 개인적인 요인들, 즉 연령이나 사회적 지위, 흡연 여부, 혈압, 관상동맥 심장질환의 유무와 상관없이 결과가 동일하게 나타났다고 밝혔다. 이런 결과는 성생활의 보호적인 역할이 근거가 있음을 암시한다.

연구진은 이렇게 썼다. "현재 연구에서 고려된 오르가슴 빈도와 사망률의 연관성은 유행병학적, 생물학적 근거로 볼 때 적어도 다른 연구에서 보고된 다양한 연관성들보다 더 확실하다. 그런 만큼 같은 수준에서 더 깊이 연구할 가치가 있다. 과일과 채소의 소비 확대를 겨냥한 흥미로운 '최소 5일' 캠페인에 근거하여, 의료적 개입 프로그램도 아마 고려할 수 있을 것이다. 물론 수치 요건은 조정할 수도 있을 터이다."

> **행동 지침**
> 칼로리 연소와 함께
> 건강이라는 혜택을 주며
> 무척이나 재미있는 육체적인
> 활동을 찾는다면?
> 섹스가 정답이다.

같은 연구진이 시행한 2001년의 후속 연구를 보면, 주 3회 이상 섹스를 하는 남성은 그렇지 않은 남성들에 비해 심장마비나 뇌졸중에 걸릴 위험성이 절반이나 낮은 것으로 나타났다. 만일 제약 회사들이 그 정도로 효과가 있는 약을 내놓는다면, 월스트리트에서 그 회사들의 주가는 엄청나게 치솟을 것이다. 이 연구의 공동 연구자인 샤 에브라힘Shah Ebrahim 박사는 "섹스 빈도와 사망률의 관계는 많은 이들이 큰 관심을 보이는 문제이다."라는 말로 연구 성과를 강조했다. '하루에 사과를 한 개씩 먹으면 병원 갈 일이 없다.'는 말은 일리가 있다. 그리고 '하루에 한 번씩 오르가슴을 경험하면, 검시관에게 갈 일이 없다.'는 말도 일리가 있어 보인다.

체중 감량, 전반적인 건강

섹스의 가장 강력한 이점은 유산소운동에 관한 연구에서도 드러난다. 한 번의 섹스에는 약 200칼로리가 연소되는데, 이는 30분 동안 힘껏 뛰어야만 소모할 수 있는 양으로 추정된다. 커플들 대부분이 평균적으로 약

24분 동안 성관계를 갖는다. 오르가슴을 경험하는 동안에는 옥시토닌의 영향으로 심장박동수와 혈압이 일반적으로 모두 2배 정도 상승한다. 또한 섹스 중에는 골반, 넓적다리, 엉덩이, 팔, 목, 가슴에서 근수축이 일어난다. 《맨즈 헬스Men's Health》지는 침대를 '지금까지 발명된 가장 위대한 운동 기구'라고 부르기도 했다.

더 젊어 보이는 외모

정기적으로 오르가슴을 경험하는 것은 젊은 외모를 유지하는 데도 도움이 된다. 왕립 에든버러 병원의 임상 신경심리학자인 데이비드 위크스 David Weeks 박사가 시행한 연구에 의하면 스트레스가 없는 상대와 주 3회 섹스를 하면 10년은 젊어 보일 수 있다. 위크스 박사는 18~102세의 남녀 3,500명 이상을 연구했다. 그는 젊어 보이는 원인으로 유전자가 차지하는 비중은 25퍼센트에 불과하며 나머지는 행동 양상에 기인한다고 결론지었다. 그의 실험에서 평가단은 반투명 거울을 통해 실험참가자들을 관찰하면서 각각의 실험참가자들의 나이를 추정했다. 이 실험에서 실제 나이보다 7~12년 젊어 보이는 것으로 평가받은 남녀들을 '슈퍼영Superyoung'이라고 칭했는데, 이들의 젊은 외모에 가장 큰 역할을 한 원인들 중 하나는 활발한 성생활이었다. 통제 집단에 속한 사람들은 평균적으로 주 2회 섹스를 하는 데 반해, 슈퍼영에 속한 사람들은 매주 3회 이상 섹스를 하는 것으로 밝혀졌다. 또한 슈퍼영 그룹은 자신의 성적 정체성에 대해 훨씬 더 편안함을 느끼고 확신에 차 있는 것으로 나타났다.

위크스 박사는 자신의 연구 결과를 저서 『슈퍼영: 영원히 젊음을 유지할 수 있는 검증된 방법 Superyoung: The Proven Way to Stay Young Forever』으로
발표했다. 박사는 저서에서, 여성의 활발한 성생활이 젊음을 유지하는 비
결이 될 수 있는 이유 중 하나는 성생활이 젊은 외모를 유지하는 데 도움
이 되는 인간의 성장호르몬 생성을 촉진하기 때문이라고 밝혔다. 성생활
은 또한 체내 산소 공급량을 늘려, 혈액순환을 향상시키고 피부로 가는
영양분의 혈류량을 증가시킨다. 더욱이 성적인 관계는 그 자체만으로도
자신의 외모를 돌보고 날씬한 몸매를 유지하게 하는 좋은 동기가 된다.

젊음의 호르몬(DHEA, 에스트로겐, 테스토스테론) 수치 향상

행동 내분비학 전문가인 위니프레드 커틀러Winnifred Cutler 박사는 규칙
적으로 섹스를 즐기는 여성은 섹스를 자주 하지 않거나 전혀 하지 않는
여성들보다 혈중 에스트로겐 수치가 현저히 높다는 연구 결과를 보고했
다. 에스트로겐은 심혈관계를 건강하게 유지하고, 나쁜 콜레스테롤 수치
를 낮추는 대신 좋은 콜레스테롤 수치를 높이며, 골밀도를 증가시키고,
피부를 매끈하게 유지해 준다. 또한 앞서 언급했듯이, 에스트로겐이 뇌
기능 강화에도 기여한다는 증거들이 늘어나고 있다. (7장 '호르몬 솔루션'
과 12장 '기억(력) 솔루션'을 참고하기 바란다.)

성생활의 영향을 받는 것으로 보이는 또 하나의 중요한 호르몬으로는
DHEA가 있다. 체내의 DHEA 수치는 평상시보다 오르가슴에 이르기 전에
몇 배나 증가한다. DHEA는 뇌 기능을 향상시키고, 면역 체계를 조절하며,
인체의 조직을 유지하고 회복시키는 데 기여하고, 피부 건강과 심혈관계
의 건강을 향상시키는 것으로 알려져 있다.

테스토스테론 역시 규칙적인 성생활을 통해 증가시킬 수 있다. 테스토스테론은 뼈와 근육을 강화하는 데 도움을 주고, 건강한 심장과 뇌를 유지하는 데도 이롭다. 테스토스테론 수치가 낮은 사람들은 알츠하이머병에 걸릴 위험이 2배나 높다. 그리고 테스토스테론 수치가 낮으면 성욕이 감퇴할 수도 있다. 이러한 관련성을 통해 우리는 섹스에 대한 관심이 낮아지면, 기억력도 덩달아 나빠질 수 있다는 사실을 짐작할 수 있다.

면역 기능 강화

부인과 전문의 더들리 채프먼Dudley Chapman 박사에 의하면 오르가슴이 감염과 싸우는 면역 세포를 20퍼센트까지 증가시킨다. 또 펜실베이니아 윌크스 대학교의 심리학자들은 정기적으로 성생활을 하는 사람들은 면역 체계의 기능을 강화하고 감기와 독감에 대항하는 데 도움이 되는 항체인 면역글로불린 AImmunoglobulin A 수치가 그렇지 않은 사람들보다 30퍼센트 이상이나 높다는 사실을 밝혀냈다. 또 다른 연구 결과, 오럴섹스를 하는 여성은 임신 중 혈압을 위험할 정도로 급격히 상승시키는 질환인 자간전증前子癎症이 일어날 위험이 적은 것으로 나타났다. 게다가 정자는 여성의 체내에서 자연 살해 세포를 활성화시킬 수 있는 TGF-베타를 옮기는데, 이 자연 살해 세포는 종양을 유발하는 해로운 세포들을 공격한다.

'성생활 고등 연구소Institute for Advanced Study of Human Sexuality'에서 테드 맥베나Ted McIlvenna 박사의 주도하에 시행된 한 연구는 미국의 성인 90,000명의 성생활을 조사했다. 그 결과 성적으로 활발한 사람들은 그렇지 않은 사람들보다 병가를 내는 경우가 적었고, 삶을 훨씬 더 만끽하는 것으로 나타났다.

항암제 기능

호주의 그레이엄 가일즈Graham Giles 박사가 시행한 한 연구 결과, 20~50세 사이의 남성은 사정을 자주 할수록 전립선암에 걸릴 위험이 낮았다. 또한 《국제 영국 비뇨기과 학회지British Journal of Urology International》에 발표된 한 연구에 따르면 20대 남성은 주 5회 이상 사정을 하면 전립선암에 걸릴 위험이 3분의 1까지 줄어들 수 있다는 결과가 나왔다.

연구진은 성욕을 표출하면 남녀의 성적 흥분 및 오르가슴과 관련이 있는 옥시토신과 DHEA의 수치가 증가하기 때문에 암 발생 위험을 줄일 수 있다고 말했다. 1989년에 발표된 한 연구에서는 아이를 낳아 본 경험이 없는 여성의 경우, 성생활의 빈도가 높을수록 유방암 발생률이 감소하는 것으로 나타났다. 연구진은 유방암 진단을 받은 프랑스 여성 51명을 인터뷰 3개월 이내에 검사하여 통제 집단에 속한 95명과 비교했다. 그 결과, 섹스 상대가 없거나 월 1회 이하로 드물게 섹스를 하는 경우 유방암의 발병률이 높은 것으로 나타났다.

더 좋은 성적·생식적 행동

행동 내분비학 전문가인 위니프레드 커틀러 박사가 시행한 연구에서는 남성 파트너와 주 1회 이상 섹스를 하는 여성들은 독신 여성이나 섹스를 자주 하지 않는 여성들보다 월경주기가 더 규칙적일 가능성이 높은 것으로 나타났다. 주 3회 이상 성생활을 하는 동성 커플의 여성들도 월경주기가 더 규칙적이었다. 커틀러 박사는 저서 『준비된 부모를 위한 백서White Paper for Planned Parenthood』에서 성생활이 남녀 모두의 성적 생식적인 건강에도 영향을 미친다고 보고했으며 정기적인 섹스가 생식적인 건강에 긍정적인 영향을 미칠 수 있다고 주장했다. 다음은 몇 가지 사례이다.

생식력 잦은 성생활은 생식력을 강화시킨다. 월경주기의 변화와 섹스의 빈도에 관한 연구들이 입증했듯이, 파트너와 친밀한 성생활을 규칙적으로 즐기면 월경 패턴의 조정을 통해 생식력을 촉진할 수 있다.

> **행동 지침**
> 비용이 많이 드는 불임 치료를 받기 전에 좀 더 자주 성관계를 가져 보기 바란다.

규칙적인 월경주기 일련의 연구 결과 주 1회 이상 섹스를 하는 여성들은 섹스를 드물게 하는 여성이나 독신 여성들보다 월경주기가 규칙적인 것으로 나타났다.

생리통 완화 1,900명 중 9퍼센트의 여성이 최근 3개월 사이에 생리통을 경감시키기 위해 자위를 한 적이 있다고 대답했다.

임신 1950년~1996년 사이에 발표된 연구서 59건을 검토한 한 보고서는 성병 같은 다른 위험 요인이 없는 한, 임신 기간 중에 하는 성생활은 태아에게 해를 끼치지 않는다고 밝혔다. 또한 다른 연구 결과에 의하면,

임신 중의 성생활이 조산, 특히 마지막 3개월(29주와 36주) 사이에 발생할 수 있는 조산을 예방하는 것으로 밝혀졌다. 의료상의 이유로 섹스를 할 수 없는 여성들을 제외한 1,800명 이상의 여성들 가운데, 임신 말기에 섹스를 한 여성들에게서 조산이 현저히 줄어들었다.

건강한 전립선 전립선은 정액을 구성하는 액체 성분의 일부를 생성하는 기관이다. 전립선에는 때로 염증이나 통증(전립선염)이 생기기도 하는데, 전립선염이 있는 독신 남자들의 경우 자위 빈도가 높은 남자들의 30퍼센트 이상이 전립선염 증상이 현저히, 혹은 웬만큼 완화되었다고 보고했다. 또한 잦은 사정이 전립선의 만성 비세균성 감염을 예방하는 데 도움이 된다는 보고도 있다.

숙면

성욕의 해소는 수면에 도움이 될 수 있다. 오르가슴은 진정제 역할을 하는 옥시토신과 엔도르핀을 크게 증가시킨다. 한 연구 결과, 최근 3개월 사이에 자위를 했다고 응답한 미국 여성 1,866명 가운데 32퍼센트의 경우, 자위가 수면에 도움이 된 것으로 나타났다. 대부분의 여성들이 알고 있듯이, 남성들은 흔히 섹스를 한 후에 곧바로 잠에 빠져든다.

통증 완화

여러 연구들을 통해 오르가슴이 특정한 유형의 통증을 완화하는 데에도 도움이 되는 것으로 밝혀졌다. 럿거스 대학교의 벌리 휘플Beverly

Whipple과 배리 코미사루크Barry Komisaruk가 주도한 연구 결과, 여성들은 정기적으로 오르가슴을 경험하면 골절상에서부터 관절염에 이르기까지 다양한 질환을 겪을 때 느끼는 통증의 역치閾値가 높아지는 것으로 나타났다. 즉 통증에 대한 민감도가 떨어진다는 이야기다. 오르가슴 직전에는 옥시토닌 호르몬 수치가 평상시 수치보다 5배나 높아진다. 이는 통증을 경감시키는 엔도르핀 분비로 이어진다. 또한 섹스는 월경전증후군의 통증을 완화해 주는 에스트로겐 생성을 촉진한다.

휘플 박사는 질 내벽 상측, 음핵 반대편에 있는 여성의 G스폿을 확인했다. G스폿은 여성을 흥분시키는 스위치와 같다. 휘플 박사는 이 G스폿 부위를 부드럽게 누르면 통증의 역치가 40퍼센트까지 상승한다는 사실과 오르가슴을 느끼는 동안에 여성들은 통증을 110퍼센트나 더 잘 참아 낼 수 있다는 사실을 밝혀냈다. 이런 결과를 이해하기 위해 실시한 뇌 영상 연구를 통해, 휘플 박사는 흥분이 절정에 달해 있을 때에는 뇌 깊은 곳에 위치한 진통 중추가 활성화된다는 사실을 알아냈다. 뇌의 이 영역에서 나온 신호가 엔도르핀과 코르티코스테로이드를 분비하라고 신체에 명령을 내린다. 이 화학물질들은 여러 가지 원인들로 생기는 통증을 일시적으로 마비시키는 효과가 있다. 또한 뇌의 진통 중추를 활성화시키면 진정 효과가 나타나서 불안이 감소될 수 있다.

편두통 완화

만약 아내가 "여보, 오늘 밤은 안 돼, 두통이 있거든."이라고 말한다면, 침대에서 그녀와 사랑을 나누는 것으로 아내의 두통을 경감시켜 줄 수 있다. 남부 일리노이 대학교의 의과대는 연구를 통해 오르가슴이 편두통을 완화하는 데 효과가 있다는 사실을 알아냈다. 연구 결과, 편두통에 시달리는 환자들 52명 가운데 16명이 오르가슴을 느낀 후에 편두통이 상당히 완화되었다고 답했고, 8명은 편두통이 완전히 사라졌다고 보고했다. 2001년 이후 발표된 2건의 사례 연구를 보더라도, 오르가슴이 통증 완화에 도움이 된다는 것을 알 수 있다. 그보다 앞서, 편두통에 시달리는 여성 83명을 대상으로 한 연구에서도 절반 이상의 여성이 오르가슴 후에 통증이 완화된 결과를 보였다. 편두통을 완화시키기 위해 오르가슴을 이용하는 것은 처방약을 복용하는 것만큼 효과가 확실하지 않을 수도 있다. 하지만 효과가 훨씬 빠르고 비용이 적게 들며 부작용도 적을 뿐 아니라 즐겁기까지 하다.

우울증 치료

오르가슴에는 항우울 효과도 있다. 오르가슴은 뇌의 심층 변연계를 강렬하게 활성화시키지만, 섹스가 끝나면 그 영역은 다시 안정된다.

행동 지침
우울증 증상이 있다면,
정기적인 성생활이
우울증 완화에 도움을 줄
것이다.

항우울제도 뇌의 변연계 활동을 진정시키는 경향이 있다. 정기적으로 성생활을 하는 사람들은 우울증에 걸릴 확률이 적은데, 오르가슴 빈도가 주요한 요인일 수 있다.

남성은 오르가슴을 느낄 때 변연계의 특정한 영역, 즉 중뇌-간뇌 접합부라는 영역이 활성화된다. 그 영역의 세포들은 앞서 설명했던 기쁨의 화학물질을 생성한다고 알려져 있다. 그와 동시에 연구자들이 밝힌 사실에 의하면, 남성의 경우 섹스 중에 뇌의 공포 중추인 편도의 활성이 억제된다. 이 영역은 각성과도 관련이 있다. 동물과 사람은 섹스를 하는 동안에 정신이 흐트러지지 않기 위해서는 편도의 활성을 억제할 필요가 있다. 공포 중추의 억제는 남성들의 몰두 의식에 도움을 준다. 정액에서 볼 수 있는 지방산인 프로스타글란딘은 여성의 질에 흡수되어 여성호르몬과 여성의 기분을 조절하는 역할을 하기도 한다.

뉴욕 주립 대학교의 심리학자 고든 갤럽Gordon Gallup이 이끈 연구 결과 콘돔을 사용하지 않는 남성 파트너와 성관계를 가지는 여성들은 그렇지 않은 여성들보다 우울증에 걸릴 위험이 낮은 것으로 밝혀졌다. 또한 정액에 들어 있는 호르몬인 프로스타글란딘은 여성의 생식관에 흡수되어 여성호르몬을 조절하는 것으로 보인다는 이론이 발표되기도 했다.

또 다른 연구는 활발한 성생활이 우울증과 자살의 위험성은 물론, 실제 우울증 발병과 자살도 감소시킨다고 지적한다. 성생활과 정신 건강의 상관관계를 조사한 캐나다의 한 연구에서는 독신인 사람들의 경우 우울증 발병률과 자살률이 높다는 결과가 나왔다.

후각 향상

섹스 후에는 뇌하수체 전엽에서 분비되는 성호르몬 프롤락틴의 분비량이 급격히 상승한다. 그러면 뇌의 줄기세포가 후각 중추인 뇌의 후신경구嗅神經球에서 새로운 뉴런들을 발달시켜, 후각을 향상시킨다.

건강의 열쇠

정기적인 성적 접촉, 특히 헌신적인 상대와의 섹스는 몸과 뇌를 건강하게 유지하는 데 도움이 된다. 너무 피곤하다거나 너무 바쁘다는 핑계로 육체적 사랑을 멀리하지 말기 바란다. 또한 사회적인 관계는 무시한 채 일에 너무 많은 시간을 보내는 것도 피하기 바란다. 대인 관계를 기피하면 우울증이 생기기 쉽고, 인터넷 등을 이용한 자위적인 성생활으로 쾌락을 추구하거나, 약물이나 알코올, 도박 같은 중독에 빠져들기 쉽다. 이는 뇌에도 좋지 않다. 남녀 모두 계속 건강하려면 서로의 손길과 눈 맞춤, 성적 접촉이 필요하다. 사랑과 보살핌, 보호와 지지를 받고 있다는 느낌과 함께 친밀감을 느낄 때라야 더 행복하고 더 건강해질 수 있는 것이다. 또한 그럴 때 병에 걸릴 위험성은 훨씬 줄어들고 오래 살 수 있는 기회는 훨씬 커진다.

행복

은행 계좌에 돈이 쌓이는 경제활동보다 침대에서 더 활동적인 사람들에게 희소식이 있다. 다트머스 대학교의 경제학자 데이빗 블래치플라워David Blachflower와 영국 워릭 대학교의 앤드루 오스왈드Andrew Oswald 교수는 16,000명의 성생활 수준과 행복 수준을 평가했다. 그 결과, 월 1회에서 주 1회로 섹스 횟수를 늘릴 때 얻을 수 있는 행복감이, 평균적인 미국인이 5만 달러를 더 벌었을 때 느끼는 행복감에 상응할 만큼, 섹스는 행복에 대단히 긍정적인 영향을 미친다는 사실을 알아냈다.

게다가 이 연구자들이 밝힌 결과에 의하면, 대부분의 사람들이 생각하는 것과 달리 돈을 더 많이 번다고 해서 반드시 섹스를 더 자주 하는 것은 아닌 것으로 나타났다. 이들의 연구 결과, 섹스 빈도와 수입 수준 사이에는 상관관계가 전혀 없었다. 이들의 연구에서 행복 수준이 가장 높은 사람들은 독신자들보다 평균적으로 30퍼센트 정도 더 섹스를 많이 하는 기혼자들이었다. 이 경제학자들의 추산에 따르면 지속적인 결혼 생활은 매년 10만 달러를 더 벌 때 느끼는 행복감과 동등한 행복감을 준다. 반면 이혼할 경우에는 매년 66,000달러에 이르는 행복감을 잃게 된다. 그러니 결혼 생활을 잘 영위하면 많은 돈을 모으는 셈이다.

정기적인 성생활이 여성에게 주는 건강상의 이점들

- 규칙적인 월경주기
- 생식능력이 향상된 월경주기
- 생리통 완화
- 정서 안정
- 기억력 향상
- 통증 경감
- 소변 조절 능력 개선
- 감기 및 독감 발병 감소
- 스트레스 완화
- 좋은 몸매 유지
- 젊음 촉진 호르몬인 DHEA 분비량 증가
- 테스토스테론 및 에스트로겐의 증가
- 체중 관리: 30분당 섹스는 약 200칼로리를 소모하는 데 반해, 요가는 114칼로리, 춤(락)은 129칼로리, 산책(약 시속 5킬로미터 속도로 걷기)은 153칼로리, 근력강화운동은 153칼로리를 소모하는 데 그친다.

정기적인 성생활이 남성에게 주는 건강상의 이점들

- (심장의 건강과 정신 안정의 지표인) 심박 변이율 증가
- 심혈관 기능 향상 (주 3회 섹스를 하면 심장마비나 뇌졸중의 위험이 절반으로 줄어든다.)
- 테스토스테론 수치의 증가 (뼈와 근육 강화)
- 전립선 기능 향상
- 숙면

성욕 감퇴의 치료

알다시피 과학적인 연구는 정기적인 성생활과 신체적, 정신적 건강 간의 '양의 상관관계'를 입증하고 있다. 나는 이 주제로 남부 캘리포니아에서 열린 사무엘리 여성 건강 컨퍼런스Samueli Women's Wellness Conference에서 강연을 했는데, 강연이 끝나자 한 기혼 여성이 내게 다가오더니 자신은 섹스만은 하고 싶지 않다고 말했다. 그녀는 일찍 죽고 싶진 않다면서 오래 살려면 어떻게 해야 하는지 물었다.

나는 이렇게 대답했다.

"건강에 좋은 식이요법, 운동, 정신 수양, 보조제 섭취, 낙관적인 사고방식처럼 건강을 유지하며 장수할 수 있는 방법은 많아요. 하지만 건강한 성생활이 당신과 당신 남편에게 주는 부가적인 혜택을 당신이 놓치지 않았으면 좋겠군요. 테스토스테론 수치와 에스트로겐 수치가 떨어지고, 우울증에 빠지거나, 결혼 생활에 갈등을 겪거나, 과거의 정서적인 외상에 시달리면 종종 성욕이 감퇴되기도 해요. 문제점을 찾아 치료하면 많은 보

상을 받을 겁니다."

열정을 높여 주는 섹시한 음식

- 아몬드는 즐거운 일이 막 일어나려고 하는 뇌에 정신을 맑게 하는 반응을 촉진하는 화학물질인 페닐에틸아민Phenylethylamine, PEA 수치를 증가시킨다.
- 사과는 숨결을 향기롭게 해 준다.
- 아스파라거스에는 호르몬 생산에 반드시 필요한 비타민 E가 풍부하다.
- 아보카도에는 PEA, 비타민 B_6, 칼륨이 풍부하다.
- 바나나에는 남성의 성욕을 높이는 것으로 알려져 있는 브로멜라인 효소가 들어 있다.
- 양배추는 혈액순환을 촉진하는 데 도움이 된다.
- 셀러리에는 여성의 성욕을 자극하는, 남성의 땀을 통해 방출되는 호르몬인 안드로스테론이 들어 있다.
- 칠리고추에는 신경말단을 자극하고 심장박동수를 높이는 캡사이신 Capsaicin이 들어있다.
- 초콜릿은 PEA, 그리고 카페인과 유사한 물질인 테오브로민Theobromine을 증가시킨다.
- 치즈에는 초콜릿보다 PEA가 훨씬 더 많이 들어 있다.
- 달걀에는 호르몬의 균형을 돕는 비타민 B가 함유되어 있다.
- 무화과에는 성욕을 높여 주는 아미노산이 풍부하다.
- 마늘에는 성기로 가는 혈류량을 증가시켜 주는 성분인 알리신Allicin이 들

어 있다.

• 굴에는 성욕의 자극에 도움이 되는 테스토스테론과 도파민 생성에 효과가
있는 아연이 풍부하다.

열정 솔루션

열정의 저해 요인	열정의 촉진 요인
뇌 장애	뇌 장애의 효과적인 치료
수면 부족	충분한 수면 (최소 7시간)
호르몬의 변동	호르몬의 균형
알코올	금주
우울증	슬프거나 불안할 때 일기 작성, 치료
부정적인 사고	ANTs(자동적인 부정적 사고)의 근절
만성 통증	천연 통증 완화제(SAMe, 어유, 5-HTP)

열정의 촉진 요인 (계속):

남성의 성욕을 자극하는 냄새: 라벤더 향기, 호박 파이 냄새, 검은 감초, 도넛, 오렌지, 치즈 피자, 로스트 비프, 시나몬번 등의 냄새

여성의 성욕을 자극하는 냄새: 베이비파우더, 오이, 검은 감초, 라벤더, 호박 파이 등의 냄새

(섹스하기 전에 안정이 필요한 사람들을) 편안하게 해 주는 냄새: 백단유, 마저럼, 레몬, 캐모마일, 수레박하 등의 향기

(섹스하기 전에 활력이 필요한 사람들을) 자극하는 냄새: 재스민, 장미, 일랑일랑, 파촐리, 박하, 정향 등의 향기

CHAPTER 15

뇌 건강 솔루션

건강의 열쇠가 뇌에 있다

훌륭한 몸을 가지려면 반드시 훌륭한 뇌를 가져야만 한다.

뇌와 몸은 서로 전부 연결되어 있다. 우울증, 양극성장애, 불안장애, 강박장애, 정신 분열증, 슬픔, 외상후스트레스장애, 약물 중독, 섭식장애, 도박 중독 등과 같은 정신(뇌) 질환은 모두 우리의 몸과 외모와 기분에 대단히 심각한 해를 끼친다. 이러한 장애들은 극심한 스트레스를 주며, 수면 시간을 빼앗고, 식욕을 변화시키고, 주름살과 지방을 늘어나게 한다. 이런 뇌 건강 장애들로 인해 생기는 조기 노화와 늙어 버린 기분을 체험하지 않으려면, 장애를 가능한 한 빨리 치료해야만 한다. 이 장에서는 일반적인 정신 건강 장애, 그리고 의료적 도움을 받을 시기 및 방법에 대한 몇 가지 견해를 간단히 설명할 것이다.

정서장애

우울증

우울증은 심장질환, 면역 체계 기능 장애, 알츠하이머병과 관련이 있다. 8장 '심장 솔루션'을 보면 우울증이 심장마비 환자들의 생존율을 얼마나 낮추는지 알 수 있다. 9,000명이 넘는 암환자들이 관련된 26건의 연구들을 검토한 결과, 가볍거나 심각한 우울증 진단을 받은 환자들의 사망률은 우울증에 걸리지 않은 환자들의 사망률보다 39퍼센트나 높은 것으로 나타났다. 우울증의 신체적인 증상은 이 장애를 겪고 있는 사람들의 얼굴과 태도를 보면 쉽게 알 수 있다.

경리 사원으로 근무하고 있으며, 한 남자의 아내이자 두 아이의 어머니인 52세의 바버라는 늘 피로에 시달리다가 나를 찾아왔다. 바버라의 주치의는 피로의 신체적인 원인을 배제하고는, 그녀가 과다하게 스트레스를 받았다고 생각했다. 게다가 그녀는 일에 집중하지 못하고 수면장애에도 시달리고 있었다. 그녀는 성욕을 느끼지 못했고, 식욕도 감퇴했으며, 가족과의 일들에도 흥미를 잃었다. 바버라는 특별한 이유 없이 울기도 했고, 심지어는 자살에 대한 절망적인 생각에 빠져들었다. 바버라는 우울증을 앓고 있었던 것이다.

우울증은 아주 흔한 정신질환이다. 여러 연구들에 의하면 시기에 상관없이 전체 인구의 6퍼센트 정도는 심각한 우울증을 앓고 있는 것으로 나타났다. 하지만 이들 중에 의학적인 도움을 구하는 사람은 20~25퍼센트에 불과하다. 이는 정말 유감스러운 일이다. 왜냐하면 우울증은 치료가 가능한 장애이기 때문이다.

다음은 우울증의 일반적인 증상들이다.

- 슬픔, 우울, 비관적인 감정
- 활력의 저하, 잦은 피로
- 일반적으로 즐거운 활동에서 즐거움을 느끼는 능력의 부족
- 과민성
- 집중력 부족, 정신 산란, 기억력 감퇴
- 자살 충동, 허무감
- 절망감, 무력감, 죄책감, 무가치한 느낌
- 수면 패턴의 변화, 자주 깨어나는 일을 동반한 수면 부족이나 수면 시간의 증가
- 식욕의 변화, 식욕 과다 또는 식욕 감퇴
- 대인 기피
- 자존감 상실

모든 정신장애를 진단할 때, 그 장애를 이해하기 위해서는 생물학적, 심리학적, 사회적 접근법을 취하는 게 효과적이다.

생물학적 요인 우울증의 여러 중요한 생물학적인 요인들을 찾아볼 수 있다. 우선 가족력을 살펴보는 게 중요하다. 이미 알고 있듯이 우울증은 유전적인 소인이 있는 경우가 흔하며, 알코올 남용 이력이 있는 가족에서 자주 발생한다.

우울증을 유발하는 질환은 무척 많기 때문에 의학적 관점에서 환자를 진단하는 것도 중요하다. 우울증을 유발하는 질환으로는 갑상선 질환, 전염병, 암, 특정한 빈혈증 등이 있다. 심장마비, 뇌졸중, 뇌 외상 등의 질환이 있는 사람도 우울증에 걸릴 위험이 높다.

호르몬이 급격하게 변하는 시기(산후 또는 폐경기)도 우울증을 촉진할 수 있다.

또한 특정한 약물도 우울증을 유발할 수 있다. 가장 주목할 만한 약물로는 피임약, 특정한 혈압약, 심장약, 스테로이드, 만성 통증 완화제 등이 있다.

우울증을 진단할 때, 알코올 및 약물 남용 이력도 살펴볼 필요가 있다. 만성적인 알코올 및 마리화나 남용이 우울증을 일으키는 경우는 흔하며, 암페타민이나 코카인 금단현상에는 심각한 자살 충동이 자주 뒤따르곤 한다.

심리학적인 요인 우울증의 심리학적인 요인은 다음과 같다.

- 주요한 상실: 사랑하는 사람의 죽음, 연인과의 이별, 직업이나 자존감, 지위, 건강, 목적 등의 상실
- 어릴 적 겪은 다양한 외상: 신체적이거나 성적인 학대
- 부정적인 사고: 자존감을 좀먹고 기분을 우울하게 만드는 부정적인 사고
- 학습된 무기력: 무슨 일을 하더라도 변할 게 없다는 믿음. 목표 성취에 계속적인 좌절을 겪는 환경에 처할 경우 이러한 믿음이 생긴다.

사회적 요인 고려해야 할 우울증의 사회적 요인 및 현대생활의 스트레스 요인은 다음과 같다.

- 부부 문제
- 가족 문제
- 경제적 어려움
- 업무 관련 문제

바버라의 경우 신체검사 결과는 정상이었다. 그러나 바버라의 어머니는 우울증 이력이 있었고, 이모는 자살했다. 또한 그녀의 아버지가 대단히 비판적인 사람인 것으로 미루어 보아, 심리학적인 관점에서 그녀 역시 극도로 자기 비판적인 사람이었다. 그리고 사회적인 관점에서 보면, 바버라는 지난 몇 년 동안 결혼 생활에 어려움을 겪었고 10대인 딸과 다툼이 잦았다.

> **행동 지침**
> 우울증 증상을 가볍게 생각하지 말라. 우울증은 당신이 원하는 몸을 가꾸려는 노력을 망칠 수 있다.

정서적 질환의 치료는 생물학적, 심리학적, 사회적 접근법을 종합적으로 활용할 때 가장 좋은 결과를 얻는다. 우리는 바버라에게 항우울 보조제를 처방했고 자기 비하를 크게 줄일 수 있는 심리치료도 했다. 또한 시간을 들여 그녀의 결혼 생활이나 10대 딸과의 갈등 문제를 해소하는 데도 주력했다. 그 결과 10주가 지나는 사이에 바버라는 활력을 훨씬 더 느끼게 됐고, 집중력이 크게 향상되었다. 기분도 좋아졌다. 잠도 잘 잤고 식욕도 다시 돌아왔다. 또한 남편이나 딸과의 사이도 아주 좋아졌다.

우울증은 치료가 가능한 질환이다. 1980년에 비하면 우울증을 훨씬 더 잘 치료할 수 있게 되었다. 우울증을 완치하기 위해서는 생물학적, 심리학적, 사회적 관점에서 조기에 발견하여 치료하는 게 중요하다. 생물학적 관점의 치료로는 약품이나 보조제, 적절한 식이요법과 운동을 생각해 볼 수 있다. 어떤 연구들에 의하면 운동은 약물만큼 효과적이면서도 비용은 적게 들고 부작용은 거의 없다. (부작용이 있다면, 그것은 대부분 긍정적인 것이다.) 심리치료 역시 우울증 치료에 효과적인 것으로 밝혀졌다. 우울증의 심리치료 방법 중에 가장 연구가 잘된 요법은 인지 치료와 대인 관계 심리 치료다. 인지 치료는 우울증의 항구적인 증상인 부정적 사고를 없애도록 환자들을 가르치는 치료법이고, 대인 관계 심리치료는 환자들이 원만한 대인 관계를 갖도록 가르치는 치료법이다.

이러한 방법들 대다수, 혹은 전부를 포함하는 포괄적인 접근법을 활용하는 것이 우울증을 치료하는 데 가장 좋은 방법이다. 하지만 많은 사람들은 우울증 증상을 치료하는 방법으로 항우울제만 생각한다.《일반정신의학 회지Archives of General Psychiatry》의 조사에 따르면, 미국 내 항우울제의 이용은 1996년에서 2005년 사이에 2배로 늘어났다. 1996년에는 미국인 약 1,300만 명(전체 미국 인구의 6퍼센트)이 항우울제 처방을 받았다. 그 수치는 2005년에 와서 (전체 미국 인구의 10퍼센트가 넘는) 2,700만 명으로 크게 늘어났다. 또한 항우울제 치료를 받은 사람들 가운데 전문 의료인의 진료를 받은 사람은 32퍼센트도 안 됐다. 항우울제 치료를 받은 사람들 대부분은 전문 의료인의 진료를 받기보다는 일반의로부터 처방을 받고 있었다. 게다가 항우울제 치료를 받는 환자들 가운데 심리치료를 받는 사람들은 10퍼센트나 감소했다.

이러한 추세는 우려스럽다. 에이멘 클리닉의 뇌 영상 연구를 통해 우리는 서로 다른 7가지의 특수형 우울증을 확인했다. 각 특수형은 그에 맞는 개별적인 치료가 필요하다. 모든 우울증 치료에 효과적으로 적용될 수 있는 항우울제 처방은 없으며, 항우울제가 일부 사람들에게는 위험할 수도 있다. 게다가 우울증 치료에 효과가 있다고 입증된 심리치료 방법도 있다. 심리치료와 달리, 항우울제는 여러 가지 해로운 부작용이 따를 수 있다. 나는 대체로 규칙적인 운동, 긍정적인 사고의 함양, 어유 보조제 섭취 등과 같은 자연요법을 우선적으로 추천한다.

양극성장애

정서장애의 또 하나의 유형으로 양극단의 감정을 주기적으로 오가는 양극성장애가 있다. 이 장애는 들뜨거나 흥분하거나 조급하거나 기분이 고양되는 정서 상태를 보이는 조증 시기와 우울증 시기가 번갈아 일어난다. 조증은 정상과 다른 심리 상태로, 에너지가 고양되고, 다양한 생각들이 폭주하고, 충동적이고, 잠에 대한 욕구가 줄어들고, 거창한 망상에 사로잡히는 등 비정상적인 정서 상태를 보인다. 성이나 종교에 과도하게 몰두하거나 흥청망청 과소비를 하는 경우도 잦다. 때로는 환상이나 망상에 시달리기도 한다.

양극성장애 주기 가운데 우울증 시기에 치료할 경우, 항우울제나 항우울 보조제를 사용하면 조증 증세가 나타날 수도 있는 것으로 밝혀졌다. 양극성장애는 결혼 생활에 문제를 일으키거나 약물 남용, 자살 등으로 이어질 수 있는 위험을 안고 있어서 적극적인 치료가 중요하다. 부부간의 갈등과 알코올이나 약물 남용의 결과로 유발되는 스트레스는 신체적인 건강과 외모에 피해를 줄 수 있다.

다음은 양극성장애의 일반적인 증상들이다.

- 비정상적으로 기분이 고양되는 심리 주기, 혹은 비정상적으로 우울하거나 불안한 심리 주기
- 수면 욕구가 감소하고 평소보다 수면 시간이 훨씬 적은데도 활력이 넘치는 주기
- 과장된 견해나 생각, 계획을 보이는 주기
- 지나치게 말이 많아지는 주기나 아예 입을 다물고 침묵하는 주기
- 많은 혼란스러운 생각들이 머릿속에 폭주하는 주기
- 활력이 현저히 떨어지는 주기
- (정상적인 행동과 다른) 위험한 행동으로 이어지는 판단력 저하 주기
- 부적절한 사회적 행동 주기
- 흥분이나 공격성 주기
- 망상이나 정신병적 사고 주기

흔히 조울증이라고도 하는 양극성장애는 고전적인 정서장애에 속한다. 최근에 들어 제2형 양극성장애로 불리는 비교적 가벼운 형태의 양극성장

애는 우울증과 가벼운 조증 에피소드와 관련이 있다.

일반적으로 제1형, 제2형 양극성장애는 모두 리튬 같은 약물이나 데파코트Depakote나 라믹탈Lamictal과 같은 항우울제로 치료한다. 최근 몇 년 사이에 나온 문헌에 의하면, 생선이나 아마씨 유에 들어 있는 오메가-3 지방산을 고용량으로 섭취하면 양극성장애를 완화하는 데 효과를 볼 수 있다.

불안장애

사람들의 뇌와 몸에 부정적인 영향을 줄 수 있는 일반적인 불안장애에는 네 가지 유형, 즉 공황장애, 광장공포증, 강박장애, 외상후스트레스장애가 있다. 이런 불안장애의 각각의 유형과 그 치료법에 대해 간단히 설명하고자 한다.

공황장애

갑자기 심장박동이 거세지고, 엄청난 두려움이 일고, 호흡이 빨라지고, 땀이 나기 시작하고, 근육이 경직되고, 손이 얼음장처럼 차가워지고, 온갖 소름 끼치는 생각들이 머릿속을 맴돌고, 지금 상황을 벗어나지 않으면 정신을 잃을 것만 같다. 막 공황발작에 사로잡혔을 때의 증상이다. 공황발작은 가장 일반적인 뇌 장애 가운데 하나로 신체에 강력한 영향을 미친다. 성인의 6~7퍼센트가 평생에 걸쳐 언제든, 재발성 공황발작을 겪는 것으로 알려져 있다. 공황발작은 흔히 늦은 청소년기나 성인기 초기에 처음 나타나지만, 인생 후반기에 자연스럽게 나타나기도 한다. 의사들은 3

주에 3회 이상 공황발작이 나타나는 사람에게 공황장애 진단을 내린다.

전형적인 공황장애를 앓는 사람은 다음 12가지 증상 가운데 4가지 이상의 증상을 보인다.

- 호흡곤란
- 심장의 두근거림
- 흉통
- 현기증
- 숨 막힘 혹은 질식
- 손발 저림
- 비현실감
- 열증이나 냉증
- 발한
- 실신
- 전율이나 떨림
- 죽음에 대한 공포감이나 발광

처음 공황발작이 일어나면 사람들은 대부분 심장마비를 일으킨 줄로 알고 응급실로 향한다. 그리고 어떤 사람들은 실제로 심장마비 진단을 받고 입원하기도 한다.

공황장애 환자에게 나타나는 가장 까다로운 증상 가운데 하나가 예기불안이다. 예기불안에 시달리는 사람들은 최악의 상황을 예상하는 데 도가 텄다. 사실 흔히 공황발작을 일으키는 것이 바로 이처럼 나쁜 일을 예상하는 일이기도 하다. 예컨대 예기불안에 시달리는 사람들은 식료품점에 들어가서는 혹시나 불안발작이 일어나서 의식을 잃고 바닥에 쓰러지지 않을까 불안해한다. 그러고는 상점 안의 모든 사람이 자신을 바라보며 비웃을 거라고 상상한다. 그러면 곧바로 증상이 실제로 일어난다. 때로는 공황장애가 아주 심해질 수도 있는데, 그럴 경우에는 집 밖으로 나갈 상황을 전부 피하기 시작하면서 광장공포증이라는 질환으로 이어지기도 한다. (광장공포증은 아래에서 더 자세하게 다룬다.)

공황발작의 원인은 아주 다양하다. 때로는 갑상선기능항진증 같은 질환 때문에도 공황발작이 일어날 수 있으니, 신체검사와 혈액검사가 필수적이다. 과도한 카페인 섭취나 알코올 금단현상 때문에도 공황발작이 일어날 수 있다. 호르몬의 변화도 공황발작에 한몫한다. 그리고 여성들의 경우, 월경주기가 끝날 무렵이나 출산 후, 혹은 폐경기 중에 공황발작이 자주 일어나는 편이다. 과거의 트라우마도 어떤 식으로든 무의식적으로 자극할 수 있기 때문에 공황발작을 일으킬 수 있다. 그 밖에 공황발작을 일으킬 수 있는 원인으로는 가족력이나, 알코올 남용, 기타 정신질환 등이 있다.

공황장애를 겪는 사람들의 뇌 SPECT 스캔 영상을 보면 흔히 기저핵이 과도하게 활성화되어 있다. 때로는 측두엽에 이상이 있는 경우도 있다. 나는 공황장애 치료 방법으로 심리치료와 GABA, 비타민 B_6, 마그네슘, 카바 카바 등과 같은 보조제 활용을 선호한다. 이를 통해 뇌 기능의 균형을 유도한다. 약물도 도움이 될 수 있다. 하지만 불행히도 가장 효과가 있는 약물들 역시 중독성이 있기 때문에 주의해야 한다.

> **행동 지침**
> 만일 공황발작을 겪고 있다면 건강검진을 받아 봐라. 공황발작은 특정한 질병 때문에 일어날 수도 있다.

광장공포증

광장공포증Agoraphobia이라는 말은 '시장의 공포'라는 뜻을 지닌 그리스어에서 유래했다. 행동학적 관점에서 보면 그 말은 공공장소에 홀로 있는 것에 대한 공포를 뜻하기도 하다. 그 근원적인 두려움은 자신이 통제력을 잃고 무력한 상태에 처하게 돼도 자신을 도와줄 사람이 아무도 없을 거라는 불안감이다. 이러한 공포증에 시달리면 사람들이 많은 곳이나 상점, 분주한 거리를 피하기 시작한다. 이런 사람들은 흔히 터널 안이나 다리 위, 엘리베이터 안, 대중교통을 두려워한다. 또한 외출할 때 가족이나 친구에게 동행해 달라고 요청할 때가 많다. 광장공포증이 한 사람에게 찾아와 터를 잡으면, 그의 삶은 완전히 뒤바뀌고 만다. 공포나 회피 행동에 지배를 받으면서 정상적인 활동들의 범위가 점점 더 줄어든다.

광장공포증의 증상은 흔히 10대 후반이나 20대 초반에 나타나지만, 50대나 60대에 시작되는 경우도 있다. 광장공포증을 겪고도 자신에게 어떤 이상이 있는지 모르는 사람들은 흔히 지나친 음주나 약물로 치유하려고 하는 경향이 있다. 광장공포증은 여성에게 더 자주 나타나며 이 질환에 시달리는 사람들 중에는 어린 시절에 심한 격리불안을 경험한 사람들이 많다. 그 밖에 가족이나 친척 중에 심한 불안장애나 공황발작, 우울증, 알코올 남용 이력이 있는 사람도 광장공포증에 걸릴 위험이 높다.

광장공포증은 흔히 특별한 이유 없이 '갑자기' 찾아오는 공황발작에 뒤이어 일어나고는 한다. 이런 발작은 환자들에게 너무나 무서운 것이기 때문에, 이 공포증을 겪은 사람들은 그런 공포와 조금이라도 관련된 모든 상황을 피하기 시작한다.

광장공포증 환자의 뇌 스캔 결과와 그 치료법은 공황장애 환자의 경우와 비슷하다. 한 가지 다른 점이라면, 광장공포증 환자는 전측 대상회가 종종 과도하게 활성화되기 때문에 공황발작에 대한 두려움에 더 쉽게 사로잡힌다는 사실이다. 이러한 두려움에 사로잡히면 외출하지 못하는 일은 아주 흔하게 일어난다. 광장공포증을 치료하는 데 프로작이나 렉사프로Lexapro 같은 약물이나 5-HTP와 세인트 존스 워트 같은 보조제가 종종 효과적이다.

강박장애

강박장애의 특징은 통제력을 잃은 생각을 반복하거나 의미 없다는 걸 알면서도 어쩔 수 없이 강박적인 행동을 반복하는 점이다. 강박적인 사고와 관련된 주요 요인으로는 (자신의 아이를 죽이는 짓과 같은) 폭력, (악수로 인해 질병이 감염되는 일과 같은) 오염, (실제로 교통사고가 발생하지 않았는데도 그런 사고로 누군가 부상을 입지 않을까 하는 우려와 같은) 의심 등이 있다. 강박장애에 시달리는 사람들은 이런 사고들을 억누르려고 많은 노력을 기울이지만 그 사고들을 통제하려고 하면 할수록 사고들은 더욱더 강해진다.

가장 일반적인 강박 행동으로는 손 씻기, 계산, 점검, 접촉 등이 있다. 이런 행동들은 흔히, 매우 엄격하거나 정밀한 방식의 독특한 규칙에 따라 이루어지곤 한다. 예를 들어 계산강박증이 있는 사람은 출근이나 등굣길에 포장도로의 블록에 난 갈라진 틈을 모조리 세어야만 한다고 느낀다. 바로 이런 이유 때문에 대부분의 사람이 5분이면 걸어갈 수 있는 거리가 강박장애 환자에게는 서너 시간에 이르는 여정이 되기도 하는 것이다. 이런 유형의 강박 행동들은 대부분 더 좋은 몸을 가꾸는 데 걸림돌이 되고 만다.

강박장애 환자들의 내면에는 절박하게 '그걸 꼭 해야만 해.'라고 여기는 의식이 숨어 있다. 그러나 일반적으로 마음 한편으로는 그런 행동이 무의미하다는 것을 인식하고 있으며, 비록 그 행동을 하면서 긴장이 풀리더라도, 행동을 실천에 옮기는 것에서 별 만족감을 얻지 못한다. 수년 동안 많은 강박장애 환자를 치료하면서 내가 만난 환자들 중에 가장 어린 환자는 5세 아이였다. 그 아이는 밤이면 집 안 곳곳의 문이 잠겼는지를 20~30번씩 강박적으로 확인하고 나서야 잠자리에 들 수 있었다. 가장 나이가 많았던 사람은 83세의 여인이었다. 그녀는 내면에서 혐오감을 떠올리는, 강박적인 성적 사고에 사로잡혀 있었다. 그녀는 혐오스러운 성적인 생각이 머릿속에 떠오를 때마다 그 생각을 억누르려고 애썼다. 그러다가 모든 문을 걸어 잠그고, 모든 차양을 내리고, 불을 끄고, 전화기 선을 뽑고는 어두운 방 한가운데 가만히 앉아 있는 지경에까지 이르렀다.

우리는 뇌 SPECT 연구를 통해 강박장애 환자들의 기저핵과 전측 대상회가 과도하게 활성화되어 있는 모습을 종종 확인한다. 이런 환자들에게는 행동 치료가 도움이 되며, 이를 통해 환자의 뇌 기능을 개선시킬 수 있는 것으로 밝혀졌다. 또한 프로작과 렉사프로 같은 약물이나 5-HTP과 세인트 존스 워트 같은 보조제는 세로토닌 수치를 증가시켜 문제가 되는 뇌 영역들을 안정시켜 줄 수 있기 때문에, 종종 강박장애 치료에 효과적이다.

외상후스트레스장애

여행사 직원인 34세의 조앤은 사무실에서 권총을 들이대는 강도 두 명과 맞닥뜨렸다. 강도 둘 중 한 사람은 조앤의 머리에 총구를 겨누고 네다섯 번이나 죽여 버리겠다고 협박했다. 순간 조앤의 머릿속에 자신의 뇌가 벽에 부딪혀 피를 튀기며 흩어지는 모습이 아주 생생히 떠올랐다. 15분 간의 호된 시련이 끝나갈 즈음, 두 강도는 조앤의 옷을 모조리 벗겼다. 그 순간 잔인하게 강간당하는 자신의 모습이 조앤의 뇌리를 스쳤다. 강도는 그녀를 건드리지 않고 벽장 속에 가두고는 그냥 달아났다.

그 일 이후로 조앤의 인생은 혼란에 빠졌다. 그녀는 항상 긴장했고, 강도를 당한 순간의 장면을 결코 잊을 수 없었으며 되살아나는 그때의 악몽에 시달렸다. 복통과 두통도 끊이지 않았다. 외출할 때마다 극심한 두려움에 사로잡히고는 했다. 조앤은 몸을 제대로 가누지 못하고 좌절할 수밖에 없었다. 심장이 두근거려서 숨도 제대로 쉴 수 없었으며, 손은 언제나 식은땀으로 축축했다. 그녀는 자신의 감정을 혐오했고 즐거운 인생이 악몽으로 변해 버린 현실에 분노했다. 가장 화가 나는 것은 강도 사건이 자신의 결혼 생활과 아이들에게까지 악영향을 미치고 있다는 점이었다. 조앤의 아기도 덩달아 긴장하고 아주 까다롭게 굴었다. 남편과 성관계를 가지려 할 때면 그녀는 항상 울음을 터뜨리며 강도들에게 강간당하는 자신의 모습을 떠올리기 시작했다.

조앤은 외상후스트레스장애(PTSD)를 겪고 있었던 것이다. 이 장애는 강도, 강간, 교통사고, 지진, 폭풍, 화산 폭발 등 극심한 외상성 사건에 대한 뇌의 반응이라고 할 수 있다. 조앤은 특히 과거의 사건 장면에 대한 회상과 악몽으로 나타나는 전형적인 PTSD 증상을 보였다.

PTSD의 증상 가운데 최악은 뇌가 벽에 부딪쳐 흩어지거나 강간당하는 광경을 보는 것처럼, 실제로 일어나지도 않은 일에 대해 끔찍한 생각을 하는 것에서 생기는 증상이다. 이런 생각들은 조앤의 잠재의식 속에 사실처럼 기록되었지만, 그녀는 치료를 받기 전에는 그런 생각들이 자신을 얼마나 해치고 있는지도 몰랐다. 예를 들어 강간당하는 장면을 상상하면 마음 한구석에서 자신이 실제로 강간당했다고 믿기 시작했다. 강도들이 조앤을 건드리지 않았는데도, 그녀는 강도 사건 이후 처음 생리를 했을 때 다행히 강도의 아이를 임신하지 않았다는 안도감에 눈물까지 흘렸다. 심지어 조앤은 마음 한구석으로 자신이 죽었다고 믿기도 했다. 머릿속에 자신이 죽은 모습이 너무 생생하게 그려졌기 때문이다. 결국 이 같은 조앤의 왜곡된 잠재의식을 교정하는 데 치료의 상당 부분이 할애되었다.

치료를 하지 않을 경우 PTSD는 정말로 한 사람의 인생을 망칠 수도 있다. 일반적으로 가장 효과적인 치료 방법은 심리 치료다. 내가 생각하는 특히 효과가 좋은 심리치료법 가운데 하나가 '안구운동 민감성 소실 및 재처리 요법'이라고 불리는 EMDR이다. PTSD 증상의 경중에 따라 특정한 유형의 약물과 보조제가 도움이 될 수도 있다.

약물 및 알코올 중독과 남용

많은 사람들이 정상 상태에서 벗어난 근원적인 뇌 기관을 치유하려고 알코올이나 약물에 의존한다. 알코올, 마리화나, 진정제, 진통제 등과 같은 일종의 신경안정제가 과도하게 활성화한 뇌 기관을 진정시키는 데 사용된다. 그리고 코카인과 메타암페타민과 같은 각성제는 활성이 지나치게 떨어진 뇌 영역을 자극하는 데 사용되고는 한다. 문제는 이런 물질 대부분이 중독성이 있고 뇌와 몸을 손상시킨다는 사실이다. 손상은 때로 영구적이다.

이런 물질을 남용할 경우 건강에 심각한 악영향을 끼친다. 알코올과 약물 남용이 일으킬 수 있는 건강 문제를 일일이 나열하자면, 책을 몇 권은 써야 할 것이다. 다음은 알코올중독이 신체에 미칠 수 있는 많은 나쁜 영향들 가운데 일부이다.

- 심장질환, 뇌졸중, 암의 발병 위험 증가
- 간경화로 이어질 수 있는 간염
- 발기부전
- 위장병
- 영양 부족

게다가 알코올과 약물을 남용하다 보면 기억력과 판단력이 손상되어, 전체적인 건강을 위한 최선의 결정을 내릴 수 없게 되고 뇌 건강에 나쁜 습관들에 빠져들 가능성이 높아진다.

행동 지침

알코올이나 약물 남용의 증상 목록을 살펴보고, 자신에게 해당되는 것이 있는지 체크해 보기 바란다. 이 목록은 당신이나 당신이 알고 있는 누군가에게 알코올이나 약물 남용 문제가 있는지 알려 줄 것이다.

약물이나 알코올을 남용하는 사람들은 흔히 자신에게 문제가 있다는 사실을 부인한다. 이들은 대개 최악의 상태에 이르러서야 문제가 있다는 걸 인식한다. 알코올과 약물 관련 문제들은 여러 가지 면에서 비슷하다. 이처럼 비슷한 면이 많으므로 알코올과 약물 남용의 문제들을 함께 다루겠다.

단, 여기서 이야기하는 알코올이란 맥주부터 와인, 증류주, 일부 감기약에 이르기까지 알코올이 조금이라도 들어간 모든 종류의 음료와 약물을 의미한다. 그리고 약물이란 각성제나 진정제, 혹은 암페타민, 바르비투르산염, 마리화나, 코카인, 헤로인, 펜시클리딘 등처럼 환각 효과가 있는 모든 종류의 향정신성 물질을 의미한다.

알코올이나 약물의 과도한 남용 증상

___ 뜻하지 않게 취하는 일이 잦고, 정기적이거나 우발적으로 알코올이나 약물을 소비하는 횟수가 많아진다.

___ 약물이나 알코올을 문제 해결 방법으로 이용한다.

___ 알코올이나 약물에 지나치게 집착하고, 알코올이나 약물에 대한 욕구를 표현한다.

___ 술을 단숨에 들이키거나 약물을 다량으로 사용한다.

___ 예전처럼 취하려면 알코올이나 약물의 양을 더 늘려야 한다.

___ 알코올이나 약물을 사용할 때 알리바이를 만들거나 궁색한 변명을 하는 경향이 있다.

___ 직장이나 가정에서 다른 사람들의 도움을 받아야 한다.

___ 알코올이나 약물을 지나치게 소비한다는 사실을 인정하지 않으며, 다른 사람으로부터 문제를 지적받으면 짜증을 낸다.

___ 자주 결근을 한다. 특히 주말이나 휴일 다음 날에 결근을 자주 하는 경향이 있다. (월요병)

___ 직업을 자주 바꾼다. 특히 능력이나 학력, 배경 등의 고용 조건이 점차 낮은 직장으로 자주 옮긴다.

___ 초췌한 외모에 불량한 위생 상태를 보이며, 행동이나 사회적 적응력이 전보다 떨어지거나 기대에 못 미친다.

___ 뚜렷한 이유 없이, 계속 몸에 알 수 없는 병이 생긴다. 특히 수면장애를 겪거나 복통이나 두통에 시달리거나 식욕이 떨어진다.

___ 의료기관을 자주 찾는다.

___ 결혼 생활에 문제가 끊이지 않는다. 결혼을 자주 하기도 한다.

___ 음주운전이나 풍기 문란죄로 체포된 적이 있다.

___ 비정상적으로 불안하거나 아주 우울하다.

___ (떨림, 극도의 불안감, 알코올이나 약물에 대한 충동, 구토 같은) 금단증상을 보인다. 알코올이나 약물을 남용하는 사람은 보통 여러 번에 걸쳐 알코올과 약물을 끊으려고 노력하지만 금단증상을 이겨내지 못한다.

___ 자주 환청이나 환각을 경험한다.

___ 일시적인 기억상실(아무것도 기억나지 못하는 순간)을 경험한다.

___ 기억장애를 겪는다.

___ 혼자서 술을 마시거나 약물을 사용한다. 이른 아침이나 비밀리에 술을 마시거나 약물을 사용한다.

___ 명백한 문제가 드러나도 그것을 부인한다.

이 증상들 가운데 하나라도 해당 사항이 있다면, 당신이나 당신이 사랑하는 사람은 약물이나 알코올을 남용하고 있을지도 모른다.

나는 알코올이나 약물 중독자를, 알코올이나 약물을 남용하는 동안(법적, 업무적, 혹은 대인 관계의) 문제로 곤란을 겪고 나서도 계속 끊지 못하는 사람이라고 정의하고 싶다. 그들은 곤란을 겪은 뒤에도 그것으로부터 깨달음을 얻지 못한다. 이성적인 사람이라면 자신이 알코올이나 약물의 사용을 조절하는 데 어려움이 있다는 사실을 깨닫고 가까이하지 않을 것이다. 불행히도 알코올이나 약물 중독이 있는 사람들은 대부분 알코올이나 약물 남용 때문에 실패를 거듭하고 밑바닥을 경험하고 나서야 치료 방법을 찾는다.

지난 10년 동안 의학계에서 일어난 아주 유익한 변화는 알코올중독이나 과도한 약물 남용을 도덕성이 취약한 행동으로 보기보다는 질병으로 분류하게 됐다는 사실이다. 미국의학협회와 세계보건기구를 비롯한 많은 전문 단체들도 알코올과 약물 남용을 특수한 질환으로 간주하고 있다.

> **행동 지침**
>
> 당신이나 당신이 사랑하는 사람이 약물이나 알코올을 남용한다면, 우선 문제가 있다는 걸 시인하고 전문 의료인의 도움을 구하기 바란다.

이러한 질환은 치료를 받지 않으면 종종 사망으로 이어지는 심각한 신체적 합병증으로 발전할 수 있다. 다음은 알코올과 약물 남용과 관련해 꼭 알아야 할 몇 가지 중요한 사실들이다.

- 흔히 중독에는 가족력이 있다. 가족이나 친척 중에 알코올이나 약물 중독자가 많을수록 자신도 알코올이나 약물 중독자가 될 가능성 및 의존도가 높아질 가능성이 커질 수 있다. 내 경험상 가족력에 따라 자신이 중독자가 될 확률은 다음과 같다.
  한쪽 부모가 중독자 : 자신이 중독자가 될 확률 25퍼센트
  양쪽 부모가 중독자 또는 한쪽 부모와 형제 한 명이 중독자: 자신이 중독자가 될 확률 50퍼센트
  가족 3명 이상의 중독자: 자신이 중독자가 될 확률 75퍼센트 이상
- 알코올 중독이나 약물 중독은 기대 수명을 10~15년이나 단축시킨다.
- 미국에서는 알코올중독자와 약물 중독자의 수가 1,500만 명에 달한다. 이 문제가 당신에게 닥친다면, 당신만이 겪고 있는 게 아니다.
- 특별한 사람만이 알코올중독이나 약물 중독에 빠지는 게 아니다. 사회적, 경제적 계층과 상관없이 누구나 이 질환에 걸릴 수 있다.
- 고속도로 교통사고로 인한 사망 사고의 50퍼센트 이상은 음주 운전이나 약물 중독 상태의 운전에 의해 발생한다.
- 알코올중독과 약물 중독은 치료할 수 있다. 미국에서는 알코올이나 약물 남용자와 가족은 미국 전역에 걸쳐 어느 지역에서든 치료를 받을 수 있다.

알코올이나 약물 남용 환자들을 치료할 때는 의식되지 못하는 우울증, 양극성장애, 불안장애, 주의력결핍장애 같은 근본적인 원인을 인식하고 치료하는 게 중요하다. 금단증상을 완화하고 알코올이나 약물에 대한 충동을 줄이는 데 도움이 되는 신약들이 개발되어 있다. 심리치료와 후원단체도 종종 도움이 된다.

주의력결핍장애

자주 초조한가? 집중할 수 없는가? 충동을 억제하기 힘들어, 하지 말았으면 하는 말이나 행동을 하게 되는가? 시작한 계획들을 대부분 마무리 짓지 못하는가? 쉽게 지루함을 느끼거나 쉽게 화를 내는가? 만일 이 질문들에 대부분 '그렇다'라고 대답한다면 당신은 주의력결핍장애(ADD)를 의심해 보아야 한다.

주의력결핍장애는 미국 내 전체 아이들의 5~10퍼센트가 앓고 있는 가장 흔한 뇌질환이며, 성인들이 가장 흔하게 걸리는 질환 가운데 하나이기도 하다. 주의력결핍장애의 주요 증상으로는 짧은 주의 지속 시간, 주의 산만, 혼란, 꾸물거림, 내면 통제력 부족 등을 들 수 있다. 또한 언제나 그런 것은 아니지만, 흔히 충동적 행동과 과잉 활동을 보이거나 안절부절못하기도 한다. 최근까지도 대부분의 사람들은 아이들의 주의력결핍장애는 아이들이 10대를 보내는 사이에 자연스럽게 사라진다고 생각했다. 하지만 대부분의 경우 그렇지 않다. 시간이 지나면서 과잉 행동은 줄어드는 게 사실이지만 충동성이나 주의 산만, 짧은 주의 지속 시간 등의 증상은 성인이 되어서도 주의력결핍장애에 시달리는 대부분의 사람들에게 그대로 남아 있다. 최근 연구 결과에 의하면, 주의력결핍장애를 앓는 어린아이들의 60~80퍼센트는 성인이 되어서도 이 장애를 극복하지 못하는 것으로 나타났다.

수년 동안 나는 주의력결핍장애를 앓는 아이들을 수천 명이나 봐 왔다. 그리고 아이들의 부모를 만나 가족력에 대해 자세히 확인했다. 그 결과 아이들의 부모 중 적어도 1명이 어릴 적에 주의력결핍장애 증상이 있었던 경우가 거의 80퍼센트에 달했으며, 사실상 그들은 성인이 되어서도 여전히 같은 증상을 보이고 있다는 사실을 알게 되었다. 주의력결핍장애 증상이 있는 부모들의 대다수는 진단을 받은 적이 없었다. 적지 않은 경우, 주의력결핍장애가 있는 아이 부모들이 아이들에게 처방한 약(내가 추천한 약은 아니다.)을 먹어 보고는 아주 효과가 좋았다고 말한다. 그런 소리를 들을 때마다 나는 성인의 주의력결핍장애에 대해 알게 된다. 아이 부모들은 아이들의 약을 먹은 후 예전보다 더 오랫동안 집중력을 발휘하고, 좀 더 체계적으로 사고하고, 충동을 억제할 수 있었다고 말하고는 한다.

성인에게서 나타나는 주의력결핍장애의 일반적인 증상으로는 구성 및 계획 능력 부족, 꾸물거림, 지시 사항을 주의 깊게 경청하는 능력의 부족, 잦은 교통법규의 위반 등을 들 수 있다. 또한 주의력결핍장애가 있는 성인은 흔히 약속에 늦고, 자주 물건을 잃어버리고, 쉽게 화를 내며, 주어진 일을 제대로 마무리짓지 못한다. 빈번하게 충동적으로 직업을 바꾸기도 하고, 경제 관념도 취약하다. 약물 남용, 특히 알코올이나 암페타민을 남용하는 경우가 많고, 일반적으로 자존감도 낮다. 그리고 다이어트와 운동 프로그램을 계속 실천하지 못하는 경우가 많다.

많은 사람들이 주의력결핍장애의 심각성을 인식하지 못하고 이 장애가 있는 아이나 어른들을 그저 게으르고, 반항적이고, 괴팍한 사람으로만 생각한다. 하지만 주의력결핍장애는 심각한 장애다. 만일 치료하지 않고 내버려 둔다면 환자의 자존감, 대인 관계, 배우고 일할 수 있는 능력, 그리고 최대한 건강을 유지할 수 있는 능력에 악영향을 끼친다. 여러 연구 결과에 의하면 주의력결핍장애를 가진 아이들은 정상적인 아이들보다 약물을 2배나 많이 사용하고, 치료를 받지 못한 성인의 52퍼센트는 약물을 남용하며, 주의력결핍장애가 있는 10대와 성인들의 교통사고 발생률은 훨씬 높은 것으로 나타났다.

자신이 어릴 적에 늘 말썽을 피웠고 정말로 뭔가 남달랐다고 말하는 성인들이 많다. 내가 치료하는 성인 주의력결핍장애 환자들 중에는 아주 똑똑한 사람도 많지만, 그들은 자신의 잠재력을 제대로 발휘하지 못한 사실에 종종 좌절감을 느낀다.

행동 지침
ADD 증상을 자연적으로 완화시키려거든, 매일 강도 높은 운동을 하고 저탄수화물, 고단백질 음식을 섭취하기 바란다.

SPECT 스캔 연구를 통해 알 수 있듯이, 주의력결핍장애가 뇌질환인 것은 분명하지만 그저 단순한 뇌 장애는 결코 아니다. 나는 내 저서 『ADD 치료Healing ADD』에서 주의력결핍장애를 6가지 유형으로 설명했다. 6가지 유형의 주의력결핍장애 사이에 나타나는 가장 공통적인 특징은 집중력을 요하는 과제를 수행할 때 전전두엽의 활성도가 떨어진다는 사실이다. 이는 과제를 열심히 수행하려고 하면 할수록 그 과제를 수행하는 데 필요한 뇌 영역의 활성도가 떨어진다는 것을 의미한다. 많은 주의력결핍장애 환자들이 전전두엽의 활성을 높이려고 카페인, 니코틴, 메타암페타민 같은 각성제를 사용하여 스스로 치료하려고 한다. 또한 그들은 갈등을 추구하는 행동으로도 자신의 문제를 치료하려는 경향이 있다. 누군가의 화를 돋우면 자신의 뇌를 자극하는 데 효과가 있기 때문이다. 물론 그들은 스스로를 치료하기 위해 의도적으로 이런 행동을 했다고 생각하지는 않는다. 나는 이를 '무의식적인 뇌 강제 행동'이라고 부른다. 하지만 주의력결핍장애 환자들과 오랜 시간 함께 있어 보면 그들이 갈등을 추구하는 행동을 하는 것을 목격할 수 있고, 실제로 그렇다는 것을 느낄 수 있다.

주의력결핍장애를 치료하는 가장 좋은 방법은 유형에 따라 다르다. 약물이나 보조제가 주의력결핍장애 치료에 효과적일 때도 있지만, 제대로 쓰지 않으면 상황을 악화시킬 수도 있다. 치료를 올바르게만 한다면 주의력결핍장애는 아이들과 성인 모두에게서 치료 성공률이 높은 장애이다.

필요한 의학적 도움을 받는 데 괜히 자존심을 내세우지 말라. 원하는 몸을 얻으려면 훌륭한 뇌가 필요하니 도움이 필요할 때를 인정해야 한다.

전문 의료인의 도움 구하기

이 책에서 소개하는 뇌와 몸의 건강에 좋은 모든 전략을 그대로 실천한다고 해도, 어떤 사람들은 여전히 전문가의 도움을 구할 필요가 있다. 어떤 사람들은 심리치료가, 어떤 사람들은 약물치료가 필요할 것이다. 그리고 또 어떤 사람들은 보조제나 대체 요법을 활용한 좀 더 통제된 지침이 필요할 것이다. 세계를 돌며 강연을 하다 보면, 다음과 같은 질문들을 자주 받는다. 뇌와 관련해 전문 의료인을 찾아가야 할 시점은 언제인가? 사랑하는 사람이 도움을 거부하면 어떻게 해야 할까? 유능한 전문 의료인은 어떻게 찾아야 할까?

뇌와 관련해 언제 전문 의료인을 찾아가야 할까?

이 질문은 비교적 답하기 쉽다. 행동이나 감정, 생각, 기억(모든 뇌 기능)이 대인 관계, 업무, 학업, 건강에 잠재력을 발휘할 수 있는 능력을 방해한다면 스스로나 환자의 가족이 전문 의료인에게 도움을 구해야 한다. 당신의 (부모 자식 사이, 형제사이, 친구 사이, 배우자 사이의) 관계가 계속 어긋난다면 바로 그 순간이 도움을 구할 시기다. 진행 중인 일이나 학교 생활의 문제가 기억력, 정서, 행동, 생각 등으로부터 악영향을 받고 있다면, 전문 의료인의 도움을 받아야 할 시기가 된 것이다. 충동적인 행동이나 잘못된 선택, 불안감 따위가 계속해서 경제적인 문제나 건강 문제를 일으킨다면 그때가 바로 전문 의료인의 도움을 구해야 할 시기이다. 많은 사람들이 전문 의료인의 도움을 구할 경제적 여유가 없다고 생각한다. 하지만 나는 적절한 도움을 받는 것보다 뇌 장애를 안고 살아가는 것이 경제적으로 훨씬 더 큰 손실이라고 생각한다.

자존심을 내세우거나 자신의 문제를 부정한다면 적절한 도움을 받을 수 없다. 사람들은 강해지고 싶어 하고 남에게 의존하지 않는 독립적인 인간이 되고 싶어 한다. 하지만 내가 항상 느끼는 바지만, 의료적 도움을 얻기로 결심을 하는 데도 강한 의지가 필요하다. 의료적인 도움을 얻는 것 또한 뇌의 능력을 최대한 발휘할 수 있는 방법 중 하나로 보아야 한다.

마리안은 기복이 심한 감정과 업무 관련 문제 때문에 나를 찾아왔다. 그녀는 아주 유능한 여성이었지만, 직장에서는 종종 돌출 행동으로 문제를 일으키며 동료들과 갈등을 빚었다. 마리안의 상사가 나를 찾아가 보라고 했을 때, 그녀는 거부했다. 마리안은 자신에게 아무런 문제가 없으며 그런 장애는 남의 이야기로만 생각했다. 그러던 어느 날, 동료와 한바탕 말다툼을 벌인 마리안은 자신에게 문제가 있다는 사실을 깨닫고는 도움을 구하는 데 동의했다. 그녀는 사실 약하거나 결함이 있는 사람으로 보이기 싫어서 진료받는 것을 거부했던 것이었다. 뇌 SPECT 스캔은 마리안이 뇌 기능의 균형을 유지할 필요가 있다는 점을 인식하는 데 도움을 주었다. 마침내 적절한 치료를 받은 그녀는 훨씬 좋아졌고 더 이상 감정의 기복으로 고통받을 필요도 없었다. 뇌 기능이 균형을 찾으면서, 마리안은 물론이고 그녀의 직장 동료들까지도 스트레스가 줄었다.

사랑하는 사람이 도움을 거부하면 어떻게 해야 할까?

정신병자라는 오명은 불행히도 사람들이 의료적 도움을 구하는 것을 방해한다. 어떤 사람이든 미치광이나 멍청이나 결함이 있는 사람으로 보이기 싫어하기 마련이다. 바로 그 때문에 사람들은 스스로 (혹은 그들이 사랑하는 사람들이) 더 이상 (업무나 대인 관계, 내면에서 오는) 고통을 참을 수 없을 때가 되기 전까지는 의료적인 도움을 구하려 하지 않는다. 사람들은 대부분 정신과적인 문제를 뇌의 문제로 보기보다는 연약한 성격 탓으로 돌려 버리고 만다. 특히 남자들은 자신의 정신적인 장애를 부정하는 경향이 있다.

도움이 필요하다는 것을 인식하지 못하거나 필요한 도움을 거부하는 사람들에게 도움을 줄 수 있는 방법이 몇 가지 있다. 우선 직접적인 접근법을 사용해 보기 바란다. (브레인 트위스트라는 새로운 큐브를 활용해서 접근해도 좋다.) 우려스러운 행동을 분명히 알려 주고, 뇌의 패턴 때문에 생길 수 있는 문제들은 어렵지 않게 교정할 수 있다는 점을 설명해 주어라. 의료적인 도움을 받는 것은 어려울 게 없다고 알려 주기 바란다. 그리고 의료적인 도움이란 결점을 고치는 것이 아니라 뇌가 최상으로 기능하도록 도움을 주는 것이라는 사실을 알려야 한다. 도움이 필요한 그들이 최선을 다하고 있다는 것을 알지만 그들의 행동이나 사고나 감정이 (일, 대인 관계나 내면의) 성공을 가로막고 있다는 점을 말해 주는 게 좋다. 결점보다는 더 좋은 기능을 강조하기 바란다.

정보를 주는 것도 도움이 된다. 우려되는 문제에 대한 정보를 담은 책이나 비디오, 문헌이 정말 큰 도움이 될 수 있다. 많은 사람들이 그런 정보가 담긴 책이나 비디오 문헌을 접하고 우리를 찾아온다. 좋은 정보는 매우 설득력이 있다. 그 중에서도 긍정적이고 삶의 질을 높여 주는 정보라면, 더욱더 설득력이 있다.

당사자의 문제를 솔직하게 알려 주고 좋은 정보를 주었는데도 도움을 거부한다면 씨앗을 뿌리듯이 여건을 조성해야 한다. 의료적인 도움을 받는 방법도 있다는 점을 들려 주고 씨앗에 물을 주듯이 정기적으로 그 방법을 서서히 강화시키라. 전문 의료인의 도움을 받는 문제에 관련한 생각이나 기사, 기타 정보를 이따금씩 흘리는 것이다. 하지만 도움을 받는 문제에 대해서 당신이 지나치게 많이 이야기하다 보면, 당사자는 화를 내고 심술을 부리며 도움을 한사코 받지 않으려고 할 것이다. 특히 당사자에게 관심이 지나치게 집중되는 경우에 더욱 그렇다. 그러므로 도가 지나치지 않도록 각별히 주의하라.

당사자와의 우호적인 관계를 계속 유지하라. 잔소리를 하고 얕잡아 보는 사람보다는 믿음이 가는 사람의 말을 잘 따르는 법이다. 오랜 시간을 두고 당사자의 신뢰를 얻도록 노력해야 한다. 그렇게 신뢰가 쌓이면 당신의 제안을 더 잘 받아들일 것이다. 입을 열 때마다 도움을 받아야 한다는 말만 해서는 안 된다. 당신의 관심사는 당사자를 병원에 보내는 게 아니라 그의 인생이라는 걸 확신시켜야 한다.

새로운 희망을 주기 바란다. 이런 문제를 안고 있는 사람들 중에는 이미 의료적인 도움을 받아 보았지만 효과가 없었거나 오히려 상태가 더 악화된 사람들도 많다. 이런 사람들에게는 이전보다 더 집중력을 보이고 더 효과적으로 치료할 수 있도록, 전문 의료인에게 도움을 주는 새로운 뇌 기술에 관해 가르쳐 주기 바란다.

전문 의료인의 도움을 받으라고 당사자를 설득하다 보면 이제 할 만큼 했다고 느낄 때가 있다. 오랫동안 아무리 설득해 봐도 당사자가 도움받기를 거부하고 그 사람의 행동이 당신의 삶에 악영향을 끼친다면, 그와 떨어져 지내는 게 나을 수도 있다. 해로운 관계를 억지로 계속 유지하는 것은 당신의 건강에 해로울 뿐만 아니라, 종종 당사자가 앓고 있는 질환을 극복하지 못하게 할 수도 있다. 사실 나는 관계를 끊겠다는 위협이나 행동이 당사자의 마음을 변화시키는 동기가 되는 경우도 보았다. 술 중독이든 약물 남용이든 주의력결핍장애든 상관없이, 당사자에게 이런 위협이나 행동은 마음을 변화시키는 자극이 될 수 있다. 물론 처음부터 관계를 끊겠다고 위협하는 것이 좋을 리 없지만, 오랜 기간 동안 설득해도 변화가 없다면 그 방법이 가장 좋은 접근법일 수도 있다. 당신은 당사자가 그 자신과 다른 사람들에게 위협적인 존재가 되고 당사자 스스로 자신을 돌보지 못하는 상황이 되지 않는 한, 그 사람을 강제로 치료받게 할 수는 없다는 사실을 인식해야 한다. 당신은 그저 할 수 있는 일을 할 수 있을 뿐이다. 다행히도 요즘은 십 년 전보다 우리가 할 수 있는 일이 많다.

육체적으로나 정서적으로나 최고가 되기를 바란다면 반드시 뇌를 조율하고 어떤 뇌 장애라도 치료하기 바란다.

뇌 건강 솔루션

뇌 건강 저해 요인	뇌 건강 증진 요인
우울증	약물치료, 보조제, 운동, 영양소가 풍부한 음식 섭취, 심리치료
양극성장애	약물치료, 보조제, 어유
공황장애	질환 치료, 카페인 제한, 금주, 호르몬의 균형, GABA, 비타민 B6, 마그네슘, 카바 카바
광장공포증	약물치료, 보조제
강박장애	약물치료, 행동 치료, 5-HTP, 세인트 존스 워트와 같은 보조제
PTSD	심리 치료, EMDR, 보조제
알코올/약물 남용	근본적인 질환 치료, 심리 치료, 후원단체, 금단증상을 완화시켜 주는 약물치료
ADD	약물치료, 보조제, 강도 높은 운동, 저탄수화물/고단백질 음식

CHAPTER 16

관계 솔루션

나의 뇌가 달라지면 다른 사람들의 몸이 달라진다

태도에는 전염성이 있다. 당신의 태도는 전염시킬 만한 가치가 있는가?
— 데니스 매너링Dennis Mannering, 웬디 메너링Wendy Mannering

인생 대부분 의사를 피하며 지냈셨던 나의 아버지는 이렇게 말씀하시
고는 했다.

"나 때문에 다른 사람이 심장마비를 일으키지, 나 자신이 심장마비를
일으키지는 않아."

아버지는 대단히 강한 본인의 독립심에 자부심을 가지셨고, 누구든 자
신에게 이래라저래라 하는 걸 용납하지 않으셨다. 아버지는 50년 넘게 식
료품 체인점을 아주 성공적으로 운영하며 일평생 화려한 삶을 사셨고, 세
계에서 가장 큰 독립 도매 식품 회사들 중 하나인 유니파이드 그로서스
Unified Grocers의 회장을 오랫동안 역임하셨다. 아버지 곁에서, 아버지만큼
성공한다는 것이 나 자신으로서는 도전이었다. 나는 천성이 이런 태도와
는 정반대인데, 조력자와 조정자 성품을 지니셨던 외할아버지의 성격을
물려받은 탓이었다. 나는 종종 아버지 곁에 있으면 괜히 긴장하면서 항상

474 관계 솔루션

아버지의 기분에 어긋나는 짓을 하지 않을까 전전긍긍했다. 내 신체의 반응은 아버지의 뇌와 직접적으로 연결되어 있었다.

아버지는 또한 어떤 질문을 받더라도 항상 "아니오."라고 말하는 유형의 인물이셨다.

"여기로 가도 될까요?"

"안 돼."

"제가 이 일을 꼭 해야 할까요?"

"아니."

"저랑 같이 가시겠어요?"

"아니."

"도와드릴까요?"

"아니."

건강 관련 연구를 위해 성인들을 모집하고 있었을 때가 생각난다. 그때 나는 아버지에게 우리의 연구를 위해 뇌 스캔을 받으실 수 있겠느냐고 물었다. 아버지의 첫 반응은 "싫다."였다. 내가 마침내 아버지의 뇌 영상을 찍기까지 12년이 걸렸다. 나는 아버지의 뇌 스캔 영상을 보고서야 그 영상의 도움으로 내 인생에서의 많은 좌절을 제대로 설명할 수 있었다. 아버지는 뇌의 기어 변속기인 전측 대상회가 과도하게 활성화되어 있었다. 뇌의 이 영역이 과도하게 활성화되어 있는 사람들은 논쟁적이며, 반사적으로 "아니오."라고 대답하는 경향을 보인다. 그런 사람들의 성향은 그들이 사랑하는 사람들을 좀 미칠 지경으로 만든다. 아버지의 뇌 스캔 영상을 보고 나서야 나는 마음이 편안해졌고, 내 마음이 항상 편하지만은 않았다는 것을 알게 되었다.

뇌를 조화시키면 섹시해진다

로라와 나는 어릴 적부터 친구이다. 로라가 아름다운 소녀로 성장하면서 우리 두 사람이 알고 있는 많은 소년들의 시선을 끌었다. 어떤 까닭인지 모르지만 로라는 내게 로맨틱한 소녀가 아니었다. 나는 그녀를 아주 좋아했지만 결코 성적으로 매력적인 여자로 보지는 않았다. 몇 년이 지나서도 우리는 계속 연락을 하고 지냈지만 내 감정은 조금도 변하지 않았다.

그러던 어느 날, 그녀의 미모가 빛났다. 나는 아주 이례적으로 그녀의 매력에 끌렸다. 그녀와 함께 있으면 가슴이 두근거렸다. 나의 의식은 전에는 한 번도 가 보지 못한 영역을 배회했다. '뭐가 달라진 거야?' 의아한 기분이 들었다. 정말 기이한 일이었다. 하지만 곧 그 이유가 분명히 밝혀졌다. 그녀는 자신이 평생 불안장애에 시달려 오다가 마침내 치료할 수 있는 힘을 찾았다고 말했다. 그녀는 항우울제와 천연 보조제들을 복용하고 있었고, 심리치료사에게 치료를 받고 있었던 것이다. 치료 덕분에 그녀의 불안장애는 진정되었고 행복과 기쁨의 수준이 상승했다.

로라의 뇌가 변하자, 그녀의 외모와 육체적인 매력 또한 변했다. 이어 그처럼 변한 로라는 그녀에 대한 내 몸의 반응을 변화시켰다. 다행히도 내 전전두엽은 잘 기능했기 때문에 나는 결혼 생활을 위태롭게 하는 일 없이 그냥 내 감정을 인식하고 즐길 수 있었다. 이 이야기는 이 책의 핵심

주제를 포괄하는 대단히 중요한 점을 강조한다. **당신의 뇌가 달라지면, 당신의 몸도 달라지고, 그 결과 다른 사람들의 몸도 달라질 수 있다.**

우리는 이 말이 사실이라는 것을 직관적으로 안다.

- 직장에서 화가 잔뜩 난 사장을 생각해 보라. 사장의 비정상적인 행동 때문에 많은 직원들이 육체적인 스트레스 증상을 경험할 것이다. 나는 환자들 사이에서 이런 경우를 여러 번 보아 왔다.
- 아내나 딸이 월경주기 중 가장 고통스런 기간을 겪고 있을 때, 가족 모두가 받는 스트레스 수치가 높아지는 경향이 있다.
- 남편이 앞서 언급했던 까다로운 사장 때문에 직장 스트레스를 받고 있을 경우, 아내도 스트레스를 경험한다.
- 연구 결과에 의하면 주의력결핍장애나 자폐증이 있는 아이들의 어머니들은 많은 스트레스 증상을 보인다. 그리고 그런 아이들이 있는 가족은 우울증 및 이혼 발생률이 높은 것으로 나타났다.

뇌를 아주 잘 돌봐야 하는 한 가지 이유를 들면, 뇌의 건강이 당신이 사랑하는 사람들의 건강에 엄청난 영향을 미친다는 점이다. 사람들은 전염된다.

자신을 최상의 상태로 유지하면, 주변 사람들도 향상되는 경향이 있다

성의학 전문가인 어윈 골드스타인Irwin Goldstein 박사는 한 학술회에서 자신의 연구 결과를 발표하며 이렇게 말했다.

"제가 청중 앞에 서서 '이것이 바로 제 인생을 바꾼 원고입니다.'라고 말하는 것은 아주 이례적인 일입니다. 하지만 이번에는 그렇다고 말씀드릴 수 있습니다."

《성의학 저널Journal of Sexual Medicine》에 발표된 그의 연구는 정말 그랬다. 그 연구 결과에 의하면, 발기부전제(레비트라) 치료를 받은 남성들과 관계를 가진 여성들의 성생활이 훨씬 좋아진 것으로 나타났다. 하지만 이 여성들이 단순히 섹스를 더 좋아하게 되었던 것만은 아니었다. 그들은 몸 상태가 더 좋아졌기 때문에 섹스를 더 좋아하게 된 것이었다. 오르가슴은 더욱더 강렬해졌고 성욕 역시 더 강해졌다. 여성들의 몸은 마치 약물 효과를 보고 있는 듯이 반응했다. 복용하지도 않은 약물이 그들의 몸에 영향을 미친 것이다.

"여성의 생리 현상이 남성의 생리 현상과 관련 있는 겁니다."

골드스타인 박사가 말했다.

"남성들은 문제를 여성들과 공유합니다. 해법의 결과는 대단히 흥미롭습니다. 나는 누군가의 생리 현상을, 치료하지 않고도 변화시킬 수 있습니다. 정말 놀라운 일 아닙니까!"

실제로 약물에 대한 남성의 반응이 좋아질수록 남성에 대한 여성의 반응도 좋아진다.

'얽힘Entanglement'은 물리학 개념이다. 원자를 구성하는 기본 입자인 아원자亞元子 입자들은 때로는 상당히 멀리 떨어져 있어도, 서로 얽힐 수 있는 '상대 입자', 즉 다른 아원자 입자를 가지고 있다. 만일 당신이 한 입자를 변화시키면, 그 변화는 얽혀 있는 다른 한 입자에게 영향을 미친다. 골드스타인 박사의 연구 결과는 인간들이 서로 얽힐 수 있다는 강력한 지표와 같다. 사랑에 빠지면, 적어도 성적으로 한 몸이 되면 우리는 변한다. 성경의 말처럼 둘이 하나가 될 것이다. 골드스타인 박사는 이렇게 말한다.

"그 밖에 남녀가 공유하는 생리적인 능력은 없다. 바로 그 사실이 이 자료와 관련해 정말 매혹적인 점이다."

그는 또한 과학적인 증거가 뒷받침해 주듯이, 성교 불쾌증 또는 성교 통증이 있는 여성을 성공적으로 치료하면 남성 파트너의 발기력과 성 만족도가 훨씬 좋아진다고 말한다. 그리고 그는 성욕이 낮은 여성의 남성 파트너는 발기력이 떨어질 것이며, 이런 여성들이 치료를 받으면 남성 파트너의 발기력이 개선될 것이라고 예상한다.

알든 모르든 당신은 주변 사람들에게 상당한 영향을 미친다. 자신의 뇌를 돌보는 일은 자신이 사랑하는 사람들을 좀 더 각별히 살피는 일인 셈이다.

결혼 생활 및 가족 치료를 학습하는 '정신과 레지던트 교육 과정'에 있을 때, 나는 종종 두 사람이 모두 변해야 관계가 변할 수 있다는 말을 들었다. 몇 년이 지난 후에 나는 이 '상식' 법칙이 사실상 틀렸다는 걸 깨달았다. 한 사람만 변해도 관계가 바뀌는 일은 흔하게 일어난다. 나처럼 생각해 보기 바란다. 나는 오늘 밤 집에 돌아가 아내를 미소 짓게 할 수 있는 법을 안다. 그저 다음과 같은 말만 하면 된다.

"안녕, 여보. 오늘 당신이 보고 싶었어."

"안녕, 자기. 오늘밤 뭐 도와줄 게 있을까?"

"안녕, 여보. 당신 정말 멋져 보여."

"안녕, 여보. 오늘 어땠어?"

나는 타나가 큰 소리로 화를 내게 만들 수도 있다. 다음과 같이 분별없는 말만 하면 된다.

"이봐, 하루 종일 뭘 했어?"

"할 짓이 그렇게 없어?"

"왜 모든 일을 내가 다 해야 돼?"

"그 꼴 보기 싫은 드레스나 벗어 버려."

나의 뇌 기능 상태가 타나의 뇌와 몸의 기능 상태에 중대한 영향을 미칠 것이다. 당신이 맺고 있는 관계에서도 마찬가지다. 당신이 자신의 뇌와 몸을 긍정적으로 변화시키면 당신이 사랑하는 사람들의 뇌와 몸도 잘 기능하도록 촉진할 수 있다.

내가 정신과 의사가 된 주요한 이유 중 하나도 이 때문이다. 당면한 문제를 치료하는 방법으로 사람들에게 항생제를 주거나 외과수술을 해 주는 것과는 달리, 환자들이 더 좋은 감정을 느끼고 더 긍정적으로 생각하고 더 좋은 방향으로 행동할 수 있도록 도와주는 것이 결국 그들이 더 행복을 느끼고 더 유능한 사람이 될 수 있게 도와주는 일일 뿐 아니라, 그들의 배우자와 아이들, 심지어 손자들과의 상호작용을 개선시키는 데도 큰 도움을 주는 일이라는 사실을 깨달았다. 여러 세대에 걸친 사람들에게 도움을 줄 수 있다는 사실이 무척 마음에 들었다.

물론 아버지는 정신과 의사가 되고 싶은 내 바람을 알아차렸을 때, 일반 의사가 되고 싶지 않은 이유를 내게 물었다. 내 몸은 스트레스로 반응했다. 그것은 내가 아버지에게 느끼는 실망감 때문이었다. 나는 나의 선택이 내 인생의 문제이지 아버지의 인생에 걸린 문제는 아니란 것을 알 정도의 지성은 있었다. 나는 정신과 의사로서의 삶에 거의 매일 애정을 느낀다. 재미있게도, 오랜 세월이 지난 후에 아버지는 내 최고의 추천인들 중 한 사람이 되었다. 아버지가 이끄는 회사의 한 관리자가 가족 문제를 안고 있을 때, 아버지는 내게 전화해서 그를 한번 진찰해 보라고 권했다. 아버지는 능력 있는 직원이 그만두는 것을 원치 않았던 것이다. 인내심을 가지면 까다로운 뇌조차 바꿀 수 있는 것이다.

꼭 알아야 하는 15가지 중요한 수(數)

다음은 건강한 뇌와 몸을 유지하기 위해 꼭 알아야 할 중요한 숫자이다. 이 내용 중 일부는 이 책의 본문에서 논의된 것이고, 일부는 여기에서 처음 소개하는 것이다.

1. 체질량지수

체중(킬로그램) / 키(미터)²

2. 현재의 체중을 유지하는 데 필요한 일일 칼로리 양 어떠한 운동도 하지 않는 상태에서 필요한 기본적인 칼로리, 즉 기초대사량을 알려면 다음 방정식을 작성해 보기 바란다.

• 여자: 655 + (9.6 x 체중〈킬로그램〉) + (1.8 x 키〈센티미터〉) − (4.7 x 나

이)

- 남자: 66 + (13.7×체중〈킬로그램〉) + (5×키〈센티미터〉) - (6.8 x 나이)

이 공식으로 구한 수를 각자 해당하는 아래의 수와 곱하라.

- 1.2: 몸을 별로 움직이지 않은 사람(운동을 거의 하지 않거나 아예 하지 않을 경우)
- 1.375: 가볍게 활동하는 사람(가벼운 운동/일주일에 1~3일 정도 운동할 경우)
- 1.55: 중간 정도 활동하는 사람(중간 정도의 운동/일주일에 3~5일 정도 운동할 경우)
- 1.75: 매우 활동적인 사람(격한 운동/일주일에 6~7일 정도 운동할 경우)
- 1.9: 유난히 활동적인 사람(매우 격한 운동/스포츠 선수나 육체노동자이거나 하루에 두 번 정도 근력 운동을 할 경우)

3. 자신이 소비하는 평균 일일 칼로리(자신을 속이지 말라.) 일지를 작성하는 것이 매우 유익하다.

4. 희망 체중 현실적인 체중 목표를 설정하고 그 목표를 이루는 데 적합한 행동을 취하라.

5. 하루에 먹는 과일과 야채의 수 암 발생 위험을 줄이려면 하루에 7~10 차례 과일과 야채를 섭취하려고 노력해야 한다.

6. 밤에 취하는 수면 시간 자신은 몇 시간만 자면 충분하다는 어리석은 생각은 하지 말라. 다음은 미국 국립수면재단과 미국 국립신경질환 및 뇌졸중 연구소가 제시한 연령에 따른 평균적인 필요 수면 시간이다.

연령대	수면 시간
1~3세	12~14 시간
3~5세	11~13시간
5~12세	10~11시간
13~19세	9시간
성인	7~8 시간
노인	7~8시간

7. 비타민 D 수치 의사를 통해 자신의 25-히드록시-비타민 D를 검사해 보고, 만일 그 수치가 낮다면, 햇볕을 더 오래 쬐거나 비타민 D 보조제를 섭취하기 바란다.

비타민 D 수치가 30이하 = 낮다

비타민 D 수치가 50~90 = 최적 상태

비타민 D 수치가 90 이상 = 높다

8. 갑상선 의사를 찾아 자신의 자유 T3 수치와 TSH 수치를 검사하라. 갑상선기능저하증이나 갑상선기능항진증 여부를 확인하고, 필요하다면 치료하기 바란다.

9. C 반응성 단백질 이것은 간단한 혈액검사로 체크할 수 있는 염증의 척도이다. 염증이 높으면 많은 질병과 질환에 걸릴 위험이 크다. 그러니 뇌 건강에 나쁜 습관을 없애기 바란다.

10. 호모시스테인 수치 이것은 또 다른 염증 척도이다.

11. 당화혈색소 당화혈색소 검사는 2, 3개월에 걸친 평균 혈당치를 알려 주며, 당뇨병과 당뇨병 전증前症 진단에 이용된다. LTO(Lab Tests Online)*에 따르면, 당뇨병이 없는 사람의 당화혈색소 정상 수치는 4~6퍼센트이다. 그 수치가 정상 수치보다 높으면 당뇨병의 징후가 있다.

12. 공복 혈당 공복 혈당 검사를 받으려면 채혈에 앞서 보통 8시간 동안 공복 상태에 있어야 한다. 이 검사는 채혈한 당일의 혈당치를 평가한다. 다음은 미국 당뇨병 협회가 제시한 공복 시 혈당치의 기준이다.**

----

* 일반인에게 진단검사 관련 정보를 제공하는 웹페이지로, 한국어판 수립 작업이 진행 중이다.

** 한국 의학계에서 제시하는 수치는 다음과 같다.
정상: 90mg/dL 이하
당뇨병 전증: 100~125mg/dL
당뇨병: 126mg/dL이상

정상: 70~99 mg/dL

당뇨병 전증: 100~125 mg/dL

당뇨병: 126 mg/dL 이상

13. 콜레스테롤 의사를 찾아 자신의 HDL(좋은 콜레스테롤), LDL(나쁜 콜레스테롤), 트리글리세리드(지방의 한 종류), 총 콜레스테롤 수치를 검사하라. 미국 심장 협회에 따르면 최적의 수치는 다음과 같다.*

총 콜레스테롤: 200 미만

HDL: 60 이상

LDL: 100 미만

트리글리세리드: 150 미만

14. 혈압 매년 건강검진을 받을 때 혈압을 체크하고 혈압이 높을 경우에는 좀 더 자주 검사받기 바란다. 다음은 미국 심장 협회가 제시한 혈압 수치의 해석 방법이다.**

----

* 한국 의학계에서 제시하는 정상 참고치는 다음과 같다.

총 콜레스테롤: 240미만

중성지방: 200미만

HDL: 남 / 35~55, 여 / 45~65

LDL: 0~130

** 한국 의학계에서 제시하는 수치와 동일하다.

수축기 혈압(mmHg)	확장기 혈압(mmHg)
정상: 120 미만	80 미만
고혈압 전 단계: 120~139	80~89
고혈압: 140 이상	90 이상

15. 예방할 수 있는 가장 일반적인 사망 원인 12가지 중 당신에게 해당하는 원인이 몇 가지나 되는지 파악하고 그 원인들을 줄이기 바란다

1. 흡연

2. 고혈압

3. 과체중이나 비만으로 나타난 체질량지수(BMI)

4. 신체적 활동 부족

5. 높은 공복 혈당치

6. 고LDL콜레스테롤

7. 알코올 남용 (사고, 상해, 폭력, 간경화, 간 질환, 암, 뇌졸중, 심장질환, 고혈압)

8. 오메가-3 지방산 부족

9. 포화지방이 많이 든 음식 섭취

10. 다중 불포화지방 섭취 부족

11. 설탕이 많이 든 음식 섭취

12. 과일 및 야채 섭취 부족

에이멘 클리닉의 축소형 뇌 기관 질문지*

'뇌가 달라지면 몸도 달라진다Change Your Brain, Change Your Body의 축소형 질문지'는 뇌 건강과 행복을 평가하는 데 도움이 될 수 있는 좋은 초석이다.

이 도구를 뇌와 몸의 관계를 최상의 상태로 만들기 위한 첫 걸음으로 생각하라. 모든 사람들이 자신의 뇌 건강을 검사하기 위해 뇌 스캔을 받을 수는 없을 것이다. 그래서 나는 뇌 영상 연구 통해 배운 지식, 즉 인생을 변화시킬 수 있는 정보를 많은 사람들에게 제공하기 위해, 장점이 있는 뇌 영역과 취약한 뇌 영역을 예견하는 데 도움이 되는 일련의 질문지를 개발했다.

---

* Copyright ⓒ 2010 Daniel Amen, M.D. 확장본과 계속 갱신되는 최신 질문지는 온라인 에이멘 클리닉www.amenclincs.com에서 확인할 수 있다.

주의 자기 보고식 질문지는 이점과 단점이 있다. 채점하기 쉽고 빠르다는 이점이 있는 반면에, 자신이 인식되길 원하는 방향으로 질문지 항목을 작성하여 편향된 자기 보고 결과가 나올 수 있는 것이다. 예를 들어 어떤 사람들은 자신의 경험을 과장하고 모든 증상이 자주 보인다는 항목에 표시를 할 수 있다. 그들은 본질적으로 "정말 다행이야, 내게 의료적 도움이 필요한 실제 장애와 병이 있으니 말이야. 내가 지닌 문제점에 대한 충분한 이유가 있는 거잖아."라고 말하는 것이다. 그런가 하면 어떤 사람들은 자신에게 해당하는 것이 아무것도 없다며 모든 항목의 내용을 부정하기도 한다. 이런 사람들은 어떠한 개인적인 결점도 알고 싶어 하지 않으며, 크게 문제가 될 말한 증상을 아예 체크하지 않는다. 그들은 본질적으로 "난 괜찮아. 내겐 아무 문제가 없어. 그러니 날 좀 가만 내버려 둬."라고 말한다. 자기 보고 편향이 모두 다 고의적으로 의도된 것은 아니다. 사람들은 문제점을 인식하고 자신의 느낌을 표현하는 데 실제로 어려움을 겪기도 한다. 때로는 당사자 본인보다 애정을 가진 가족이나 친구들이 당사자의 상태를 더 정확하게 평가할 수도 있다. 그들은 사랑하는 사람이 인식하지 못하는 문제점들을 잘 찾아낼 수도 있다. 어떤 종류의 질문지도 유일한 평가 도구로 이용되어서는 안 된다. 이 질문지를 자신에 대해서 생각하고, 더 나은 질문을 던지고, 더 잘 평가하는 데 도움이 되는 촉매제로 이용하기 바란다. 특히, 심장, 혈액, 혈압, 혹은 불안장애, 우울증, 통증 등의 문제로 약물치료를 받고 있다면, 주치의나 의료인과 항상 상담하고 조언을 구하기 바란다.

에이멘 클리닉의 축소형 뇌 기관 질문지

다음의 척도를 이용해, 아래에 나열되어 있는 각 증상에 대해 스스로에게 점수를 매기기 바란다.

0	1	2	3	4	NA
없음	드물게 발생	가끔 발생	자주 발생	매우 자주 발생	해당 없음/모름

_____1. 집중력을 유지하는 데 문제가 있거나 쉽게 산만해진다.

_____2. 꼭 할 수밖에 없는 순간이 오기 전까지는 일을 계속 뒤로 미룬다.

_____3. 세부 사항에 잘 집중하지 못한다.

_____4. 원하는 것을 늦추지 못하며, 욕구를 당장에 충족시켜야만 한다.

_____5. 청각에 문제가 있다.

_____6. 안절부절못한다.

_____7. 별 생각 없이 불쑥 대답을 하고, 남의 말을 자주 가로막는다.

_____8. 충동적으로 의사 결정을 한다.

_____9. 흥분을 추구한다.

_____10. 집중력을 발휘하기 위해서 카페인, 니코틴, 설탕에 의존한다.

_____11. 부정적인 생각을 자주 한다.

_____12. 지나치게 걱정한다.

_____13. 강박적인 행동이나 중독성 행동을 하는 경향이 있다.

_____14. 원한을 품는다.

_____15. 일이 뜻대로 되지 않으면 몹시 화가 난다.

_____16. 물건들이 제자리에 있지 않으면 몹시 화가 난다.

_____17. 적대적이거나 논쟁적인 경향이 있다.

_____18. 변화를 몹시 싫어한다.

_____19. 일을 반드시 특정한 방향으로만 처리하려고 하며, 그렇게 되지 않으면 몹시 화가 난다.

_____20. 특정한 상황에서 선택 사항들을 제대로 파악하지 못한다.

_____21. 슬프다.

_____22. 부정적이다.

_____23. 불만스럽다.

_____24. 지루하다.

_____25. 활력이 없다.

_____26. 일반적으로 재미있거나 기분 좋은 일에 대한 관심이 떨어진다.

_____27. 절망적이거나 무력하거나 무가치한 느낌이 들거나 죄의식이 든다.

_____28. 한바탕 울음을 터뜨리고는 한다.

_____29. 늘 자존감이 약하다.

_____30. 사회적으로 고립되어 있다.

_____31. 신경이 과민해지고 불안감이 든다.

_____32. 공황감을 느낀다.

_____33. 두통이나 근육통처럼 근육의 긴장도가 높아지는 증상이 있다.

_____34. 최악의 상황을 예언하는 경향이 있다.

_____35. 갈등을 피한다.

_____36. 다른 사람들이 나를 판단하거나 세심히 살피는 것이 몹시 두렵다.

_____37. 동기가 너무 강해 일을 멈추기 어렵다.

_____38. 자신의 능력에 대한 신뢰감이 부족하다.

_____39. 늘 나쁜 일이 일어나지 않을까 조심한다.

_____40. 쉽게 놀란다.

_____41. 기분에 문제가 있다.

_____42. 성미가 급하다.

_____43. 화가 나면 분노를 폭발하고, 그 다음에는 움츠러드는 경향이 있다. 분노 이후에 자주 지친다.

_____44. 기분이 불안정하거나 예측할 수 없다.

_____45. 결코 부정적이지 않은 견해를 부정적인 것으로 오인한다.

_____46. 기시감(결코 가본 적이 없는 곳에 전에 와 본 느낌)이 든다.

_____47. 다른 사람들이 감시하고 있다거나 해치려 하고 있다는 생각이 자주 든다.

_____48. 불현듯 어둡거나 끔찍한 생각이 든다.

_____49. 입 밖에 내야 할 적당한 말이 잘 떠오르지 않는다.

_____50. 명확하지 않은 원인 때문에 두통이나 복통에 시달린다.

_____51. 건망증이 심하다.

_____52. 기억력에 문제가 있다.

_____53. 약속을 잘 잊는다.

_____54. 약이나 보조제를 섭취하는 것을 자주 잊는다.

_____55. 최근에 일어난 일을 잘 기억하지 못한다.

_____56. 이름을 잘 잊는다.

_____57. 학교나 직장, 취미 활동과 관련된 일을 기억하는 데 어려움을 겪는다.

_____58. 어떤 일을 하루 동안은 기억하고 있지만, 다음 날이 되면 잊고 만다.

_____59. 한창 말을 하던 중에 막 하려던 말을 까먹는다.

_____60. 한두 걸음 이상 걸으면 가려는 방향에 혼란을 겪는다.

_____61. 덤벙거리거나 사고를 잘 당하는 경향이 있다.

_____62. 가구나 벽에 부딪치고는 한다.

_____63. 신체의 협응력에 문제가 있다.

_____64. 악필이다.

_____65. 작업 공간을 정돈된 상태로 유지하기 어렵다.

_____66. 집 주변에 물건을 아무렇게나 많이 쌓아 놓는다.

_____67. 다른 사람들보다 소음에 민감하다.

_____68. 옷의 감촉이나 옷에 붙은 상표에 유난히 민감하다.

_____69. 새로운 정보나 일상의 일을 배우기가 어렵다.

_____70. 대화를 계속 이어 가기가 어렵다.

에이멘 클리닉의 축소형 뇌 기관 질문지

대답의 열쇠

주어진 빈 공간에 당신이나 당신에게 중요한 사람이 '3'이나 '4'로 답한 질문의 개수에 따라 다음
과 같이 판단할 수 있다.

● **1~10 질문: 전전두엽의 문제(더 많은 정보를 원하면 1장을 참조)**

    5개 체크 : 전전두엽에 문제가 있을 가능성이 매우 높다.
    3개 체크 : 전전두엽에 문제가 있을 가능성이 있다.
    2개 체크 : 전전두엽에 문제가 있을 가능성이 없지는 않다.

● **11~20 질문: 전측 대상회의 문제 (더 많은 정보를 원하면 1장 참조)**

    5개 체크 : 전측 대상회에 문제가 있을 가능성이 매우 높다.
    3개 체크 : 전측 대상회에 문제가 있을 가능성이 있다.
    2개 체크 : 전측 대상회에 문제가 있을 가능성이 없지는 않다.

● **21~30 질문: 심층 변연계의 문제 (더 많은 정보를 원하면 1장 참조)**

    5개 체크 : 심층 변연계에 문제가 있을 가능성이 매우 높다.
    3개 체크 : 심층 변연계에 문제가 있을 가능성이 있다.
    2개 체크 : 심층 변연계에 문제가 있을 가능성이 없지는 않다.

● **31~40 질문: 기저핵(BG)의 문제 (더 많은 정보를 원하면 1장을 참조)**

5개 체크 : 기저핵에 문제가 있을 가능성이 매우 높다.

3개 체크 : 기저핵에 문제가 있을 가능성이 있다.

2개 체크 : 기저핵에 문제가 있을 가능성이 없지는 않다.

● 41~50 질문: 측두엽(TL)의 문제 (더 많은 정보를 원하면 1장 참조).

5개 체크 : 측두엽에 문제가 있을 가능성이 매우 높다.

3개 체크 : 측두엽에 문제가 있을 가능성이 있다.

2개 체크 : 측두엽에 문제가 있을 가능성이 없지는 않다.

● 51~60 질문: 기억력장애 (더 많은 정보를 원하면 12장 '기억(력) 솔루션'참조)

5개 체크 : 기억력장애가 있을 가능성이 매우 높다.

3개 체크 : 기억력장애가 있을 가능성이 있다.

2개 체크 : 기억력장애가 있을 가능성이 없지는 않다.

● 61~70 질문: 소뇌(CB)의 문제 (더 많은 정보를 원하면 1장 참조)

5개 체크 : 소뇌에 문제가 있을 가능성이 매우 높다.

3개 체크 : 소뇌에 문제가 있을 가능성이 있다.

2개 체크 : 소뇌에 문제가 있을 가능성이 없지는 않다.

해설

의학적 도움이 필요한 기관이 하나 이상인 경우는 흔하다. 이는 목록에
나와 있는 여러 가지 치료법의 조합이 필요할 수도 있다는 걸 의미할 뿐
이다.

클리닉에서의 임상 경험으로 볼 때, 측두엽(TL)에 문제가 있으면 우선
그 영역을 치료해야 한다. 만일 치료하지 않으면 전전두엽이나 전측 대상
회나 심층 변연계에 취한 다른 의학적 조치가 한 사람의 모든 상태를 악
화시킬 수도 있다.

- 특히 알코올 중독자의 자녀나 손자손녀의 경우 흔히 전전두엽 장애와 전측 대상회 장애가 함께 나타난다.
- 불안성 우울증이나 강박적 우울증의 경우 흔히 전측 대상회 장애와 심층 변연계 장애가 동반한다.
- 기분장애는 측두엽과 전전두엽과 전측 대상회 영역에 동시에 문제가 있을 수도 있다.

이런 여러 문제에 대해서 담당 의료인과 논의해 보는 것이 중요하다. 담당 의료인이 자연치료법에 관해 아는 게 별로 없다면, 자연요법의나 통합 의료나 자연치료법 교육을 받은 의사와 상담해 보기 바란다.

영혼의 하드웨어이자 몸의 통제 센터인 뇌

다니엘 G. 에이멘은 뇌가 영혼의 하드웨어이자 몸의 통제 센터라고 말한다. 뇌는 우리의 사고와 행동, 정서와 욕구뿐 아니라 생리적 현상까지도 관장하며 우리의 삶을 조형한다.

뇌가 지성의 중추이며 행동을 조정한다는 관념은 고대 그리스 시절까지 거슬러 올라간다. '의학의 아버지'로 불리는 히포크라테스는 쾌, 환희, 웃음 뿐 아니라 슬픔, 고통, 비애, 눈물까지도 뇌에서 나오며 이것은 오직 뇌의 단독작용이라고 생각했다. "우리는 뇌로써 생각하고, 이해하고, 보고, 들으며, 뇌 때문에…… 추함과 아름다움을 구분할 수 있다."는 것이다. 르네상스 시대의 해부학자들은 두개골을 절개하여 뇌 해부도를 그리기도 하고, 상이한 영역과 구조에 주목하여 뇌 영역들에 각각의 명칭을 붙이기도 했다. 이렇듯 아주 오래전부터 인류는 뇌에 깊은 관심을 가졌지만, 본격적인 뇌 연구와 다양한 논쟁은 19세기에 접어들면서 시작되었다. 당시

골상학이 유행했고, 1837년에는 푸르키네Jan Evangelista Purkyně가 소뇌의 피질에서 신경절세포(푸르키네 세포)를 발견했다. 1861년에는 실어증 환자를 연구한 브로카Broca가 좌반구 전두엽에서 언어 중추를 발견하면서 뇌 연구의 새로운 전기를 마련했다. 이후 많은 연구를 통해 특정한 뇌 부위의 기능이 밝혀지고, H.베르거가 처음으로 인간의 뇌파를 기록하는 등 뇌 연구가 점차 활발해졌다. 이에 따라 많은 논쟁이 일기도 했다.

오랜 세월 동안 뇌를 둘러싼 많은 논쟁과 연구가 진행되어 왔지만, 뇌의 활동과 기능을 확인할 수 있는 첨단 장비가 없었기에 뇌가 우리의 삶에 미치는 영향력을 밝히기에는 한계가 많았다. 하지만 최근 들어 뇌생리학의 비약적인 발전과 함께 컴퓨터 단층 촬영(CT), 자기 공명 영상(MRI), 양전자방출 단층촬영(PET), 단일광자 방출 전산화 단층촬영(SPECT)과 같은 정교한 뇌 영상 기법이 크게 발전했다. 이에 따라 뇌의 활동 메커니즘이나 역할과 기능이 더욱더 명확하게 밝혀지면서 뇌가 우리의 삶에 어떤 영향을 미치는지 파악할 수 있게 되었다.

에이멘 박사는 20여 년간 임상적인 뇌 영상 연구를 해 오면서 우울증, 강박, 폭력, 주의력 결핍 등 비정상적인 행동이나 정서의 원인이 뇌의 생리학적인 문제에 있음을 밝혔다. 이러한 연구 결과를 바탕으로 다양한 치유 방법을 개발해 적극적으로 활용함으로써 건강한 뇌를 최적 상태로 유지하는 실천 방안을 강구해 왔다. 에이멘 박사가 임상 사례 통해 밝힌 바에 의하면 뇌는 사고, 행동, 감정, 언어, 수면, 운동, 일, 공부, 사랑, 식습관 등 모든 생활 요소에 관여하며 개인의 정체성 형성, 생활양식에 결정적인 영향을 미친다. 뇌는 곧 삶의 질을 결정한다.

에이멘 박사는 지금까지의 연구 성과와 구체적인 임상 사례에 근거하여 뇌가 달라지면 몸이 달라진다는 점, 건강하고 아름다운 몸을 갖추려면 뇌를 개선해야 한다는 점을 보여 주고, 뇌와 몸을 달라지게 할 수 있는 기본 원칙을 제시한다. 또한 진정 몸이 달라지기를 원한다면 뇌를 변화시켜야 함을 역설한다.

더불어 다양한 임상 사례와 자신이나 가족이 겪은 흥미로운 에피소드를 통해 건강한 몸과 건강한 삶에 영향을 주는 뇌 건강의 중요성을 강조하며 뇌 구조(심층변연계, 기저핵, 전전두엽, 전측 대상회, 두정엽, 측두엽, 후두엽, 소뇌)와 기능 및 뇌 건강 솔루션을 알기 쉽게 설명한다. 체중, 피부, 기억력, 활력, 심장 기능, 집중력, 수면, 동기, 질병 예방 등에 걸쳐 최상의 상태를 유지하고, 이상이 있을 때 개선하고 극복할 수 있는 방안, 즉 뇌 기능을 최적화할 수 있는 다양하고 구체적인 솔루션(뇌-몸의 솔루션, 욕구 관리 솔루션, 체중 관리 솔루션, 영양학 솔루션, 운동 솔루션, 호르몬 솔루션, 뇌 건강 솔루션, 기억력 솔루션 등)을 아주 상세히 소개한다.

에이멘 박사가 구체적으로 소개하는 다양한 뇌-몸 건강 솔루션들은 모두 흥미롭고 유익하지만, 개인적으로 가장 관심이 가는 부분은 운동 솔루션과 영양학 솔루션이었다. 규칙적인 운동이 건강 유지에 중요하다는 걸 누구나 잘 알고 있을 테지만, 운동을 뇌 기능과 관련해서 구체적으로 설명하기란 쉽지 않다는 점에서 에이멘 박사가 구체적으로 제시하는 뇌 건강 운동은 특별하다. 박사는 운동과 뇌 기능의 관계를 자세히 설명하며, 뇌 건강 및 뇌 기능 향상에 좋은 운동을 할 것을 권한다. 박사는 "탁구는 세상에서 가장 좋은 뇌 운동이다."라고 말한다.

빌코스비는 "내가 먹은 것이 바로 나다. 그렇기에 두렵다."고 말한 바 있다. 어찌 보면 우리는 음식의 산물이다. 에이멘 박사에 따르면 나쁜 음식은 나쁜 뇌와 나쁜 몸을 만들고, 좋은 음식은 좋은 뇌와 좋은 몸을 만든다. 뇌와 몸의 건강을 유지하기 위해서는 좋은 음식, 적절한 영양 섭취가 반드시 필요하다. 에이멘 박사가 소개한 뇌 건강 음식을 즐겨 먹어야겠다는 생각을 갖게 된 것만도 나로서는 큰 소득이었다.

뇌 과학 관점에서 인간을 바라보는 에이멘 박사의 견해에 비판할 점도 있을 테지만, 이 책은 뇌와 몸 건강의 유지에 도움이 될 수 있는 실질적인 정보를 많이 담고 있다. 인간을 이해하는 다양한 방법이 있겠으나, 박사는 특별히 뇌와 뇌 기능의 관점에서 인간의 감정과 행동을 규명한다. 이 책을 주의 깊게 읽는다면 뇌와 몸 건강에 도움이 될 수 있는 구체적인 솔루션은 물론, 뇌의 관점에서 나와 타인의 행동과 감정에 대한 나름의 이해와 통찰력도 얻을 수 있을 것이다.

옮긴이 | 임종기

서강대학교 대학원에서 사회학을 전공했으며, 현재는 전문번역가로 활동하고 있다. 지은 책으로 『SF부족들의 새로운 문학 혁명, SF의 탄생과 비상』이 있으며, 옮긴 책으로 허버트 조지 웰스의 『타임머신』『투명인간』과 필립 커의 『철학적 탐구』, 메리 셸리의 『프랑켄슈타인』, 니콜라스 카의 『빅 스위치』, 샹커 베단텀의 『히든 브레인』, 재닛 브라운의 『찰스 다윈 평전』, 에드워드 J. 라슨의 『얼음의 제국』등 다수가 있다.

뷰티풀 브레인

1판 1쇄 펴냄 2012년 1월 20일
1판 3쇄 펴냄 2017년 11월 29일

지은이 | 다니엘 G. 에이멘
옮긴이 | 임종기
발행인 | 박근섭
펴낸곳 | 판미동

출판등록 | 2009. 10. 8 (제2009-000273호)
주소 | 06027 서울 강남구 도산대로 1길 62 강남출판문화센터 5층
전화 | **영업부** 515-2000 **편집부** 3446-8774 **팩시밀리** 515-2007
홈페이지 | panmidong.minumsa.com

도서 파본 등의 이유로 반송이 필요할 경우에는 구매처에서 교환하시고
출판사 교환이 필요할 경우에는 아래 주소로 반송 사유를 적어 도서와 함께 보내주세요.
06027 서울 강남구 도산대로 1길 62 강남출판문화센터 6층 민음인 마케팅부

한국어판 ⓒ ㈜민음인, 2012. Printed in Seoul, Korea
ISBN 978-89-6017-287-6 03510

판미동은 민음사 출판 그룹의 브랜드입니다.